COUVERTURE SUPÉRIEURE ET INFÉRIEURE
EN COULEUR

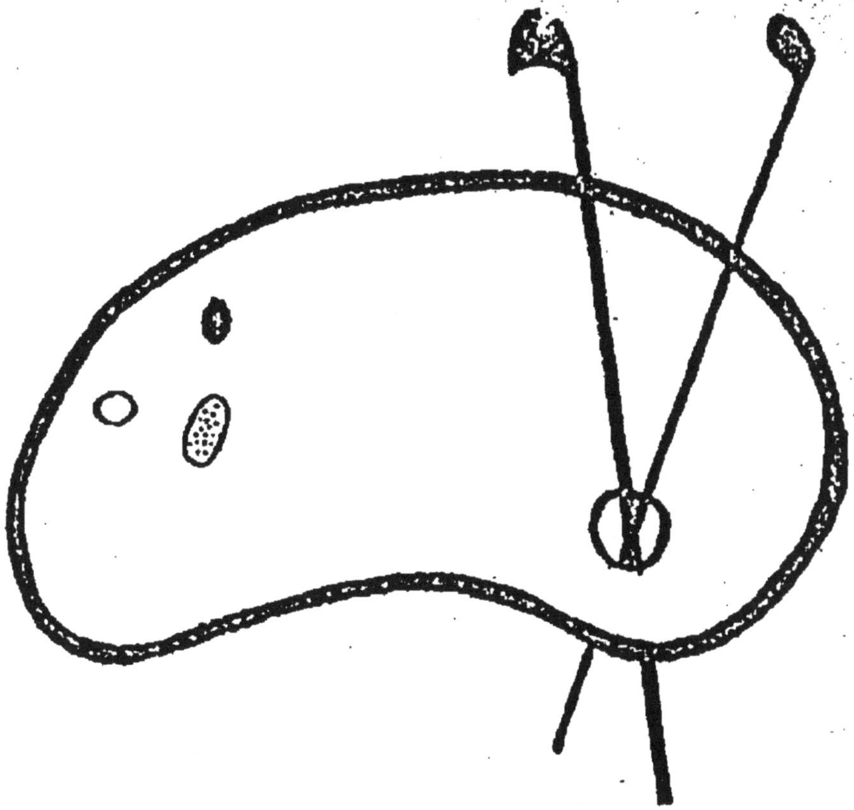

LES QUATRE POINTS CARDINAUX

DE LA MÉDECINE

Par le Docteur P.-M. DECHAUX

DE MONTLUÇON

Interne des Hôpitaux de Paris et élève de l'École pratique
Médecin en Chef de l'Hôpital
et des principales usines à verre et à fer de Montluçon,
Membre du conseil d'Hygiène,
Correspondant et lauréat des Sociétés de médecine
et de chirurgie des principales villes de France
Paris, Toulouse, Bordeaux, Lyon, Lille,
Lauréat de l'Académie de médecine et de l'Institut,
Chevalier de la légion d'Honneur,

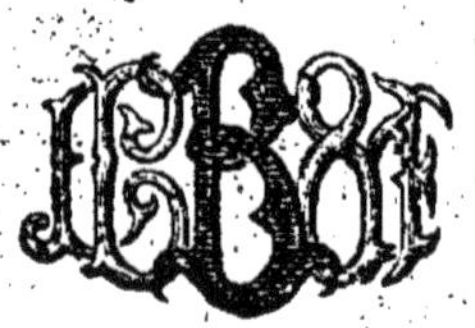

LIBRAIRIE J.-B. BAILLIÈRE ET FILS
19, rue Hautefeuille, près le boulevard St-Germain.

—

1891

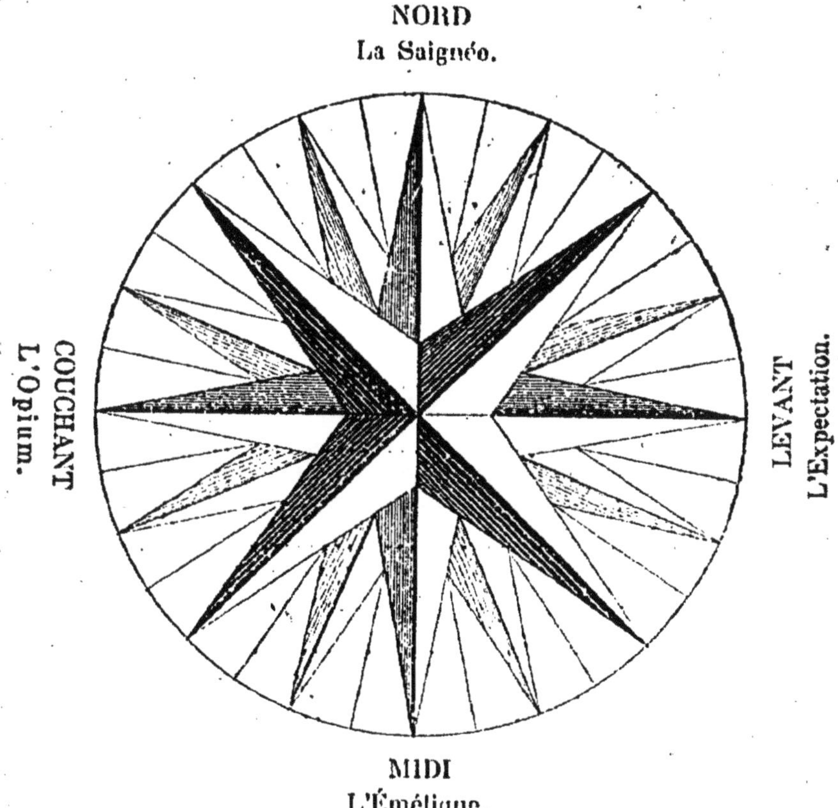

NORD
La Saignée.
LEVANT
L'Expectation.
MIDI
L'Émétique.
COUCHANT
L'Opium.

TRAVAUX DU MÊME AUTEUR

Parallèle de l'hystérie et des maladies du col de l'utérus, suivi de mémoires sur la saignée dans la grossesse, la conservation des membres dans les cas désespérés, les amputations en ville les caustiques dans le cancer de la face, les nécroses du maxillaire inférieur, les hernies étranglées, les corps étrangers à travers les voies digestives, la syphilis des verriers, les contagions mystérieuses, le croup profond, les accidents des émétiques et de purgatifs, l'embaumement dans la gangrène externe, les fièvres éruptives : rougeole, scarlatine et variole. Paris, 1873. in-8°, VIII, 144 pages.   3 fr. 50

Plaies pénétrantes de l'abdomen et des intestins — Taille sus-pubienne. — Kystes du dos simulant les abcès par congestion. (*Annales de la chirurgie française.*)

Plaies des mains et des doigts. *(Bulletin médical du Nord).*

Des plaies pénétrantes des articulations. Paris, 1875, 1 vol. in-8° de 124 pages. . . . . 3 fr. 50

La vérité sur les maladies de l'utérus et la physiologie médicale de la femme. Paris, 1877, 1 vol. in-8° de 176 pages. . . . . 3 fr. 50

La femme stérile. Paris, 1882, 1 vol. in-18 jésus. . 2 fr. »

La saignée d'Hippocrate. Paris, 1886, 1 vol. in-18 jésus de 280 pages. . . . . 3 fr. 50

La variole et le croup à Montluçon, Paris, 1888, 1 vol. in-18 jésus. . . . . 2 fr.

Conceptio, une découverte dans les mystères de la conception. Paris, 1888, 1 vol. in-18 jésus, 32 pages.

IMP. G. MORAND, 47, RUE BANNIER, ORLÉANS

LES QUATRE
POINTS CARDINAUX

DE LA MÉDECINE

Par le Docteur P.-M. DECHAUX

DE MONTLUÇON

Interne des Hôpitaux de Paris et élève de l'École pratique
Médecin en Chef de l'Hôpital
et des principales usines à verre et à fer de Montluçon,
Membre du conseil d'Hygiène,
Correspondant et lauréat des Sociétés de médecine
et de chirurgie des principales villes de France
Paris, Toulouse, Bordeaux, Lyon, Lille,
Lauréat de l'Académie de médecine et de l'Institut,
Chevalier de la légion d'Honneur,

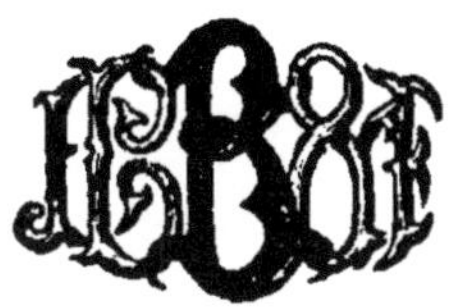

LIBRAIRIE J.-B. BAILLIÈRE ET FILS
19, rue Hautefeuille, près le boulevard St-Germain.

1891

A MA VILLE NATALE.

Le jour où je quittai le sol de mes aïeux ;
Mon petit Montluçon et ses belles collines,
Ah ! pour moi ce jour-là fut un jour malheureux,
Là les vents embaumés inondent les poitrines,
Tout est si beau, si frais, les sentiers, les ruisseaux.
Les eaux que les rochers distillent aux prairies ;
Et la rosée en perle attachée aux roseaux !
O terre de mon cœur, ô collines chéries !

PRÉFACE

« Heureux celui que la vérité instruit par elle-même !

« Plus un homme se recueille en lui-même et s'isole intérieurement de toute créature, plus sans aucun effort, s'élève et s'agrandit son intelligence, car il reçoit d'en haut la lumière.

« Les doctrines de l'homme l'égarent souvent, car il est sujet à l'erreur et son orgueil, sa soif des richesses, ses penchants déréglés le jettent fréquemment dans d'étranges erreurs.

« Dites-moi où sont maintenant les maîtres et les docteurs que vous avez connus, lorsqu'ils vivaient encore et qu'ils brillaient dans la Science ?

« Aujourd'hui d'autres occupent leurs chaires, et je ne sais s'ils se souviennent d'eux. Vivants ils paraissaient être quelque chose, morts le silence pèse sur leur mémoire.

« Oh ! que la gloire du monde passe vite !

« Il ne faut pas néanmoins blâmer la science

ou toute autre connaissance des choses, elles sont bonnes en elles-mêmes, et nous ont été données par Dieu ; seulement il faut toujours leur préférer une conscience pure et une vie vertueuse.

« Lisez volontiers les écrivains, écoutez les professeurs actuels, mais que les sentences des vieillards vous soient agréables, car ce n'est pas sans cause qu'elles sont venues jusqu'à nous.

« Ne mesurez pas l'autorité qu'il faut accorder à l'écrivain sur le rang qu'il occupe dans la littérature ; mais que l'amour de la pure vérité vous engage à le lire [1]. »

***

Lorsqu'on écrit quelque chose d'un peu extraordinaire on n'est pas fâché de s'appuyer sur des textes appropriés ; c'est ce qui m'a engagé à mettre en préface ces versets de l'Imitation de J.-C., qui donneront tout de suite le ton de ce petit volume.

J'ai été frappé de la prodigieuse quantité de remèdes nouveaux annoncés chaque jour dans les journaux et acceptés d'emblée par bien des gens et des médecins. Autrefois, l'Art était long, *ars*

[1] *L'Imitation*, L. I. ch. III et V.

longa, et les remèdes nouveaux étaient discutés, appréciés par les aréopages des savants, expérimentés lentement, graduellement dans les hôpitaux sur de pauvres diables, *in animis vilibus.* Aujourd'hui, à peine sortis de la cornue d'un chimiste hardi, risqués sur des chiens, des cobayes ou quelques lapins, ils sont acclamés et recherchés dans une clientèle avide de nouveautés. Ces produits sont si nombreux, si changeants, si éphémères que la plus vaste mémoire ne peut en retenir les noms, les doses et les manières de les administrer. Les vieux médecins, dont les cases cérébrales sont pleines, n'acceptent qu'à contre cœur ces innovations sans fondement, et ils sont inhabiles à les appliquer. Les jeunes, qui n'ont dans la tête que les théories et les remèdes du jour, des gazettes, qui ne savent rien des anciens, sont embarrassés devant les habitudes des familles dans lesquelles ils entrent et qu'ils surprennent encore au milieu de leurs souvenirs, des traitements de leur enfance, de la tradition. Il en résulte de part et d'autre une position très fausse.

Ajoutez à cela que ces drogues nouvelles sont presque toutes violentes, suractives, prétentieuses: des extraits des extraits, des granules, des gouttelettes, des poudres infinitésimales; la quintescence des poisons ; qu'elles sont dangereuses, effrayantes après leur administration, et que pour des indispositions très tolérables, elles amènent de temps en temps des crises, des morts surprenantes. Elles exigent une grande précision milligrammique, et une surveillance anxieuse du médecin, de nombreuses et longues visites et elles sont une surcharge, un surcroît de dépenses pour les malades. Car, excepté dans les grandes villes et les grosses fortunes, il y a peu de personnes qui veulent être traitées sans épargne : les paysans et les ouvriers ne le peuvent pas et les pauvres à domicile ne sauraient y avoir droit. Un médecin suffit à plusieurs milliers d'habitants. il ne le pourrait plus du moment que ses ordonnances, ses opérations, ses pansements seraient trop longs, trop minutieux, trop dangereux et demanderaient trop de temps et de surveillance.

J'ai fondé médicalement, et heureusement, une ville de 25,000 âmes ! c'est-à-dire que mon Montluçon à mon installation n'en avait que 5.000. Aujourd'hui, avec nos usines à verre et à fer, il dépasse 30.000. Je ne saurais dire avec quelle économie, quelles faibles ressources, quelle modeste pharmacie, j'ai fait face aux plus atroces blessures et aux plus grandes maladies. Du reste,

il en est à peu près de même daus toutes les
fondations, toutes les extensions considérables
et rapides, dans toutes les colonies, en Afrique,
dans l'Inde ou à l'intérieur du Continent : Des terrains découverts, nus, des défoncements de tous
côtés, pas de chemins, pas de rues, pas d'arbres,
pas d'ombres, pas d'écrans, pas de paravents. Des
cabanes, des baraques, des garnis, des bâtiments
provisoires ; des malheureux, des aventuriers à
acclimater, des misères sans nombre, des efforts
de toutes sortes, du surmenage de toutes parts,
des maladies de toute espèce et pas de ressources ! Il en est ainsi dans une foule de circonstances : à la guerre, dans les campagnes, les faubourgs, chez de braves gens. Il faut absolument
faire de la médecine économique et que le Docteur puisse y aller rapidement, *cito*, d'un coup
d'œil, d'un coup de main et d'une bonne parole, *jucunde*.

Nous sommes maintenant dans une période
aisée, en plein luxe médical, mais hélas nous
pourrons bien retomber : Apprenez, chers maîtres,
les étudiants à se préparer aux misères et à secourir les infortunés, *Discipulos miseris suc-
currere discite*. Dans les hôpitaux modèles,
chez les riches, vous agissez peut-être plus sûre-

ment, *Tuto*, avec votre attirail d'instruments, d'appareils, de préservatifs, de précautions peureuses à force d'être prudentes, et d'aides intelligents, presque vos égaux. Mais là c'est la médecine et la chirurgie des grands théâtres. Dans de petites, de tristes positions, et ce sont les plus communes, vous n'aurez pas toujours ce qui vous serait nécessaire, tout ce que la poly-pharmacie et la poly-chirurgie réclament à présent, apprenez donc de bonne heure à vous suffire avec peu, *quia vita repletur multis miseriis.*

J'honore beaucoup les *sciences accessoires*; mon père était plein de tendresse et d'ardeur pour la botanique, la chimie et la physique. Il m'avait appris à les aimer et je les ai cultivées de manière à devenir Élève de l'École Pratique à Paris. Mais au bout du compte je leur ai rendu leur valeur et leur nom officiels de Sciences accessoires, et je suis entré dans l'Hippocratisme, c'est-à-dire dans la Science de l'observation d'après les génies inspirés et les sages vieillards en étude perpétuelle. Sans doute l'Expérience est trompeuse, *Experientia fallax*, et vit indéfiniment sur de vieux errements qu'emporte le temps; mais l'enthousiasme prématuré ne nous égare-t-il pas, et l'expérimentation qui

n'est pas du tout l'expérience, n'est-elle pas sou-
vent illusoire?.   .   .   .   .

.   .   .   .   .   .   , ...

.   .   .   .

.   .   .   .

Telles sont les circonstances et les conditions
dans lesquelles je me suis trouvé placé, *quis, ubi* ?
Au milieu de tous nos progrès, de nos encombrements scientifiques et pharmaceutiques, il m'a
paru que nous avions de la peine à nous orienter, que nous avions perdu la carte en bien des
parties. Et c'est ce qui m'a donné l'idée de nous
résumer, de nous concentrer et de replanter à
nouveau les quatre points cardinaux de la médecine.

Je ne me dissimule pas qu'il sera difficile de
réunir exactement tous les moyens sous ces quatre chefs seulement, mais avec de l'intelligence
et du bon vouloir, on s'y reconnaîtra tout de
même. On pourra caser çà et là les spécifiques
acquis, les remèdes accessoires et consacrés sur
les rayons intermédiaires de notre boussole médicale.

1° Au pôle Nord nous placerons la SAIGNÉE, en raison de l'importance du sang, et parce qu'elle est le premier, le plus ancien, le remède immortel, celui qui revient toujours malgré les éclipses dont il est voilé de temps en temps. Sous ce titre, nous comprendrons aussi les épistaxis, les hémorrhagies naturelles et tous les genres d'évacuations sanguines spontanées ou artificielles.

2° Au Sud nous mettrons l'ÉMÉTIQUE, qui est la plus haute expression des évacuations gastro-intestinales. Il représente en effet le vomissement externe et interne, et la purgation, notre sécrétion et notre élimination la plus considérable, la dépuration du corps la plus active, et le rôle si important de l'intestin dans la vie normale et dans la maladie.

3° Au Levant brillera l'étoile de l'EXPECTATION, c'est-à-dire l'attente sage, raisonnée de ce que peut, de ce qu'indiquera, de ce que voudra la Nature médicatrice ; la patience de suivre l'évolution des maladies, d'attendre l'effet prolongé des remèdes, sous une observation clairvoyante, sans surcharge pharmaceutique et la cure par des moyens simples, doux, proportionnés au degré de l'affection.

4° Et au Couchant l'OPIUM *qui fait dormir,*

qui procure le sommeil réparateur, la coordina-
tion des fonctions viscérales, qui engourdit, suspend ou atténue la douleur ; qui fait tomber l'excitation, l'irritation, les emportements, les égarements de l'organisme ; l'Opium, et ses dérivés,
qui tient le premier rang entre tous les calmants,
sans lesquels on ne peut faire un pas à travers
les souffrances.

Dr DECHAUX.

Montluçon, 15 mai 1891.

LES QUATRE POINTS CARDINAUX
DE LA MÉDECINE

LE PREMIER POINT CARDINAL
Pôle Nord

LA SAIGNÉE

LE SANG

Le sang est cette liqueur épaisse qui circule dans nos veines et qui porte continuellement la vie à toutes les parties de notre corps, vivant lui-même, ou du moins à un premier degré. Car les molécules qu'il roule sont prêtes à s'adjoindre à nos fibres, à nos cellules, à nos organes et à vivre aussitôt avec nous.

Il est intermédiaire à notre composition et à notre décomposition incessantes. Il apporte chaque jour, à chaque heure les produits nouveaux de nos repas, de nos digestions, de nos respirations, de nos hématoses, pour réchauffer, rafraîchir, entretenir et renouveler notre substance. Et il emporte aussi les molécules qui ont vieilli, cessé d'être vivantes en dedans de nous. Il lave, il nettoie, il dégrade tels sables, telles boues, tels crépissages, telles assises de notre édifice, en même temps qu'il amène, qu'il glisse, qu'il dépose, qu'il intercale d'autres matériaux à la place. L'eau mucilagineuse est le véhicule de tout ce qu'il charrie en dissolution ou en suspension ; en lymphe, en limon, en sédiments, en matières qui s'épaississent en gelées, en feutres, en solides qui s'organisent en fibrine, en albumine, en graisse, en sels, en chairs, en tendons, en membranes, en os, en dents, en cheveux, en tissus les plus denses, les plus tenaces, les plus durs de notre économie au milieu des phénomènes de la vie organique.

Le sang contient tous nos éléments constitutifs et il mérite notre plus grande attention. Aussi les chimistes d'entre nous, et nous le sommes tous plus ou moins, l'étudient et l'analysent avec des soins minutieux. Mais s'il y a des parties qui

tombent sur nos filtres, sous nos réactifs, au fond
de nos précipités, dans nos éprouvettes, sous nos
yeux démesurément grossis, il en reste d'autres
infiniment plus ténues qui échappent à nos sens
et que l'esprit seul nous révèle.

Car, comment saisir les odeurs, les éthers qui
le pénètrent, la gouttelette instillée sous l'épiderme, les virus, les venins imperceptibles, les
particules infinitésimales des *Circumfusa* qui
nous entourent de toutes parts, les miasmes imaginaires ou réels portés par les vents, par l'atmosphère, celles des *Ingesta*, de nos boissons,
de nos aliments si variés, si diversement parfu-
més, aromatisés ou empoisonnés ; et les atomes
de nos *Secreta*, de nos humeurs, de nos fluides
préparés en dedans de nous et résorbés et répan-
dus dans tout notre être et nous animant tantôt
d'une façon, tantôt de l'autre.

Il y a des choses encore plus ténues que les liquides, que les sporules, que les microbes ; il y a
des fluides qui se mêlent au sang, dont il est le
véhicule, le conducteur et le répartiteur avec les
nerfs. Il y a certainement des influx, des esprits
animaux qui animent le sang tantôt d'une passion,

tantôt d'une autre. Sa composition est aussi mo-
bile que les facultés que nous exerçons et qui
nous dominent de temps en temps. Il semble se
charger d'électricité, accumuler un fluide que les
anciens appelaient esprit ou fluide vital, qui l'attire et le pousse extraordinairement vers un organe ou vers un autre. Lorsqu'il revient du cerveau, qu'il en a parcouru les circonvolutions, qu'il
est imprégné de la pensée, il est modifié étonnamment et lorsqu'il s'est ramifié à travers le poumon,
le foie, le rein, les glandes séminales, il est modifié aussi. Le sang d'un amoureux, d'un poëte, d'un
musicien, d'un compositeur en verve, d'un soldat
en bataille, n'est plus le même chez cet homme
à froid. Il n'y a pas de cornue, de microscope
qui puisse analyser le sang ondulant ou bouillon-
nant dans ces conditions. Il est animé d'un fluide
que la sublimité de notre esprit nous fait deviner,
mais que la chimie ni la physique ne peuvent
nous montrer matériellement.

Cherchez dans les animaux les atomes du pur-
sang, l'hérédité qui se transmet par le sang ou
ses sécrétions, la ressemblance, la figure, l'allure,
le caractère, le genre d'esprit, la couleur des yeux,

des cheveux, le timbre de la voix ; — et le principe des maladies les plus cruelles, les plus latentes, qui n'apparaissent qu'après vingt et trente
ans. . . . .
. . . .
. . . .

Quoiqu'il en soit de ces analyses positives ou
intellectuelles plus ou moins fondées, si elles
sont précieuses à nos études, à nos méditations
continuelles, elles ne sont pas possibles au moment d'agir. Nous ne saurions nous présenter
devant nos malades avec des éprouvettes, des
réactifs, des tâtonnements d'expérimentation.
Notre instruction doit être formée et nous devons nous décider d'après le coup d'œil, l'exploration des organes et des symptômes qui
nous révèlent la quantité et la qualité du sang.
La quantité nous l'apprécions dans les tempéraments que les anciens nous ont si bien dé-
peints : la coloration, la complexion, l'allure, la
nutrition. On voit tout de suite si le sujet est robuste, développé, vigoureux, s'il a des forces,

des éléments et du sang en abondance, en réserve. Bientôt aussi, nous distinguons s'il est
anémique, pâle, mou, amaigri, atrophié, sans
étoffe, sans fond de sang ni de tissus capables
de se fondre et d'en faire. Et dans les maladies aiguës, nous sommes guidés par le genre
d'affection, le degré, la violence de l'attaque et
des symptômes ; les cas de congestion, les accumulations çà et là, dans tel ou tel organe. On
tient compte du caractère, de la constitution
calme ou modérée, et de l'emportement, de la
fougue du sang, de la véhémence des réactions.
— Les qualités nous sont révélées par la constitution du sujet, son genre de maladie, par
les conditions dans lesquelles il est tombé ou
placé depuis longtemps, mauvais air, mauvaise
alimentation, entassement, affections contagieuses, microbiennes, septiques, putrides d'une
manière ou d'une autre.

Toutes les fois que la constitution est sanguine, pléthorique, généreuse ou commune, la saignée *est possible*. Lorsque les symptômes sont
déchaînés, qu'il y a péril dans la demeure, elle
s'impose et c'est moins l'espèce de maladie qui

nous décide que le degré, l'acuité des symptômes.

. . . .

, ...

Mais sans plus attendre, passons à l'application de ces considérations préliminaires et à l'exposition des faits. Nous les raconterons dans le genre de nos modèles favoris, deux bons provinciaux de leur temps, Hippocrate et Plutarque : — Hippocrate ; après dix années passées dans les principales écoles d'alors, appliquant sur ses compatriotes, dans son île de Cos, les connaissances qu'il avait acquises, puis s'inspirant lui-même de la nature, observant longtemps et écrivant tard, jusque dans son extrême vieillesse ; — Plutarque fréquentant pendant autant d'années les littérateurs, ses contemporains, prenant des notes dans les grandes bibliothèques, puis rédigeant agréablement ses histoires illustres dans sa petite Chéronée, chez lui, près de sa femme avec laquelle il faisait très bon ménage ; — c'est-à-dire deux hommes tels que les veut le vénérable Moine de l'Imitation de J.-C. ; aussi et encore plus vertueux qu'instruits.

ÉCLAMPSIE FORMIDABLE GUÉRIE PAR LA SAIGNÉE SEULE

In partibus fidelium

Mon brave maréchal de père en fils (j'espère qu'il me pardonnera cette indiscrétion, du reste toute à son honneur) avait eu le malheur d'avoir un de ses enfants amoureux et voulant se marier à 18 ans.

Comme tous les pères en pareille circonstance, il dissuada, il temporisa, il chercha à gagner du temps jusqu'à la conscription qui emmènerait son fils à l'armée et qui lui ferait peut-être oublier cet enfantillage. Mais l'absence et les oppositions ne firent qu'augmenter sa passion. Son amoureuse est si jolie ! c'était sa petite voisine, ils s'aimaient d'enfance et ils s'étaient promis de se marier ensemble. A ses congés, il rapportait du régiment la même idée fixe, et il avait à soutenir les mêmes discussions, car son père s'était emballé de son côté dans une opposition tenace. Alors je dus plaider auprès de la mère et du père cette cause : que lorsque l'amour n'est pas une amourette, mais une affection profonde, sérieuse, honnête, constante, c'est un sentiment très respectable ! Et les parents accordèrent enfin leur consentement.

Mais, et c'est là un des points essentiels de cette observation, plus scientifique que romantique ; pendant cette longue épreuve, ces *sept années* d'oppositions, de persécutions, d'attente indéfinie, quelle surexcitation ne s'était pas accumulée dans ces deux organisations ?

Le mariage accompli, la jeune femme devint enceinte. Elle souriait, elle se disait heureuse.

Heureuse ?

> Mais la pâleur flétrissait son visage
> Pâle comme un beau lys battu par un orage.

Son nuage de mélancolie l'enveloppait encore ; elle était blanche, étonnée, intimidée. Elle devint bouffie, infiltrée de la figure, des mains, des pieds, de tout le corps. Et à son cœur j'entendis des asystolies, des irrégularités, des battements ataxiques, atteintes persistantes des émotions cruelles par lesquelles elle avait passé. Elle avait l'œdème, l'albuminurie de certaines grossesses et je m'attendais à quelque crise ! Je l'aurais déjà saignée sans la proscription qui règne actuellement sur la saignée. Mais dans l'enflure, même l'enflure chaude, *in hydrope calidâ*, je n'osai pas, et je me contentai de boissons diurétiques et de préparations de digitale.

Au huitième mois de la grossesse, le jour des Morts, le deux novembre 1887, à 11 heures, le jeune mari accourt tout éploré. Sa femme a été extraordinaire la nuit, agitée, se retournant brusquement, automatiquement, s'assoupissant, ronflant, sans connaissance, ne lui répondant plus. Maintenant elle a des convulsions si fortes qu'on a de la peine à la contenir. J'interromps mon déjeuner, je prends dans ma poche mon lancetier, que je ne porte plus habituellement et nous sortons ensemble.

Les convulsions se suspendent et recommencent, la malade est rouge, brûlante, en sueur, sous sa gesticulation emportée, sous ses efforts musculaires désordonnés ; les cheveux épars, les yeux fermés, les dents serrées, sans déglutition possible, avec le faciès de l'égarement et de la vie compromise?

Allons, m'écriai-je, il n'y a plus à hésiter : Il faut la saigner ; elle a l'Éclampsie de la grossesse que j'appréhendais pour elle, et la saignée est le meilleur remède. Le beau-père maintient le bras solidement, et nous tirons trois assiettées, de 12 à 1500 grammes de sang, rutilant, rapide, à peine *désartérialisé* et se coagulant rouge-vif, comme le sang nerveux. Je prescris une potion fortement antispasmodique et calmante, mais elle n'en prend pas, la déglutition étant suspendue.

Après la saignée, il se fait une détente, un relâchement des grands muscles des membres et du tronc, mais les petits muscles faciaux oscillent et grimacent toujours, les tendons sont en soubresauts, les paupières restent fermées et elle tombe dans l'accablement, le coma, une sorte de léthargie intermittente.

Je reviens la voir quatre fois par jour, sans changements survenus. Mais je fais remarquer que le pouls est bon, la peau assez chaude, que la connaissance et l'expression ne sont pas revenues, mais que la vie viscérale, d'entretien subsiste et que le retour des facultés devra ou pourra s'effectuer ?

Matin et soir, l'accoucheuse ou moi nous vérifions l'état de l'utérus, mais aucun travail ne se manifeste pendant quatre jours.

Pendant ces quatre jours nous ne faisons plus que de l'expectation médicale, c'est-à-dire surveillance, emploi des petits moyens, des boissons quand elles peuvent passer, et attente que le travail de séparation du fruit compromis, de décollement du placenta et d'expulsion du fœtus se soit prononcé.

Mais quatre jours d'attente dans cet état périlleux c'est un siècle. Et les voisins, les amis, les parents s'informent, s'empressent et apportent leurs avis, leurs instances et leurs échos : on ne devrait pas attendre ainsi, sans presque ne rien faire ? on pratique alors des piqûres de morphine, d'ergotine, on donne des lavements de chloral, des purgatifs, des bains, etc., etc., etc.. et on provoque l'accouchement.

La position est difficile à tenir en pareille circonstance ; heureusement que mon maréchal n'est pas un homme ordinaire. Il est vétérinaire, il panse beaucoup les chevaux, les animaux, il est répandu à la ville et à la campagne, il connait les familles du peuple, il a accès dans les grandes maisons et je puis avec lui faire de la pratique et de l'histoire actuelle. Je lui rappelle alors que mesdames Telles et Telles qui sont mortes de cette Éclampsie n'ont pas été saignées;—telles et telles femmes qui restent paralytiques, hémiplégiques, avec des tremblements, de la peine à parler, avec un certain degré d'idiotisme, des reliquats de leur crise; — qu'au contraire la Bouchette, la Bizette, la Greuzate, la Cluchon, la Sauvanette, la Birkel, Joséphine, etc., etc., que j'ai saignées largement, et qu'il connait très bien, se sont sauvées sans infirmité, sans paralysie des membres, de la face, de la langue, sans trouble, sans affaiblissement de l'intelligence!!! — La saignée ne guérit pas instantanément, ni toujours, mais elle diminue la congestion, prévient les apoplexies, les hémorrhagies, et les désorganisations du cerveau. — Et comme mon maréchal est un fidèle, qu'il croit en moi, il se débarrasse des officieux en répliquant énergiquement : Nous savons ce que nous faisons, nous avons employé tout de suite le principal remède, maintenant nous attendons que l'accouchement se prépare et nous l'achèverons quand il sera temps.

En effet, la dilatation du col, venue peu à peu, se manifeste le samedi 6 novembre, et dans la nuit, à 2 heures du matin, l'accouchement s'accomplit spontanément. L'enfant est un garçon de 8 mois, cyanosé et paraissant mort depuis 3 ou 4 jours.

Dès lors la pauvre malade se réveille comme d'un songe, sans avoir la conscience de ce qui s'est passé, et elle revient graduellement à la vie, à son caractère, à sa belle constitution, sans la moindre lésion, sans le plus petit retour de cette crise, comme il est de règle dans l'éclampsie franche de la grossesse. Depuis 3 ans je la suis avec sollicitude, je la vois familièrement et elle va très bien.

Cette observation met deux points en relief, la saignée et l'expectation : — La grande saignée dans la grande éclampsie, — l'expectation, c'est-à-dire une certaine attente que la congestion se débrouille, se dissipe, que le retour des facultés, de l'harmonie se rétablisse et que l'accouchement se prépare pour s'accomplir spontanément, s'il reste assez de forces viscérales, ou qu'il soit accessible à l'art pour être forcé.

Dix-huit mois après, cette jeune femme redevient enceinte et passe sa grossesse au milieu de transes, d'appréhensions les plus pénibles. — Je la rassure beaucoup et fréquemment, je lui fais prendre parfois de la tisane de valériane et du sirop de quinquina; du valérianate d'ammoniaque, des antispasmodiques, des bains dans l'été, de temps en temps; — et je lui pratique une bonne saignée à mi-terme, qui la fatigue, qui la pâlit, mais à l'occasion de laquelle, je lui fais garder quelques jours le lit ou la chambre; — et je continue de relever son moral, de bien l'encourager, etc.....

Nous gagnons ainsi le 7 octobre 1889, où la nuit à deux heures du matin, avec sa sage-femme, seule, pour ne pas me déranger la nuit, elle accouche spontanément et rapidement! — Elle a un beau petit garçon, qu'elle nourrit et qui ramène la joie, l'harmonie, le bonheur dans cette famille quelque temps troublée.

Au contraire, dans les mêmes temps, dans les mêmes quartiers, la femme Berger, 23 ans, enceinte de 7 mois, est prise d'insomnie, de mal de tête, d'agitation, de mouvements involontaires subéclamptiques..... Je la vois le matin à 9 heures et je lui conseille une saignée? mais je suis trop pressé pour la faire moi-même et je lui recommande de faire venir sa sage-femme. Elle la pique deux fois et la manque. Alors on appelle un médecin qui réussit et lui fait une saignée ordinaire, d'une petite assiettée.

L'Eclampsie franche ne se réalise pas, mais elle tombe hémiplégique — hémiplégie qui n'empêche ni la grossesse de continuer, ni l'accouchement de s'accomplir. Elle nourrit même son enfant.

Elle devient enceinte et nourrit son 2ᵉ enfant, — qui a trois mois, janvier 1890 —; mais son hémiplégie persiste depuis trois ans et lui restera en infirmité. Elle se traîne dans sa chambre, allaite, soigne à peu près son enfant, fait quelque chose dans sa maison. Mais pour le gros ouvrage, les sorties, les commissions elle a besoin d'une aide, d'une femme de ménage, ce qui est un grand dommage, une infortune chez des ouvriers.

Ce fait parallèle ne prouve-t-il pas l'analogie la connexité qu'il y a entre la grande Éclampsie et la congestion, l'hémorragie cérébrale et l'apoplexie, ces paralysies, reliquats de convulsions puerpérales que j'ai signalés.

CONGESTION CÉRÉBRALE.

25 juin 1888. — Nourrissat, 65 ans, rude paysan, *Durus arator*, sur la côte de Beauregard, est tombé subitement en apoplexie, ou en congestion cérébrale. Une de ses filles et son gendre viennent me presser d'aller le voir. J'abrège mes visites de ville; je sacrifie mon déjeuner et nous partons avec sa fille dans ma voiture, où elle me raconte les antécédents. — Je l'ai sauvé

dans le temps d'une grosse fluxion de poitrine, il en a conservé le souvenir, et sa femme et ses enfants tiennent particulièrement à ma visite. Nourrissat a perdu sa mère jeune, il a été petit domestique et après ses premières économies il s'est marié. Lui et sa femme ont réalisé quelque chose et ils ont acheté au sommet de la côte de Beauregard, des terrains arides. Mais ils ont planté un vignoble qui a réussi, ils ont fertilisé les parcelles autour; ils se sont contentés pendant 30 ans d'une chaumière, finalement ils ont amassé une petite fortune et ils se bâtissent enfin une maison plus convenable, que j'ai vue, qui est au carré. Nourrissat y travaille passionnément, avec ses maçons; il conduit, il porte les matériaux et il est extraordinairement content, enivré, enflammé de son bonheur, quelque tardif qu'il soit. Pourtant la nuit du 25 juin il a été agité, on ne pouvait le tenir. Il a vomi, il a uriné du sang, il en a craché de l'arrière-gorge. Il est sans connaissance, sans parole, sans mouvements volontaires; tantôt, assoupi, accablé, sans sommeil réel, tantôt en convulsions ou en paralysie. Sa femme est sur son lit, pour le maintenir, lui faire sentir du vinaigre, de l'eau-de-vie, le frotter, lui rendre les derniers soins. Ces gens s'attendent à une apoplexie, et je suis de leur avis.

Je leur propose immédiatement une saignée, qu'ils acceptent de tout cœur. Je tire mes deux assiettées de sang, sans changement instantané dans son état.

Cependant dans la journée et la nuit, il soupire, il se retourne, il grogne, il respire mieux et ses attitudes automatiques sont moins alarmantes.

Le lendemain on me rappelle. Nourrissat parle, me reconnaît vaguement, le cerveau toujours brouillé. Je dis que la congestion s'est établie, qu'elle n'est pas finie, que le reflux ne s'en est pas effectué et qu'il faut encore tirer du sang? — On appliquera dix sangsues aux chevilles des pieds.

Le surlendemain il est fatigué, affaissé, mais toujours troublé, il boit peu, ne prend pas de bouillons, et il reste égaré, incertain et vomissant de temps en temps. — Alors je conseillai le grand révulsif des plaies de tête; des conges-

tions, des hémorragies internes. J'ordonnai une
bouteille de limonade au Citrate de magnésie,
additionnée de dix centigrammes de Tartre stibié
à prendre par verres, de demi en demi-heure,
autant que possible. — Cette fois l'Émétique
tomba mon homme, et fit calmer l'inquiétude
et le zèle de ces gens intéressés qui cessèrent
aussitôt leurs assiduités près de moi. Mais ils
revinrent un peu après et ils me dirent que leur
père avait pris du mieux et se sauvait.

Ce grand malade a-t-il eu une véritable apoplexie?Non : pas d'hémiplégie ; —une congestion qui
pouvait y conduire ? Oui certainement ; —Etait-
ce une attaque d'Epilepsie? Non : Cette attaque
était primitive et chez quelqu'un de bien coor-
donné. — Hippocrate qui n'exerçait pas toujours
chez les grands personnages, et qui dans sa petite île de Cos observait aussi sur des agricul-
teurs et des artisans, parle souvent d'épilepsie,
bien plus qu'elle n'est fréquente, et ses succes-
seurs la font intervenir trop gratuitement. L'épilepsie est une infirmité à répétition, horrible, incurable, dégradante, constitutionnelle, native
ou acquise. Au contraire, la congestion, l'apo-

plexie, l'égarement intellectuel et musculaire peuvent survenir dans les plus belles constitutions, les mieux conservées jusque-là. C'était, à cet âge, mon éclampsie des adultes, des convulsions comme le père de la médecine en a tant remarqués, avec alternatives d'assoupissement, de coma, de troubles, de suspension des facultés, et qui peuvent conduire à l'hémorragie cérébrale.

Et la saignée, *abandonnée de nos jours*, est dans ces grandes circonstances le grand remède, le point cardinal !

FOLIE AIGUE — MORT REPROCHABLE

J'extrais d'un grand journal le fait-divers suivant : « 19 juin 1888. — Un sieur Goëh, boulanger, demeurant rue Gay-Lussac, 29, donnait *depuis quelques jours* des signes de démence. Mais les accès n'étant que de courte durée, la famille, pensant que l'état du malheureux pourrait s'améliorer d'un instant à l'autre, hésitait à prendre des mesures qui pourtant s'imposaient. Cette négligence a eu des suites funestes.

Hier, en effet, Goëh, *qui était d'une force herculéenne*, fut pris, vers deux heures, d'un accès si violent, menaçant de tuer tous ceux qui l'entouraient et n'ayant qu'une idée fixe, crucifier sa fille, qu'il fallut, en toute hâte, demander le concours de M. Lanet, commissaire de police.

Le magistrat dépêcha ses deux inspecteurs pour conduire l'aliéné à l'infirmerie du dépôt; tous les moyens de persuasion échouèrent auprès de lui et il fallut le *ligotter* et se mettre à huit pour l'emmener. On réussit enfin à le faire monter en voiture, mais quand le fiacre s'arrêta devant la porte de l'infirmerie, on s'aperçut que *l'infortuné était mort*. Un des médecins de service appelé à procéder aux premières constatations déclara que la mort était le résultat d'une *congestion cérébrale*. »

Telle est maintenant la règle dans l'enseignement et la pratique, à Paris même, au foyer de la science. Pour les folies, les délires aigus, primitifs, les surexcitations, les congestions, et chez des sujets robustes on met les menottes, on vous

ligotte, on vous attache de suite sans remonter
à la cause, au principal trouble. Dans les congestions les plus accentuées, les tempêtes du sang,
sans distinction pénétrante, on vous jette dans
un cabanon, on vous lance de l'eau froide, comme les pompiers pour éteindre un incendie. On
cherche à narcotiser, à stupéfier, à enrayer, à
suspendre la vie, à chloroformer en laissant tout
à l'intérieur.

Je ne saurais dire combien, dans mes lectures,
mes échos du monde, j'entrevois de personnes
jeunes ou bien conservées, qui étouffent, qui écla-
tent, et qui auraient pu être sauvées par une
soupape levée à propos par la nature, ou par
l'art qui doit y suppléer.

Voilà ce qui m'anime, qui me donne parfois
des airs de discussion, d'insoumis à la doctrine qui
nous régit. C'est pour être utile à mon pays, peut-
être à l'humanité, que je rapporte mes observations, pour bien marquer la place qui est due à
la saignée dans notre science, — sans en faire
une médication banale. — Je le répète, les grandes
occasions ne sont pas de tous les jours, il n'y pas
toutes les semaines des chevaux emportés, des

chemins de fer déraillés, d'énormes accidents, et nos véritables services sont aussi espacés.

Apoplexies traumatiques. — Fractures du crane

1° M. X... tombe du haut d'un escalier sur les dalles et meurt quelques heures après. — C'est un cas de force majeure, il n'y a pas de traitement possible.

2° Le 21 février 1888, Nicolet, palefrenier des étalons, tombe d'un de ses chevaux, avenue de la Gare, la tête sur la bordure du trottoir, se fait une fracture de la base du crâne et survit six jours au milieu du délire, de l'agitation, de la perte de connaissance, de l'ataxie et des symptômes les plus graves des épanchements de sang dans ou autour du cerveau ?... On lui met quelques sangsues aux oreilles et de la glace sur la tête !... c'était un traitement insuffisant ; ce

cavalier était jeune, vigoureux, il méritait d'être
soigné plus activement, plus complètement et
d'être saigné davantage... à tout événement,
n'importe ce qui fût arrrivé ?

3° Le 14 novembre 1888, la femme Dufau,
marinière, est frappée au front par la chute du mât
de son bateau et pour ainsi dire assommée. Sur
l'avis de ses camarades et des gens du peuple qui
l'entourent, le mari va acheter seize sangsues ;
sur ces entrefaites, il rencontre M. le curé de
la commune ?... il y a quelques curés qui ont la
manie de la médecine ; celui-ci est un zélé et un
familier de jeunes médecins anémistes. Il s'empresse et dit à ce pauvre homme : gardez-vous
bien de mettre vos sangsues, on ne saigne plus
à présent. Quatre jours plus tard il arrive à
Montluçon avec son bateau à la gare d'Eau ; là les
autres bateliers lui disent : tu as eu tort de ne pas
mettre tes sangsues ; et on m'envoie chercher.
Je ne pus m'empêcher de répondre : Eh ! oui, il fallait les mettre et davantage. Voyez ce gonflement
et cette teinte bleue du front, du visage qui a

envahi le cou et la poitrine, c'est une vaste ecchymose, c'est-à-dire un épanchement de sang sous la peau, et il est certain qu'il doit y en avoir un semblable autour du cerveau ; elle a rendu du sang par le nez, par la gorge, elle doit avoir une fracture de la base du crâne ; cette femme est très forte, — il fallait qu'elle fût saignée abondamment. — Au septième jour elle expirait dans le coma et la paralysie progressive. — Ce n'est pas la faute à M. le curé, c'est la faute de la mode, de l'opinion dominante qui exclut les émissions sanguines des occasions les plus accentuées.

4° M. Lafarge, fermier à St-Sauvier, à 30 kilomètres d'ici, est lancé sur des pierres, du haut de sa charrette, par son jeune cheval emporté... Je vais le voir le lendemain, il a les symptômes des fortes lésions du crâne et du cerveau : Sans pouls, sans connaissance, accablé, demi-paralysé ou agité, en danger pour tout le monde ? — Je lui pratique une large saignée ; — demain on lui mettra des sangsues aux pieds ; — après, puisqu'il boit de temps en temps, on lui donnera l'émétique en lavage ; dix centig. dans une potion de 120 grammes, une cuillerée d'heure en heure ; — puis des purgatifs minéraux, des diurétiques pour dériver et soutirer le sang de son cerveau, — Il se prolonge, il se débrouille de son délire, de ses paralysies, de ses troubles cérébraux et il revient à la vie. Il reste sourd longtemps parcequ'il avait rendu du liquide céphalo-rachidien par le conduit auditif, qu'il avait eu très probablement le rocher temporal, l'os compact, fragile et sonore dans lequel est enchâssé le sens, l'appareil de l'ouïe, fracturé et que la cicatrisation et le calus ont déterminé des obstructions ;... mais le Seigneur avait mis ses mains sous la tête de ce brave homme pour qu'il ne se fît pas trop de mal dans sa chute, que ses os et sa cervelle ne fussent pas trop écrasés, et..... la providence et la médecine aidant, ce grand blessé, ce fracturé de la tête, s'est sauvé.

APOPLEXIES CONGESTIVES.

Mon contemporain, mon cousin, mon ami constant, est surpris, au mois de juin 1890, par une attaque d'apoplexie : avec hémiplégie, sub-paralysie du bras, de la jambe, de la langue, de la vue, de la mémoire, du langage. Il attribue simplement son état à de la faiblesse, et, lui a-t-on dit, à de l'anémie. Anémique, lui, fort, sur-actif, bien nourri, d'une riche constitution ??......

Je passe condamnation, je n'insiste pas pour ma saignée, parce qu'il est sage parfois de se soumettre à la mode des idées comme à celle des coutumes, suivant la tolérance de Molière :

Qu'au plus grand nombre il faut souvent s'accommoder,

. . . .

Plutôt être un peu fou que seul de son côté.

La suite peut montrer où était la raison, l'intuition, la bonne pensée. — Pendant la plus belle saison de l'année, avec des dérivatifs intestinaux, quelques stimulants et l'expectation, mon cousin revient peu à peu à la santé et recouvre une partie de ses facultés.

Mais, cinq mois plus tard, en novembre, après avoir dîné très-convenablement chez son fils, rentré chez lui-même et jouant aux cartes avec des amis, il lâche tout d'un coup la partie, dit qu'il ne se sent pas bien et va s'asseoir dans un coin. — En trois reprises d'efforts il vomit, sans mélange d'aliments, une cuvette, un litre et demi, de sang liquide et en caillots, au milieu d'une crise désespérante, touchant à la mort, sans parole, sans connaissance, le visage pâle, décomposé, le pouls fuyant, les extrémités froides. Les parents accourent, M. le curé lui donne l'Extrème-Onction. On improvise un lit dans le salon, on l'y dépose et on le veille. Cependant il paraît s'endormir, une réaction latente se prépare et le lendemain, *inconscient* de ce qui s'est passé, il est très-étonné de se trouver ainsi couché dans son salon, et, suivant ses habitudes actives et matinales, il veut se lever. Se lever est son idée fixe et sa femme y consent. — Depuis, il est affaibli, amaigri, un peu fondu dans sa fraîcheur, vieilli d'un degré, mais il ne va pas mal au physique et au moral.

Que fût-il advenu si, au lieu de se faire dans une

cavité ouverte, dans l'estomac communiquant à l'extérieur, cette grosse hémorrhagie, ce *molimen* eût crevé dans la boîte osseuse, inextensible, fermée du crâne, au milieu de la substance cérébrale molle, tendre, éminemment destructible?... La nature médicatrice a-t-elle là, oui ou non, sauvé mon cher cousin par une saignée spontanée??

Moi-même, le 6 juillet 1890, un dimanche, mon seul jour de repos, me sentant depuis quelque temps la tête embarrassée, je me suis de ma main fait ma 24ᵉ saignée bisannuelle, de 2 en 2 ans, et je me suis traîné comme j'ai pu ma semaine. Ne me trouvant pas suffisamment dégagé, le dimanche suivant 13, je me suis purgé avec une petite bouteille d'eau magnésienne de Rubinat. Le lendemain 14 juillet, fête nationale, 2ᵉ jour de repos pour moi, mon cerveau reprend son essor et j'écris *currente calamo* mon chapitre de la Bienfaisance, avec ma mémoire rafraîchie, mes élans, mes quelques vers et mes citations virgiliennes.

Mon fils m'écrit de sa campagne, parages de

Vichy : l'attaque de notre cousin t'a fait peur.....
Néanmoins, pas trop rassuré lui-même il vient me
voir? Non, je n'avais pas eu peur, mais ces 400
pages dans ma tête au milieu de mes courses
quotidiennes, de mes dérangements incessants et
de mes affaires, pesaient sur mon cerveau d'un
poids d'une compression incommode. — J'ai été
affaibli quelques semaines, mais j'ai été délivré
de l'embarras de ma tête. Je passe librement le
reste de mon année, je trotte comme un jeune et
je ne parais, me répète-t-on de tous côtés, que
cinquante ans.

Plus fait douceur que violence. Mieux vaut,
fait mieux dans notre économie, pour un cerveau
âgé, fatigué, sans relâche en travail, une colonne
modérée de sang, circulant plus paisiblement
dans nos veines, qu'une masse surabondante,
congestionnante, prête à déborder.

SAIGNEMENT DE NEZ HÉMORRHAGIQUE

M. X..... est récemment nommé à une place
qui lui donne une grande responsabilité, et sa

femme, au 2ᵉ degré de la phthisie, qu'il doit mener dans une station hibernale, à Cannes, lui cause une inquiétude encore plus profonde. Dans ces conditions troublées, un jour du mois d'août 1887, errant sur le bord de la rivière, en pêchant à la ligne et méditant sur sa triste position, il est pris d'un fort saignement de nez. Pendant la nuit l'hémorrhagie se répète et on envoie chercher un jeune médecin qui pratique le tamponnement. — Le lendemain on m'appelle en consultation avec lui. — Je tiens compte de la perte de sang considérable. — Mais le pouls est bon, régulier, la peau naturelle, le cerveau libre, la poitrine intacte, le ventre souple, la langue normale........ Je rassure, et j'ajoute que le tamponnement, en arrière et en avant, est une opération pénible, insupportable. — Je l'ai pratiqué à mes débuts, dans une alerte aussi, à un homme très comme il faut, qui m'a répété depuis qu'il aimerait mieux mourir que de recommencer. — Je conseille donc de le débarrasser au plus tôt des tampons postérieurs qui le gênent le plus. Nous ordonnons quelques astringents et l'expectation ; — et surtout j'insiste sur ce point que l'hémorrhagie nasale est rarement mortelle, et qu'elle est quelquefois une saignée naturelle essentielle qui débarrasse d'un grand malaise interne, d'une imminence de congestion cérébrale ou pulmonaire. — En effet M. X... se remet assez rapidement, sans fièvre typhoïde, ou variolique, sans apoplexie du cerveau ou du poumon.

Dans un état de forte préoccupation, de tension d'affaires et d'affection, ç'a été une soupape spontanément levée, une de ces cures opérées par la nature et qui constituent un enseignement pour la médecine.

LE NEZ

Le nez est cet avant-corps de l'édifice de la face tellement relié au cerveau, qu'ils semblent ne faire qu'un. Aussi, dans le langage général on les confond ; on dit tous les jours pris, enrhumé du cerveau. En effet, le nez est la plus grande communication du cerveau avec l'extérieur. Les deux hémisphères cérébraux reposent à leur extrémité antérieure et interne de chaque côté de l'apophyse crista-galli sur la lame la moins épaisse de la base du crâne et toute percée de trous, que les anatomistes appellent la lame criblée de l'Ethmoïde. Par ce crible passent les rameaux de la première paire des nerfs crâniens, les nerfs olfactifs. Dans ce passage ils sont accompagnés par des prolongements extrêmement amincis de la dure-mère qui vient en dessous, à la face inférieure, s'accoler avec la membrane pituitaire, laquelle établit ainsi la communication avec l'intérieur du crâne.

Le nez est une grande excavation labyrinthique, aux cent contours, qui constitue de chaque côté de la ligne médiane, ce qu'on appelle les fosses nasales. Ces fosses se continuent avec toutes sortes de réduits, de tubes, de cellules, de spongiosités, de cornets, de cavernes. Ce sont les sinus, les sinus ethmoïdaux, sinus frontaux, sinus maxillaires ou Antres d'Higmorre. Tout l'intérieur de ces fosses, de ces sinus est tapissé par une muqueuse très-fine, rouge ou rose, très-hu-

mide, très-vascularisée, la pituitaire, qui maintient
une communication intime avec le cerveau. Ces
fosses, ces excavations nasales me semblent des
vides pour alléger le poids de la sphère de la
tête, déjà si lourde sur la première vertèbre,
l'Atlas, et le pivot de l'apophyse odontoïde de
l'axis. — Remplies d'air tiède, elles renforcent
le son et concourent à la netteté de la voix, à la
sonorité, à la force du cri. — Enfin, tapissées
par une membrane très-vascularisée, par conséquent très-chaude, elles transforment les sinus,
les cavernes, les cellules du nez en calorifères
qui réchauffent le front, les pommettes, la face
qui, exposée à nu aux rigueurs de l'atmosphère,
eût été difficile à réchauffer avec une structure
compacte, telle que celle du rocher temporal où
l'oreille est creusée.

Le point que j'ai voulu mettre ici en évidence
en parlant du nez, c'est qu'il communique, par la
dure-mère, par la pie-mère, par des vaisseaux
communs, avec le cerveau et la muqueuse nasale ; et que le saignement de nez est tantôt un
indice dans les congestions de la tête, tantôt
une voie de soulagement, de saignée naturelle.

L'EPISTAXIS.

L'Epistaxis est le nom technique du saignement de nez ; il dérive de επι et ταξεω couler goutte à goutte. Il s'applique particulièrement au nez parce qu'il est le siège le plus fréquent, le plus remarquable de cet échappement de sang ; mais on l'a étendu aux autres muqueuses, aux autres régions extero-internes où il s'opère aussi.

Ainsi, quand il arrive chez les femmes entre leurs époques normales, on l'appelle Epistaxis utérine ; quand il suinte par les hémorrhoïdes, Epistaxis hémorroïdale.

La tête étant la partie la plus vivante, la plus vascularisée et ayant un grand réservoir de sang dans la pie-mère, est la plus exposée aux fluxions, aux tensions sanguines, et ces afflux sont quelquefois si violents qu'ils débordent et amènent des ruptures des membranes, des capillaires ; c'est pourquoi je viens de rappeler plus haut la connexité anatomique du cerveau et du nez ; pour faire saisir la facilité, la possibilité, avec

lesquelles peut se faire cet échappement. Ce
n'est pas seulement une tension qui détermine
l'Épistaxis : nos organes peuvent en supporter
d'excessivement violentes, de sur-expansives sans
se déchirer ? Il semble qu'il y a quelque chose
de latent qui conduit, qui pousse à ces Épistaxis.
C'est quelquefois une maladie qui couve, qui a
éclaté, ou bien une lésion qui se prépare de très-
loin. Le saignement de nez est quelquefois
l'avant-coureur d'une fièvre grave, d'une typhoïde,
d'une éruption. Il éclate dans la véhémence des
symptômes, il vient insidieusement comme
annonce, éloignée de la tuberculose. Son appréciation est quelquefois énigmatique. Le plus
souvent c'est un phénomène d'enfance, d'adoles-
cence, de croissance insignifiant, bénin ; d'autres
fois un signe de pléthore. Il arrive même par
faiblesse, par anémie, par mollesse, laxité des
tissus, par pauvreté, trop de fluidité du sang. On
en méconnait souvent la raison.

L'Epistaxis s'échappe doucement goutte à
goutte, en petite quantité, ou à gouttes pres-
sées, en jets, et en grande abondance, en hémorrhagie. Elle n'apparaît qu'une fois ou elle se ré-

pète obstinément, et parfois d'une manière inquiétante. Elle soulage ordinairement, est une crise avantageuse, quelquefois elle est une complication fâcheuse. Des gouttes à mouiller un mouchoir peuvent suffire à déterminer une détente ; dans certaines circonstances, il en faut des cuvettes. La nature se soulage par ces évacuations spontanées, dans d'autres cas c'est un indice seulement, une invite, une marque pour nous indiquer le chemin à suivre, le traitement à instituer. Elle demande à l'art des évacuations plus copieuses.

J'ai démontré surabondamment les bons effets des Epistaxis dans les fièvres éruptives, typhoïdes, dans les congestions ; — hélas ! j'ai constaté aussi leurs sombres pronostics, leur lugubre annonce dans la phthisie à l'égal de l'hémoptysie.

L'Epistaxis anale, hémorrhoïdale, est extrêmement désagréable ; mais plus dégoûtante que dangereuse.

L'Epistaxis utérine est fréquente, une sorte de

répétition des règles, et dans les maladies aiguës elle se présente aussi souvent que l'Epistaxis nasale et a les mêmes effets, le plus fréquemment salutaires.

HÉMORRHAGIES.

Les Epistaxis nous conduisent à dire un mot des hémorrhagies. Il y en a sans doute de mortelles, mais il y en a aussi de salutaires, et ce sont les guérisons frappantes observées à leur suite, qui ont conduit les premiers médecins, les naturalistes, à les imiter, à les instituer en pratique. Les unes sont légères, les autres sont excessives : cela dépend des accidents, des emportements de l'organisme, du malaise profond, immense de tout le corps. C'est phénoménal d'avoir vu les quantités prodigieuses de sang perdu, versé spontanément, et les retours qui se sont effectués après. C'est cette considération qui a mis le Père de la médecine sur la voie de sa grande saignée ! Il n'en faisait pas souvent, mais il les faisait très-abondantes, proportionnelles à l'intensité du mal. Et pourquoi ? Parce que, dans les petites maladies, les cas bénins, il intervenait à peine, il laissait beaucoup à l'hygiène, à la sage expectation. Mais quand il avait à disputer un grand malade à une mort violente, il savait se décider et lutter avec énergie. — Il ne saignait pas à tout propos, ridiculement, comme on l'a fait dans la première moitié de ce siècle, mais il n'est pas tombé non plus dans le défaut non moins préjudiciable, de ne saigner jamais, comme on le fait systématiquement depuis 40 ans. — Loin des écoles, des coteries, des intrigues, du commerce médical, un brave homme, bien instruit, bien droit, seul avec la nature et l'amour de ses semblables, de la pure vérité, il suivait et appliquait ses inspirations, après les meilleures études de son temps.

Les hémorrhagies et leurs résultats, leurs réparations consécutives constituent donc un des plus grands enseignements dans la pratique des évacuations sanguines. — Et comme nous n'inventons rien, que rien n'est chez nous d'imagination, tout bonnement d'observations basées sur des faits, des événements qui se sont passés sous nos yeux, nous allons en rapporter quelques-uns.

HÉMOPTYSIE

Le crachement de sang nous jette dans une mélancolie profonde et désormais ne nous laisse plus qu'errer dans la Vallée de l'ombre et de la mort. L'hémoptysie torrentielle, écumante, est un événement effrayant. Tout le monde à présent sait que le saignement du poumon est le prodrome de sa désorganisation, la 1re étape de la désespérante phthisie. Mais la médecine ouverte, sans réserve, est trop décourageante. Il y a des cas où cette hémorrhagie est comme les autres un coup de sang, *ictus sanguinis*, une irruption qui se fait jour, qui se précipite par où elle peut, *quâ data porta ruit*. Elle est l'expression d'un état général, d'un malaise interne, latent, d'un échauffement, de fatigue, d'une tension extrême de l'organisme. On est heureux de pouvoir, de temps en temps, s'appuyer sur des faits bien authentiques, longtemps et consciencieusement observés et de pouvoir donner à bon droit des espérances fondées aux pauvres hémoptysiques et à leurs familles désolées. — En voici un exemple dans le corps médical même.

A l'hôpital St-Louis, pendant mes études, notre camarade de Laurès, interne en chirurgie dans le service de notre jeune et célèbre maître, Jobert de Lamballe, fut pris d'une hémoptysie foudroyante. Dans des quintes de toux obstinées, il rendait des pleines cuvettes de sang, vif, mousseux, s'élançant de ses bronches et de ses poumons.

Le lendemain notre maître Jobert, plus chirurgien que médecin, lui ordonna simplement, sans hésitation, sans émotion apparente, une saignée, des sinapismes, et des boissons tempérantes.

Le deuxième jour l'hémoptysie se répétait. Deuxième saignée!! Cependant le crédit de la saignée commençait à tomber. Nous nous inquiétâmes, les neuf autres internes, et l'un de nous alla chercher le professeur Chomel, alors en grand honneur!... Le professeur Chomel ne blâma pas les saignées, mais il dit qu'il y en avait assez et il recommanda un traitement anodin et l'expectation ?

De Laurès était un charmant jeune homme, nous l'aimions beaucoup et déjà nous versions des pleurs sur sa tombe où nous le voyions arriver à pas précipités. Eh ! bien, en quelques semaines il était guéri et reprenait bientôt son service.

Depuis, de Laurès a parcouru une belle carrière. Il est resté bon camarade, il s'est lié avec les grands professeurs, les célébrités médicales de Paris, il est devenu officier de la Légion-d'Honneur, le charmant médecin-inspecteur des eaux de Néris, mon voisin à huit kilomètres de Montluçon, — et il a vécu activement jusqu'à soixante-huit ans.

Lorsque de Laurès eut son hémorrhagie, il venait de préparer son concours, il était le favori de notre maître Jobert, il l'accompagnait dans ses opérations, faisait des pansements, des visites, gagnait déjà de l'argent ; il allait dans le monde : son hémoptysie fut une crise unique, et qui provenait de ses fatigues d'esprit et de corps, d'un *surmenage*.

ENTÉRORRHAGIE OU HÉMORRHAGIE INTESTINALE.

L'hémorrhagie se fait quelquefois par les intestins, et il n'y a rien de surprenant quand on considère anatomiquement les veines innombrables du ventre, du mésentère, la circulation active des intestins et la provision, la réserve de sang qui sont établies dans cette immense cavité, la plus grande de tout le corps.

Moi-même, j'avais trente-huit ans, j'étais au fort de ma clientèle suractive, retenu à la ville et dans mes industries, entraîné dans les campagnes par ma jeunesse et ma vogue, fatiguant mes trois chevaux et parfois davantage ; adonné à un travail physique et intellectuel considérable.

— D'autre part j'avais sur le métier un mémoire de concours sur les maladies de l'utérus, et un procès en appel à la cour de Riom. — C'était au mois d'août, par une chaleur torride ; je m'étais couché, après ma journée faite, sans trop sentir ma fatigue. A minuit je fus réveillé, contre mes habitudes, par un pressant besoin d'aller : je passai dans la chambre à côté avec mon vase que je remplis, aux trois quarts, de sang et je tombai sur le parquet, à fond, sans connaissance, la première et la seule fois de ma vie. On me reporta dans mon lit avec assez de peine ; la réaction se fit et j'appris que j'avais eu une hémorrhagie intestinale. — Je voulais me saigner, on m'en empêcha et on envoya chercher mon excellent ami de Laurès à Néris. Il s'arracha à ses nombreuses consultations et vint et revint me soigner. Il me dissuada de la saignée, mais me fit mettre des sangsues à l'anus, il me purgea, me fit prendre des bains et un peu de repos. « — Sapristi, mon cher ami, arrêtez-vous un peu, il y va de votre salut et du salut de votre famille ! » — Dix jours après j'avais repris mes services et ma clientèle.

Ni de Laurès dans son hémoptysie, ni moi dans mon entérorrhagie, nous n'avons eu de maladie proprement dite. Nous avons eu chacun un coup, une irruption de sang, résultant de nos fatigues corporelles et cérébrales, de notre surmenage, de la tension de notre sang, et la nature nous a fait à l'un et à l'autre une saignée providentielle qui nous a sauvés et qui doit être un enseignement pour les jeunes médecins.

C'est depuis cette crise que j'ai pris l'habitude de me saigner tous les deux ou trois ans, de ma main ; quand je sens des maux de tête répétés, prolongés, des névralgies, de la goutte, un malaise permanent, que je me suis peut-être un peu trop nourri, livré à trop d'exercice, *nimis exercitationi* (Stoll).

HÉMATÉMÈSE

Moins fréquente, moins connue que l'hémoptysie, l'hématémèse est une scène émouvante. Après quelques instants de malaise, du bord de son lit

ou surpris sur une chaise, le malade vomit abondamment, et vous entrez dans une chambre couverte d'une mare de sang ou d'éclaboussures de
tous côtés. Le sang est noir, en caillots, mêlé
aux matières liquides qui se trouvaient dans l'estomac, et rejeté à plusieurs reprises. La figure
est pâle, anxieuse, abdominale, le pouls petit,
insaisissable, les extrémités refroidies; il y a de
l'agitation, des syncopes, et un grand étonnement dans toute la maison. Le médecin accouru
est lui-même très-inquiet. Il lui est impossible de
se prononcer tout de suite ; cependant il laisse
entrevoir trop tôt le péril dans la demeure, si
non prochain, du moins progressif, vers une
dégénérescence, un cancer de l'estomac. Mais
encore là il y a des chances moins cruelles et la
possibilité d'une hémorrhagie essentielle, qui
pourra guérir sans amener nécessairement une
affection impardonnable.

Mme Y..., aussi active que jolie et honnête,
un soir du mois de décembre, est prise d'hématémèse. Elle ressent un malaise extraordinaire,
elle se met au lit et vomit à pleine bouche. J'arrive précipitamment et la bonne très-attention-

née me crie : prenez garde, la chambre est pleine
de sang à ne pas y poser un pied. J'abaisse la
lumière et je reconnais ce sang noir, entremêlé
de caillots, que mon père, qui, dès mon enfance,
m'emmenait avec lui le plus possible, m'avait
fait remarquer : c'était bien l'hémorrhagie de l'estomac.

La pauvre dame était pâle, défaite, jetant ses
membres çà et là sur son lit tout souillé, d'une
connaissance confuse, et tombant et retombant de
syncope en syncope ; le pouls petit, insaisissable,
les extrémités froides, des nausées incessantes, de
nouveaux vomissements, des rapports, des renvois
d'un goût de sang répugnant, insupportable. —
Nous la frictionnons avec de l'eau de Cologne,
nous lui faisons respirer de l'éther en avaler quelques gouttes, prendre quelques cuillerées d'eau sucrée fortement acidulée au citron ; des sinapismes,
des bouteilles chaudes, des couvertures chauffées
pour lui conserver la vie qui menace de l'aban-
donner. — Et dans cette scène émouvante je prolonge ma visite et mon assistance affectueuse
jusqu'à minuit, où elle éprouve une certaine accal-
mie. Et en me retirant je recommande de faire

prendre de distance en distance une potion calmante et astringente au laudanum et au perchlorure de fer.

Le lendemain son mari accourt par dépêche. Elle est relativement calme, mais toujours poursuivie par ce goût de sang, ces renvois, ces nausées et un sentiment d'embarras, de plénitude du ventre. Nous passons la journée à attendre la réaction, à revenir de la prostration où nous a jetée notre hémorrhagie.

Mais j'avais lu, à mes dix-huit ans, l'Hématémèse et le Melœna, de Portal. Je compris que l'estomac pouvait être encore encombré aussi de caillots, que du sang était descendu dans l'intestin, qu'il s'y corromprait et fournirait des matières noires, méléniniques, infectieuses, et j'eus le courage d'administrer déjà, sur le vif des vaisseaux entr'ouverts, des purgatifs doux. Ce fut la limonade de Roger au citrate de magnésie que je choisis. Elle amena des selles noires, fétides, comme celles du sang corrompu !

Tout le traitement actif a été là : aider le retour de la vie compromise, — quelques astringents pour resserrer les pores ouverts, — et déblayer, débarrasser l'intestin du sang en décomposition qui l'encombrait et l'empoisonnait. — Dès que les selles perdirent leur couleur noire et leur odeur fétide, je ne fis plus qu'un traitement de convalescence, de retour graduel, d'amers, de toniques légers, de nourriture progressive. — Et ma chère malade se rétablit admirablement, aimablement, à sa grande reconnaissance et à celle de tous les siens, après cette crise sanglante. . . . .

. . . .

. . . .

Madame était dans le commerce élégant, la nouveauté. — Trois ans après elle va pour ses acquisitions à Paris, et elle est reprise de son hématémèse. Les médecins de Paris tablent tout de suite au plus haut, et envoient des bulletins effrayants, mortels bientôt ou de cancer aigu impardonnable. Le mari ne pouvait guère quitter son magasin et il me dit timidement : vous avez si bien soigné ma pauvre femme ; nous avons tant de confiance en vous, si vous pouviez aller à son secours ! — Je pars pour Pa-

ris et je la vois avec mes honorables confrères
du grand théâtre. J'opine encore pour une hémorrhagie essentielle, *eruptio sanguinis*, qui a
fait à peu près son grand coup, depuis quatre jours
et je ne pense plus qu'au méloena à traiter. Nous
suspendons les réfrigérants et les astringents, je
purge et je repurge minorativement pour net-
toyer l'intestin du sang qu'il recèle. Je fais to-
lérer des bouillons, de l'eau vineuse. — Et cinq
jours après, avec son fils aîné de 12 ans, nous
prenons un coupé-lit et je ramène triomphale-
ment, une 2ᵉ fois, *a faucibus orci*, ma chère malade. . . . .

. . . .

Elle se rétablit si bien que 18 mois après, un
jour de surprise, elle devient tardivement enceinte. Elle accouche heureusement, et nourrit
elle-même sa petite Benjamine.

Quatre ans plus tard elle va monter un plus
grand magasin à Lyon. — Et là elle est reprise
d'une 3ᵉ hématémèse! Elle et son mari, et ses
fils mettent les médecins au courant de ce qui

s'est passé, de mes opinions et de mes traitements. Les médecins de Paris avaient dit que ce serait une dégénérescence, — les médecins de Lyon dirent alors : il est possible que notre collègue (car je suis membre correspondant de la société de médecine de Lyon) ait raison. Ce doit être alors des varices existant dans l'estomac qui se crèvent de temps en temps dans un état de pléthore et de forte distension ?

Quoi qu'il en soit, madame a surmonté le cap des tempêtes, elle a passé sa ménopause, elle est retirée de la vie active, et avec sa fille de 17 ans, extrêmement jolie aussi, elle vit paisiblement à Limoges, chez une tante à succession.

CONGESTION VARIQUEUSE, PUIS HÉMATURIE.

Le maître fondeur de la glacerie (dressé et placé à ce poste, il y a 44 ans, par M. le Guay, mon beau-père, fondateur de ce splendide établissement), est un homme bien constitué, sage, bon époux, bon père de famille, et travailleur prospère — pendant 40 ans il n'a presque pas été malade, ni éprouvé d'accidents. Cependant, en 1884, à 60 ans, il lui tombe une grande glace sur le pied, qui lui coupe sa chaussure, la peau et les tendons extenseurs jusqu'aux os; blessure qui, en raison de la section des tendons, le retiendra quelques mois au repos. — Cet homme actif et sanguin ne peut supporter le lit; alors je le fais lever et installer sur deux chaises, le pied blessé sur un coussin. Mais il souffre extraordinairement de toute la jambe qui le pique, rougit, gonfle, et ses varices, car il a des varices, se tuméfient énormément en cordons bleus, tendus, fermes et gorgés de sang.

Je dis alors familièrement à sa femme, qui est fille d'accoucheuse et accoucheuse elle-même: Vous, vous êtes bien accoutumée au sang, vous y mettez assez souvent les mains, vous avez vu bien des pertes, bien des hémorrhagies; vous, autrefois, et votre mère encore plus, vous avez fait bien des saignées, mis bien des sangsues! Vous ne pouvez pas être esclave de la mode actuelle, considérer votre mari au teint vermeil, aux chairs fermes, au travail continuel, comme anémique, et vous ne tremblerez pas devant une soustraction de sang. — Vous voyez bien qu'il y a là dans sa jambe, dans ses varices, une congestion manifeste, à l'œil nu. Cette turgescence des veines, des capillaires et de toute la jambe est le type de la congestion et d'une congestion active.

— Donc nous appliquons dans l'intervalle des varices, au-dessous des malléoles, dix sangsues qui saignent abondamment et déterminent une détente et un dégonflement marqués.

Au bout de quatre mois, notre fondeur modèle avait repris son poste, en boîtant, et depuis trois ans il n'était plus question de son accident, quand, au mois de juin dernier 1888, il fut pris d'une hématurie.

Il urinait le sang abondamment, pendant plusieurs jours et nous ne pouvions faire autrement que d'être inquiets. — Je dis à ces gens, très-intelligents: Il n'y a probablement pas chez vous de lésion organique des reins, ni de la vessie, vous n'avez ni sable, ni pierre, ni urines pathologiques, rien de ce côté; ce doit être une pure hémorrhagie, qui coïncide avec votre âge mûr et votre tempérament sanguin et pléthorique. — Il faut vous mettre douze sangsues à l'anus, boire des tisanes apéritives de pariétaire, de queues de cerises et de cerises fraîches, puisque nous sommes dans la saison ; vous purger de jour à autre et boire beaucoup de tisanes de lavages pour diminuer votre masse de sang, bien le clarifier et ne pas laisser de caillots s'accumuler dans la vessie. — En effet trois semaines après, cet excellent ouvrier reprenait son poste et va bien.

C'est encore là un échappement qui s'est effectué cette fois par un pissement de sang ; il y a trois ans par une accumulation et une tension variqueuse, modérée par une évacuation sanguine. Remercions Dieu qui a permis que l'échappement, que la soupape se soit ouverte par les reins, par une voie communiquant avec l'extérieur. — L'hémorrhagie aurait pu se faire dans le crâne, dans le cerveau.

VARICES.

Les varices sont l'exagération des veines, en certaines parties du corps, c'est-à-dire que les veines y deviennent plus développées, plus nombreuses, plus grosses, plus tortueuses, plus distendues et contiennent davantage de sang. Tout le monde les reconnaît et les localise aux jambes où elles apparaissent en cordons, en paquets, en écheveaux flexueux, et même en capillaires injectés et donnant aux tissus une teinte bleue ecchymosée. Elles écartent et affaiblissent les mailles de la peau qui en est amincie, usée, prête à se déchirer. — Mais elles ne viennent pas seulement et superficiellement aux jambes. Il y en a de profondes dans l'épaisseur des membres et de plus intérieures encore au scrotum, où elles constituent le varicocèle ; au rectum et à l'anus où elles sont la première étape des hémorrhoïdes. Nous venons de les voir dans l'estomac, il y en a autant dans les intestins, dans le mésentère, dans l'epiploon, — il y en a aussi dans la pie-mère cérébrale.

Elles arrivent en général avec les progrès de l'âge, toutefois les jeunes sujets en ont déjà, et elles constituent, lorsqu'elles sont volumineuses, un cas d'exemption du service militaire. — Elles résultent d'une prédisposition et d'un défaut de proportion entre la pression de la colonne sanguine et la résistance des parois qui est insuffisante. On les constate chez des sujets forts, pléthoriques, au sang surabondant, et chez des sujets mous, débiles, où le relâchement, le *Laxum* prédomine. On les voit en surabondance dans la légion des misérables où elles sont par elles-mêmes une des causes de la misère par l'incapacité de travail suffisant qu'elles engendrent. La troupe des balayeurs et des pauvres ouvriers que les municipalités emploient par charité, à des travaux secondaires, en est pitoyablement affectée, et par leur incurabilité et leur refuge dans les hôpitaux, ils font le désespoir des chirurgiens.

Les varices nous donnent le spectacle des congestions externes, et l'idée de ce qui se passe à l'intérieur dans les congestions profondes. Elles obéissent en effet aux mouvements du sang qui est comme la mer, tantôt à calme plat, à flux et reflux paisibles, ou de loin en loin à haute marée et débordante, comme les fleuves qui emplissent leur lit à pleins bords, rompent leurs digues et s'épanchent dans les terrains environnants. — Elles sont quelquefois si turgides, si sensibles, qu'elles font de la peine à voir et qu'on serait tenté de les piquer pour les détendre un peu, pour leur accorder quelque échappement, et elles se crèvent souvent d'elles-mêmes ou au plus petit choc. Ou bien le sang s'y accumule tellement qu'il n'y circule plus, qu'il reste stagnant et qu'il s'y forme des thrombos, qu'il s'y coagule, qu'il y fait des bouchons, des embolies qui entravent, qui arrêtent la circulation, déterminent des enflures jusqu'à ce que les caillots se soient dissous, qu'une circulation collatérale supplémentaire se soit créée. Et si l'embolie se met en route, flotte dans la circulation, dans les gros vaisseaux, elle peut amener la mort subite.

EMBOLIE MORTELLE.

C'est le cas récent et très-remarqué de notre généreuse et pieuse bienfaitrice, mademoiselle Rosalie Barathon, dont je ne saurais trop proclamer le nom et l'exemple qui, avec préméditation et par testament, a fait à notre hôpital le legs mémorable de *trois cent mille francs !*... Depuis huit mois elle avait à la main, à l'avant-bras et au bras droit, une enflure indolente que j'avais attribuée à une occlusion, à un caillot de la veine brachiale. Après un traitement résolutif de tout l'hiver, j'avais cru devoir ne pas l'arrêter absolument. Elle vaquait paisiblement depuis la belle saison à ses occupations, parcourait ses domaines, allait à l'église, quand, dans une visite à M. le curé de la commune, sur une chaise, tout d'un coup elle est morte d'asphyxie! par embolie, je le suppose, par son caillot qui s'était décollé et était arrivé aux orifices du cœur !

J'en connais bien d'autres qui ont eu cette enflure, de tout le membre inférieur, jusqu'au haut de la cuisse, qui ont eu des coagulations veineuses, variqueuses, et qui n'ont pas eu un pareil sort.

LES VEINES.

Les vases qui contiennent des choses extrêmement précieuses sont si précieux eux-mêmes qu'il nous est difficile, de parler du sang, de cette liqueur merveilleuse qui ne garde sa fluidité que dans ses conduits vivants, sans toucher aux vaisseaux où il circule, aux artères et aux veines.

Les artères ont un rôle si rapide, si instantané, que tout le monde s'en préoccupe et qu'on ne laisse guère qu'une part très secondaire aux veines. Cependant les unes ne sont que des vaisseaux de passage, les autres des canaux de séjour, d'approvisionnement et d'entretien, d'importation et d'exportation. Les artères contiennent le sang rouge, oxygéné, hématosé, parachevé, qui va courant, à la seconde, du poumon et du cœur à toutes les parties du corps. Leur nombre est limité, elles ont une direction droite, une situation fixe, en général dans le sens de la flexion où elles sont le mieux protégées contre les accidents. Elles sont fermes, inextensibles, d'une capacité restreinte, et elles ne contiennent qu'une partie de la masse sanguine.

Les veines sont innombrables, courbées, flexueuses, élastiques, dilatables et contiennent les réserves, le trésor du sang. Il est noir, carbonisé, moins vivifiant ; mais il est si bien préparé, si près d'être achevé qu'il lui suffit de traverser le poumon pour acquérir *illico* sa dernière perfection. Ce réservoir qu'elles constituent existe de tous côtés dans le corps, sous la peau, dans l'épaisseur des chairs, mais il gît principalement dans le ventre, dans les grosses, les nombreuses veines du mésentère, des épiploons, de l'estomac, des intestins, dans les plexus, dans les capsules spongieuses, — et à la tête dans le réseau de la pie-mère.

A la périphérie du corps, elles y entretiennent la chaleur, y achèvent la nutrition en retenant plus longtemps le sang au contact des parties ;

en facilitant l'absorption et la résorption, les échanges entre les molécules fraîches apportées et celles vieillies à remporter.

Dans le ventre elles recueillent les produits des digestions journalières, les humidités, les extraits des aliments, l'eau des boissons si nécessaire à la fluidité du sang, et un peu plus loin le chyle et la lymphe des vaisseaux lymphatiques. Et quand le corps, privé de la nourriture extérieure en est réduit à l'autophagisme, à se manger lui-même, elles pompent, elles résorbent les provisions accumulées autour d'elles, dans les réservoirs, dans les diverticules les plus rapprochés. Elles les redemandent, elles les reprennent aussi aux parties les plus éloignées auxquelles elles les avaient données ou plutôt prêtées. Elles les élaborent encore en les rapportant aux viscères hématosants et elles entretiennent la vie en faisant profiter les organes de leurs économies, du trésor qu'elles avaient amassé.

Aussi la sagesse des nations, qui semble avoir entrevu leur œuvre, dit :

Avoir du sang dans les veines !

et non dans les artères, quelle que soit leur importance. Celles-ci sans doute lancent et vivifient toujours; mais les veines fournissent sans cesse. Et lorsqu'elles n'ont pas reçu le versement du repas quotidien, elles font face à la situation, à la disette, à la famine, par leurs provisions. Ces provisions sont disposées partout, mais leur dépôt principal, leur usine la plus active, est dans le ventre. D'où l'expression très en cours

Avoir quelque chose dans le ventre !!

c'est-à-dire du sang presque tout préparé, ou des gelées, des conserves, des molécules molles, promptes à se délayer ou dures et capables de se dissoudre, et de revenir en sang, après avoir été reprises et traitées à nouveau par les viscères. Ce sont ces dépôts, ces accumulations, cette aptitude à préparer, à refaire un sang généreux, bien entretenu, bien vivifiant qui constituent l'homme de valeur si recherché en tous genres, d'esprit et de bras, l'homme tragique au besoin, l'homme de patience, à travail, à dévouement continus, à profondes conceptions, à éloquence entraînante, d'actions, des nobles et longues carrières.

LE CŒUR.

Le cœur a certainement une part immense dans l'évolution du sang ; pourtant son rôle n'est en réalité que celui d'un distributeur ; distributeur, il est vrai, actif, dévoué, intelligent et extrêmement sympathique. Il dirige en effet ses apports, ses ondées de préférence vers l'appareil où la fonction doit prédominer, au cerveau dans les travaux de l'intelligence, aux membres dans les travaux physiques, aux viscères en leurs temps. Il part si soudainement, il s'engage et se maintient dans la voie qu'il a prise si généreusement qu'il paraît aller tout seul, être l'arbitre de ses impulsions. — Lorsque Corneille dit : Rodrigue, as-tu du cœur? il bondit, il est prêt à la détermination, à la lutte les plus tragiques, à stimuler fortement le cerveau et le bras. — Lorsque la Patrie est déclarée en danger, tous les cœurs partent et courent à sa défense, se préparent aux derniers sacrifices, aux combats les plus sanglants, aux blessures, aux maladies, aux morts, aux consé-

quences les plus cruelles. — Mais avec le cœur
et les artères, organes d'instantanéité et de passage, nous n'irions pas bien loin sans les veines
et les réserves qu'elles recèlent en dedans d'elles, sans les matériaux et les éléments que les
viscères peuvent transformer en sang renouvelé
pendant assez longtemps.

Le cœur s'efforce dans le travail matériel le
plus dur, le plus continu, le plus patient; il s'associe au cerveau dans les œuvres intellectuelles,
et il partage si manifestement les sentiments
qu'il semble en être le siège. Aussi on en a fait
le foyer de l'amour:

Aimer de tout son cœur!

est le refrain de l'enfance à la vieillesse. — Il
se met au niveau de toutes les situations de sentiment. Il bat avec aisance, avec liberté, avec
bien-être dans le contentement, la satisfaction,
la bonne conscience, le bonheur. Il s'enflamme
dans la passion et s'entraîne contre les obstacles,
à des élans qui dépassent la raison. Il se trouble,
il se retient et se contracte ataxiquement, irrégulièrement, il tombe dans l'arythmie, la déshar-

monie, au milieu des contrariétés, du malheur,
dans les fautes, dans le remords, à la perte de
la réputation, du rang, de l'honneur, de la fortune,
à l'abaissement de la famille. Dans le chagrin,
devant les morts les plus déchirantes, il suspend,
diminue ses battements, il s'étouffe dans *l'Angor*,
dans l'Assystolie, il est touché jusqu'à battre à
peine, à ne plus battre et à s'éteindre même. Il
s'identifie si bien avec l'esprit, avec l'âme, il exprime, il ressent si profondément les émotions,
qu'il semble en être le point de départ et l'aboutissant, en un mot le centre du sentiment! Et cependant il n'est qu'un muscle, qu'un subalterne...
qui, en dehors des battements de la vie organique
qu'il est chargé aussi d'entretenir, est soumis au
cerveau.

LA PIE-MÈRE, PIA-MATER

La pie-mère est la cinquième enveloppe du précieux cerveau, cuir chevelu, crâne, dure-mère,
arachnoïde et pie-mère. C'est sa membrane immé-

diate, nourricière. Elle est formée d'une trame celluleuse toute sillonnée de vaisseaux. Ces vaisseaux sont des artères, des artérioles, mais surtout des veines, des veinules innombrables. Lorsqu'on ouvre la boîte osseuse, on est frappé du réseau vasculaire à cordons rouges et bleus qui coiffe les hémisphères cérébraux. Et lorsqu'on veut suivre cette membrane on s'aperçoit qu'elle s'enfonce dans toutes les fissures qui divisent les lobes et les lobules, qu'elle s'interpose aux circonvolutions, aux replis de cette substance grise et blanche ; qu'elle pénètre dans les ventricules, dans ses cavités intérieures, qu'elle met le plus possible en contact sa substance et le sang, pour la nourrir, la renouveler, l'entretenir et mettre ces deux éléments dans les rapports les plus étendus, les plus profonds et les plus constants. Si on soulève la pie-mère, si on l'arrache on rompt une infinité de fibres, de petites racines, de capillaires qui s'irradient, qui s'arborisent et qui vont sillonner, pointiller, sabler, humecter de partout la substance cérébrale.

Il n'y a pas autre chose dans le cerveau que sa substance propre et du sang, et un peu de

sérosité sous l'arachnoïde et dans les ventricules.

De cette autopsie et des réflexions qu'elle suggère il résulte, que c'est de la mise en contact de
ces deux éléments, cervelle et sang, que jaillit
le fluide nerveux, le fluide vital, l'anima qui
anime toute l'organisation humaine.

. La pie-mère au sommet du corps est donc un
réservoir, un château de sang, pour qu'il n'en
manque jamais au cerveau ! ! Cette provision a
été combinée, établie pour qu'il puisse se suffire
à lui-même pendant quelque temps, ou quelques
instants, pour lui assurer une certaine indépendance. En effet si le distributeur général, le cœur,
lui eût fait défaut, la vie eût été arrêtée aussitôt.

Eh ! il y a tant de circonstances dans lesquelles
il ne bat pas ou à peine, insuffisamment. Alors
la pie-mère y supplée avec ses réserves. Elle
prolonge la vie jusqu'à ce que le cœur revienne
et que la circulation se rétablisse.

Le Créateur ne pouvait mettre le cerveau,
l'organe générateur de l'anima, à la merci, sous
la dépendance de son subordonné le cœur. Quels
que soient son zèle, sa vigilance, son activité,

il est en défaillance quelquefois. Il s'arrête dans les émotions, dans la syncope, dans les hémorrhagies, dans les maladies. Il reste sans battre cinq, dix minutes, des heures; j'en ai bien des exemples et présentement encore sous mes yeux et devant témoin. — Lorsqu'on met dans le cercueil et qu'on enterre des gens qui sont revenus à la vie 24 et 48 heures après, c'est que le cœur avait cessé de battre ou au moins d'une manière perceptible. C'est alors la pie-mère, avec ses provisions, avec son réservoir dans le crâne, dans les veines qui a entretenu la vie cérébrale et qui a fait l'intérim du cœur. — Quand d'une noble guillotinée le bourreau a pris la tête, qu'il l'a montrée au public, qu'il *l'a souffletée, et qu'elle a rougi*...... c'est la pie-mère, la *pia-mater*, qui a fourni le sang à son indignation et à sa joue!!! Ce ne pouvait être ni les carotides, ni les jugulaires, qui étaient coupées, c'est le sang du réseau de la pie-mère qui, au contact de la cervelle, a dégagé encore un peu de fluide nerveux, qui a fait sentir électriquement l'outrage aux muscles de la face, aux capillaires, et affluer le reste du sang de la tête *à la joue*. — On demande ce qui reste de

vie *quod vitaï superstat* chez les guillotinés?
La lueur qu'on distingue dans le visage, c'est
l'illumination du miroir, de la prunelle, le lar-
moiement des yeux, leur expression, leur coloration, leurs mouvements qui cherchent en fuyant
et en sentant le mal, et ce sont quelques contractions des petits muscles si sensibles de la physionomie.

Ainsi la nature a établi un réservoir de sang
dans la pie-mère, réservoir qui se vide et se tarit
difficilement, lentement, car j'ai présent à l'esprit le souvenir de mes nombreuses autopsies, où
je retrouvais toujours ma pie-mère injectée, colorée, plus ou moins pleine de sang ; et sur les sujets morts subitement d'hémorrhagie, d'affections
aiguës, congestives, — et sur des cadavres éma-
ciés, après des maladies chroniques, de langueur,
de consomption. — Une pareille persistance du
sang au cerveau devait avoir un but ?.... l'aurons-
nous atteint?

LA MACHINE HUMAINE.

Il résulte de ces aperçus que la Machine humaine a deux foyers principaux, le ventre et le cerveau. Le ventre où s'élabore et se fabrique le sang. — Le cerveau qui retient toujours une certaine quantité de sang, qui avec la substance cérébrale constituent l'appareil qui dégage le fluide nerveux.

C'est au ventre que dès la vie fœtale nous arrivent les premières gouttes, les premières ondées de sang qui en formeront désormais le levain. Le lait qui va faire venir l'enfant à la vie extérieure, lui descend dans l'estomac. L'alimentation et la digestion qui renouvellent le sang, qui développent, fortifient et soutiennent l'homme sont encore l'office du ventre. Mais le sang s'use et s'altère sans cesse : c'est dans le ventre qu'il se répare, qu'il fait de nouvelles acquisitions et de nouvelles éliminations. Il s'y refait continuellement, pendant le jour, pendant le travail quand même ; mais surtout pendant la nuit et le repos couché. Alors il abandonne la peau, les muscles, les membres, la face, la tête, les extrémités, la périphérie, du moins en partie. Les veines bleues saillantes blanchissent, s'affaissent visiblement, il rentre dans le ventre comme dans une retraite habituelle, dans son lit. Il s'y repose de ses courses rapides, actives, quelquefois effrénées, torrentielles de la journée. Il s'y dépure, il s'y filtre, il y reprend, il y échange des molécules nouvelles, avec calme, avec plus de profit à travers les viscères. Ainsi rafraîchi ou doucement réchauffé, couvé, mitonné pendant quelques heures, préparé à neuf, il n'a plus qu'à recevoir le coup de feu de l'hématose pulmonaire, de la respiration plus étendue pour bien réveiller, stimuler le corps et le lancer, le soutenir dans toutes ses fonctions actives.

L'autre foyer est le cerveau. — *Il est composé de deux éléments seulement : le sang et la cervelle qui constituent l'appareil animal, l'appareil humain qui dégage le fluide nerveux.* — Ce fluide impalpable, invisible, appréciable seulement à l'intelligence, d'un principe unique, est l'esprit vital, l'*anima* général qui fait marcher toute la machine. —Il se répand dans le corps par quatre voies, quatre espèces de conducteurs, le sang, les nerfs cérébraux et sympathiques et les circonvolutions, les couches à nous spéciales où s'agite la pensée.

La première partie qui va dans le sang s'y mêle comme un éther ; c'est elle qui lui donne son bouquet, son arôme, son montant, son tempérament; qui, en plus ou en moins, fait le sang lourd du bœuf agricole au pas tardif et lent, de l'agneau paisible, ou du lion terrible, du cheval de course, de race ; de l'homme chaleureux ou apathique. Suivant sa dose, sa qualité d'innervation, de fluide dont il est animé, le sang reste dans nos veines comme un vin faible, fade et plat, ou il monte au degré d'une liqueur entraînante, ambrosiaque, céleste qui avive, raffine, sublimise nos facultés, qui fait l'homme vif, généreux, enthousiaste, profond de cœur et d'esprit, vraiment grand ; et qui élève les maîtres des maîtres au rang des Dieux, *qui superum Dominos evehit ad Deos!*

La seconde partie de ce fluide rayonne dans tout le corps par les filets nerveux, comparables à nos fils électriques, qui du centre aboutissent à toutes les régions, à tous les points et portent à la fois le mouvement et la sensibilité, les ordres, les volontés du cerveau, et lui rapportent aussi les nouvelles, les renseignements, les sensations extérieures qu'il lui est nécessaire d'apprécier pour son gouvernement.

La troisième partie du fluide nerveux va s'accumuler et se transformer dans le Grand Sympathique qui est plus particulièrement chargé de l'entretien, de la vie organique, comme qui dirait du ménage, de la maison, de l'économie intérieure, de l'économie animale ; ces mots sont consacrés.

Par le Grand Sympathique combiné, anastomosé, avec le pneumo-gastrique et les filets rachidiens qui viennent de la moelle, le cerveau est en partie suppléé, débarrassé de la direction, de la surveillance assujétissante, de la besogne des entrailles et de beaucoup de fonctions qui s'effectuent comme d'elles-mêmes, sans intervention immédiate. — Exemple : Le Grand Sympathique envoie des filets aux organes des sens, à l'œil, au nez, à l'oreille, à la langue. C'est lui qui fait battre soudainement les paupières, qui les ferme au vent, aux poussières, au feu, aux corps étrangers, qui fait resserrer ou dilater la pupille aux différents tons de la lumière ; qui fait sécréter les larmes, les humidités de la conjonctive, qui fait fonctionner l'ensemble des protecteurs de l'œil, des *Tulamina oculi*, si bien, si rapidement que leurs mouvements sont involontaires, instinctifs. Et il en est ainsi dans les autres sens qui, avec l'intermédiaire du Sympathique vont presque tout seuls.

C'est le Grand Sympathique relié au cerveau et à la moelle épinière qui fait aller le pharynx, l'œsophage, le voile du palais, l'épiglotte, la glotte, le larynx, la trachée, les bronches, les poumons, le diaphragme, les muscles respirateurs, le cœur, l'estomac, les intestins, le foie, la rate, les reins, la vessie, les glandes séminales, les ovaires, l'utérus, tous les viscères abdominaux. Le cerveau qui est le directeur suprême, qui fournit toujours, n'intervient qu'extraordinairement dans des occasions exceptionnelles, et toujours de concert avec le fluide nerveux qu'il a donné au Sympathique, et qu'il lui envoie sans cesse.

Enfin, la quatrième partie du fluide nerveux et la plus excellente reste dans le cerveau lui-même. C'est celle de la pensée, de l'âme véritable qui nous relève et nous distingue des animaux. Ce privilège de l'intelligence nous donne la parole, l'écriture, nos facultés morales, la générosité, le courage, la poésie, les sciences, les arts, l'habileté de la main, la finesse de l'esprit, la délicatesse du sentiment. C'est cette partie du fluide nerveux qui fait surgir les grandes qualités, qui enfante les prodiges de l'humanité!

Elle est d'essence si subtile, si sublime, elle nous rapproche tellement de la Divinité que, comme elle, elle nous est incompréhensible, qu'elle nous paraît immatérielle, immortelle, d'après les méditations des plus grands philosophes, des plus hauts contemplateurs de notre organisation. . . . .

. . . .

. . . .

LA MÉMOIRE.

Lorsque nos études nous ont amenés autour du domaine de l'Intelligence, nous sommes tentés d'y entrer plus avant, de l'explorer aussi, de vérifier par nous-mêmes les merveilles qu'en répètent les philosophes et les physiologistes. Mais dès nos premiers pas nous sentons le terrain qui nous manque sous les pieds, notre vue qui s'égare, le vague qui nous environne, nous sommes dans l'Incompréhensible. Malgré cela, à chaque génération, il se rencontre des contemplateurs enthousiastes qui cherchent à apprécier, à mieux connaître cet apanage exceptionnel dont Dieu nous a dotés.

Je ne saurais entreprendre de traiter de l'intelligence en grand, de l'imagination, du génie, de l'art, de la science, du talent, de l'esprit et de toutes ses dépendances. Toutefois, la mémoire, qui est un si grand auxiliaire de toutes nos facultés, m'a beaucoup frappé et j'aurai peut-être à en dire quelque chose de mon crû?

J'y vois deux degrés : une mémoire courante, journalière, éphémère qui nous dirige suivant notre ordre dans la création pour les actes communs de la vie. — Et une autre durable, viagère, foncière, gravée en dedans de nous et qui concourt à notre savoir, nos connaissances, notre habileté, notre adresse, à notre esprit, à notre organisation supérieure.

La mémoire courante provient, comme nos autres fonctions de mouvement, de sensibilité, de viscération, de la partie du fluide nerveux que nous avons signalé et qui nous anime de toutes parts. C'est une faculté de plus, ou plus agrandie que nous avons sur les animaux ; chaque jour elle s'exerce, elle se renouvelle, elle se dépense, à peu près sans réserve, sans nous laisser de traces notables. Elle se compose de souvenirs légers, de notes inscrites sur une bande provisoire du cerveau, comme sur des feuilles volantes, dirai-je sur une ardoise où elles s'effacent facilement.

. Au contraire la mémoire foncière est en quelque sorte *organique*, elle repose sur quelque chose de matériel de notre cerveau, sur des lamelles, des fibres, des granulations, des cellules, d'infiniment petites particules. Elle comprend des images, des inscriptions, des empreintes fixées dans notre substance. — C'est l'opinion et l'expression de tout le monde :

Gravé dans la mémoire !

Seulement il se présente des objections renversantes : comment tant d'images, d'empreintes, de portraits, de tableaux, de conceptions, d'histoires, d'événements, de faits, pourraient-ils se caser dans un si petit espace, dans un organe aussi restreint, alors que des galeries, des musées, des bibliothèques y suffiraient à peine ?

J'ai bien éprouvé là quelque embarras, devant cette objection captieuse : — *D'un petit cerveau de quatre à cinq livres,* — pour contenir et supporter tant de choses. — Mais le lendemain, promenant mes regards dans le grand livre de la Nature, la considération des *réductions* infinies de tous côtés m'a rendu mon courage. En remarquant les têtes de pavots, les épis de millet qui recèlent tant d'images, de sculptures, de structures semblables, prodigieusement réduites et en nombres si incalculables, j'ai été sur la voie d'une idée, d'une énigme? Agrandissant mon horizon et considérant les œufs de la carpe, les laitances du brochet qui contiennent le naissant de phalanges de poissons, tous coulés dans le même moule. En allant de la baleine, dont les animalcules ne sont pas aussi gros que des cirons, à ceux du ciron qui sont plus imperceptibles que des points, j'ai pensé que *à fortiori* nos idées, nos souvenirs pouvaient occuper encore moins d'espace et être fixés sur des molécules atomiques, en miniatures encore plus minimes que des germes.

Notre cerveau est proportionnellement beaucoup plus volumineux que celui des animaux; il a un excédent qui peut être utilisé : Pourquoi cet excédent n'aurait-il pas été réservé à la grande mémoire de l'homme? Il est de tous les animaux celui qui, par sa longévité et ses aptitudes de toutes les saisons, celui qui fournit le plus de semence, et cette semence est contenue dans des glandes peu volumineuses, *qui ne sauraient égaler les hémisphères cérébraux !* Il y a dans les tubuli, les filaments du testis, dans la gangue, dans le réseau des ovaires des milliers de petites molécules qui portent, résumée, toute la structure de l'espèce ; non seulement la structure, mais les caractères, les aptitudes, les instincts, les qualités, les défauts, les vices, les maladies héréditaires concentrées en un point, en un animalcule microscopique. — Pourquoi des images moins compliquées, partant plus fines, ne seraient-elles pas figurées, empreintes sur des molécules cérébrales, en nombres également incommensurables. Eh ! quelle quantité de molécules notre plus gros cerveau de l'homme ne pourrait-il pas fournir à ces inscriptions, ces photographies, ces télégrammes ! ! !

Notre mémoire foncière dure un demi-siècle et plus : sur quoi voulez-vous qu'elle repose ? — Nous passons des années, des périodes, sans penser à telles ou telles choses et elles nous reviennent, elles se développent aussi fraîches qu'au premier jour ! Il y a des images, des figures, des événements, qui demeurent en dedans de nous, de l'enfance à la vieillesse ; ces empreintes, ces inscriptions, peuvent-elles subsister suspendues *sur rien,* sur un fluide qui s'enfuit, *seu fumus in auras,* qui se dissipe, qui s'en va dans l'espace! Le fluide les transmet, les répète, les réveille, mais ne *les garde pas,* ne les supporte pas longtemps, toujours.

En admettant au contraire que les sujets de la mémoire soient résumés et déposés sur des molécules. — Eh! *dans deux kilogrammes de cervelle,* si fine, si divisible, si multipliable il y a des *millions de molécules,* — Vous avez l'arsenal, le musée, la bibliothèque de nos souvenirs. Vous avez un organe de la mémoire, tout aussi bien qu'un foie aux milliers de granulations, que des glandes séminales aux millions d'estampiles, aux réductions infinitésimales.

L'organe de la mémoire n'empêche pas le rôle du fluide nerveux, de l'*anima.* Il est seulement le dépositaire des inscriptions qui y ont été prises. Et pour rendre et dégager les souvenirs, les citations dont nous avons besoin pour un discours, une conversation, un témoignage, une composition quelconque, cet organe de la mémoire doit être fouillé, traversé, ranimé par le fluide nerveux général ou du moment actuel.

Quant à la gravure de nos images, de nos idées, elle n'est pas difficile à concevoir : la substance cérébrale est une cire tendre, molle, très-favorable aux empreintes ; et cette empreinte s'opère par l'étude, la répétition, le martelage, le burinage de la pensée, de l'attention, ou la violence, le coup des événements.

On dira oui, le cerveau est assez grand, — les empreintes y sont possibles ! mais la substance cérébrale se renouvelle incessamment comme tous les tissus du corps, et les empreintes peuvent être emportées ? Sans doute, quelques-unes le sont, mais la plupart des molécules qui supportent les images, les gravures, sont remplacées, réparées, renouvelées, telles à peu près qu'elles étaient avant, comme les fibres des muscles, les cellules, les lamelles de nos autres organes.

Il résulte de cette digression de notre sujet, *sang et fluide nerveux*, que le sang et la substance cérébrale en contact, et vivants, dégagent le fluide nerveux ;

Que celui-ci anime tout l'organisme ;

Qu'il se répand dans tout le corps, — par le

véhicule du sang lui-même ; — par les nerfs cérébraux et rachidiens, qui conduisent la mobilité à tous les muscles, la sensibilité à tous les sens ; — qu'il s'accumule et se transforme dans les nerfs du Grand Sympathique, particulièrement pour le fonctionnement des viscères ; — et qu'une partie de ce fluide vital reste dans notre cerveau pour notre intelligence supérieure, la pensée, l'esprit spécial à l'homme. . . . . . .

. . . .

. . . .

Que la mémoire est inscrite dans le cerveau ; — que cette inscription se fait sur une partie de la substance cérébrale, — qu'elle y est gravée en caractères, en images, en empreintes sur des molécules infinitésimales, atomiques ; — par le système des réductions infinies, très-répandu dans la nature, telles que les graines les plus petites, les ovules, les laitances, les semences végétales et animales, les germes résumés, concentrés dans un infiniment petit.

Que l'organe, le répertoire de la mémoire, est

mis en jeu par l'appareil cérébral, sang et cervelle, qui dégage le fluide nerveux général.   .

. . . .

. . . .

Mais qui dirige ce fluide vital, qui le fait aller à volonté à la main, au doigt, au pied, aux membres, aux muscles, à la face, aux sens?

Qui le transforme et l'accumule dans le Grand Sympathique et les viscères?

Qui le dirige dans l'intelligence et la pensée?

Quis dans l'organe, le bureau, le registre de la mémoire?

Qui est le Moi recteur, le directeur de ce fluide, qui tient les rênes de *l'anima*, donne le libre arbitre à chacun suivant ses facultés prédominantes et variées à l'infini????

Ici nous tombons dans l'Insaisissable, l'Incompréhensible, dans quelque chose de dérobé à notre esprit aussi bien qu'à nos yeux; qui est plus subtil que la lumière, que l'électricité, que le fluide nerveux même; qui doit être quelque chose d'essentiellement immatériel, qui ne se

perd pas, qui doit être immortel, qui est Divin et
que nous devons reconnaître, considérer et respecter comme tel avec les plus savants, les plus
sages du monde : — Et qui est l'âme de l'homme!

IMMATÉRIALITÉ DE L'AME

Cette matérialisation de la mémoire sur des
molécules très-petites, s'entretenant vivantes,
pourrait-elle nous conduire à l'intelligence de
l'âme immatérielle ? — Essayons, malgré bien
des hésitations décourageantes et des manques
de preuves palpables, si nous en viendrons à
bout, si nous pourrons percer des pertuis, entr'ouvrir quelques aperçus dans cette obscurité profonde ?

Dans la nature on distingue les solides, les
liquides, les gaz et les fluides.—Les solides constituent la base, le sec de la terre, le support de
tout ce qui existe à sa surface et qu'elle renferme
à l'intérieur. — Les liquides comprennent les

eaux et toutes les compositions qui s'en rapprochent. — Les gaz sont les corps comparables à l'air, composés de molécules très-unies entre elles, qui se meuvent facilement les unes sur les autres, qui se laissent traverser, écarter sans se quitter complétement. Les gaz sont des corps très-légers, toutefois pondérables, pesants, résistants à la pression, formés d'une certaine quantité de matière, quelque fine et divisible qu'elle soit. — La physique réserve le nom de fluide à quelque chose d'insaisissable, qui semble immatériel, dont on apprécie les effets ; mais qu'on ne peut prendre, voir, toucher ; qui est plus délié que les liquides, que les gaz ; qui n'a pas de corps, pas de pesanteur, pas de résistance ; qui semble n'être rien et qui cependant a sur la matière une puissance latente prodigieuse, qui l'agite, la soulève, la bouleverse, la meut.

Il est difficile à notre intelligence limitée de définir quoi que ce soit qui n'ait été d'abord sous nos sens, *nihil in intellectu quod non fuerit prius in sensu.* Cependant par analogie, graduellement, par l'esprit qui nous a été donné, en remontant de la matière brute, solide, pesante, résistante aux liquides et aux gaz à molécules si ténues, si roulantes les unes sur les autres, nous pouvons envisager quelque chose de plus délié encore, un aura, un souffle, un rayon, une vibration, une émission, quelque chose fait d'atomes atomissimes, infinitésiment petit, invisible, impalpable, imaginaire, si vous voulez, puisque l'imagination est un de nos dons, mais atomes qui existent quand même.

Ces fluides sont la lumière, le calorique et l'électricité. — Nous en ajouterons un autre, le fluide vital, moins connu et moins admis.

Au fluide vital se rattache tout ce qui vit, tout ce qui croît, tout ce qui se meut sur la terre: Le règne végétal, les arbres, les plantes, les mollusques, les poissons, les reptiles, les oiseaux, les animaux inférieurs et supérieurs sont animés par lui. — Plus près des animaux, à quelques égards de similitudes, nous rencontrons l'homme; mais avec une distinction particulière l'intelligence et l'esprit, c'est-à-dire avec l'âme, un fluide à lui spécial, un fluide spirituel, qui lui inspire les prodiges qu'il accomplit, qui lui donne la connaissance du bien et du mal.

On m'objectera que la végétation s'opère par des combinaisons, des réactions chimiques de carbone, d'oxygène, d'hydrogène, d'azote, de sels, sous l'influence de l'humidité, des gaz, de la chaleur, de la lumière et de l'électricité. — Quant aux animaux qui ont une faculté de plus, — la locomotion, des instincts, de la mémoire, une certaine intelligence ? Ces phénomènes peuvent s'expliquer par le jeu des organes, les sécrétions, une foule de réactions chimiques et électriques. — Et que l'homme avec son cerveau plus considérable, plus parfait peut suffire à son esprit.

Mais qui pousse, qui détermine un arbre, une plante à choisir telle proportion de carbone, de sels de potasse, de soude, de tartre, de chaux, d'iode, et le dirige pour transformer, agencer ces éléments, ces matières premières en chêne, en noyer, en acajou, en cèdre ou en cerisier, à les métamorphoser en roses, en violettes, en des fleurs admirables, parfumées, en fruits vénéneux ou délicieux !..... N'y a-t-il pas là une direction latente, une influence insaisissable, un esprit végétal qui réagit sur la plante et sur la matière ;

et dans notre pensée, n'est-ce pas un fluide qui agite et dirige ainsi la matière ?

Il en est de même plus probablement pour les animaux : Il y a quelque chose, un principe caché qui préside à leur nutrition, leur structure, leurs formes si variées, leur développement et à leurs instincts. Sans doute le chien, le cheval, l'éléphant, le perroquet, ont quelque intelligence ; mais où sont leurs monuments, leurs progrès, leur histoire, leurs sciences, leurs arts, leurs actes héroïques, leur morale, leur religion ?

— Il y a donc chez l'homme comme chez les bêtes un *anima* qui donne la vie à ses muscles, à ses viscères, à ses glandes, qui lui donne ses forces physiques ; — et de plus une âme spirituelle qui le distingue des animaux, qui dirige sa conduite, qui, dans son genre, en fait quelqu'un de plus ou moins capable, suivant les conditions, le rang où ses études, son talent et le destin l'ont placé.

Ce fluide spirituel et moral est comme les autres, dans nos *circumfusa*, répandu autour de nous, comme la lumière, le calorique, l'électricité. Mais il est à nous spécial, les autres êtres y sont indifférents, ils ne l'attirent pas, il n'a pas d'affinité pour eux, il n'est pas fait pour eux. Il n'y a que nous pour l'absorber, nous en pénétrer, nous l'assimiler, chacun suivant nos capacités, nos aptitudes, et il devient l'excitant, le stimulus, l'aliment de notre esprit. — Mais ce fluide nous aurons de la peine à le faire admettre, parce que nous ne le voyons pas, nous ne l'enfermons pas, nous ne le concentrons pas, parce qu'il nous est moins familier que les trois autres classiques dont les sensations et les effets nous sont plus connus.

Cependant, comme transition de la matière tangible, des solides, liquides, gaz aux fluides, n'avons-nous pas une foule de corpuscules flottants, voltigeants, immiscés dans l'atmosphère, que nous ne touchons pas non plus et que pourtant nous admettons par les lumières de l'esprit : tels les odeurs, les miasmes, les émanations, les effluves, les contages ? Les odeurs qui montent et s'exhalent dans certains espaces doivent bien soulever quelques molécules, reposer sur quelques supports. — Les miasmes, les contages du choléra asiatique qui part des bords du Gange et vient de temps en temps en Europe ; la peste qui va du Nil aux différents ports et sur les autres continents; l'influenza qui, presque simultanément avec une rapidité électrique, se répand dans les cinq parties du monde; la variole, la rougeole. la scarlatine, les fièvres éruptives, contagieuses, endémiques qui naissent de période en période, de 5 à 10 ans, dans les populations fixes, de nouvelles séries d'enfants et de jeunes sujets........ Toutes ces émanations, ces contages atmosphériques nous sont invisibles, impalpables, ne tombent pas sous nos sens physiques, mais n'échappent pas à notre esprit, qui est pour nous un sens de plus, et le plus réel quelquefois malgré ses défaillances et ses illusions.

Les corps invisibles, impalpables, les molécules *nihilisées* réduites à rien, ne manquent donc pas dans la nature et autour de nous. La prétention, l'exigence des physiciens de vouloir tous les saisir, les prendre sur leurs filtres, dans une cornue, une éprouvette, sur une lame de verre et sous leurs microscopes, n'est-elle pas un peu exagérée? Est-il plus juste de traiter les observateurs, les philosophes, les littérateurs, de visionnaires, de rêveurs, d'exiger pour chacune de leurs propositions, leurs arguments, leurs impressions, la production d'un petit monstre, un vibrion, un mille pattes, une sporule, un champignon, un bâtonnet, un microbe? Il y a des corps bien plus ténus que ceux que les verres grossissants nous font découvrir.

La matière ne se perd pas, par la gravitation elle revient immuablement à la terre. Les corps organisés, composés, nés de la poussière, *nati de pulvere in pulverem reverlunt* retournent en poussière, après un temps plus ou moins long. — Il doit en être de même des fluides qui lui prêtent le mouvement et la vie, ils ne se perdent pas non plus. Leurs molécules éthérées descendues de l'empyrée y remontent, et elles nous reviennent par l'atmosphère entretenir la vie à tous les êtres.

Y a-t-il une gradation et une supériorité entre les six fluides que nous venons d'énumérer, et quel est le plus précieux? La lumière soudaine, le vieux calorique qui nous sauve de la congélation, la jeune électricité qui nous passionne de nos jours et qui produit en effet tant de prodiges ???... Ces trois fluides, quelque puissants et importants qu'ils soient, ne sont que des moyens. Ils agissent surtout sur la matière, ils sont une préparation au fluide vital. — Le fluide vital, lui, apporte la plus grande animation à la terre. Il est déjà un but atteint. Mais il se partage en trois genres, celui de la végétation, l'*esprit végétal* ; — celui de l'animalité, l'*anima*, — et celui de l'intelligence, de l'humanité, l'*âme*.

Entre ces trois genres y a-t-il encore une gradation, une distinction ? Ce n'est pas impossible, c'est même probable. La végétation fournit l'ombrage, la parure de la terre, l'utilité, l'aliment de la plupart des êtres, des avantages considérables. — L'animalité, elle, multiplie le mouvement, augmente l'animation, rend les plus grands services sur cet immense domaine que constitue la terre. — Et ce domaine Dieu en a fait l'apanage de l'homme, pour en jouir, le cultiver, l'administrer, y accomplir les œuvres auxquelles il l'a destiné. — Le fluide intellectuel est donc le plus noble, le plus précieux des six, et c'est dans ce milieu que j'entrevois l'âme de l'homme !

L'homme qui est son enfant de prédilection, sa dernière, sa sixième œuvre de la création et qu'il a comblé de ses distinctions : Il l'a fait à son image, *os homini sublime dedit,* avec un visage sublime ; et il lui a permis, il lui a commandé de le tourner vers le ciel, *jussitque ad sidera tollere vultus.* Il l'a doté de la pensée, de la réflexion, de l'esprit de causalité : Pourquoi, comment suis-je là, qui m'a fait, qui m'a environné de tous ces biens, qui a pourvu à notre aliment quotidien??? Cette demande à soi-même, cette contemplation, ces regards tournés en haut, ce désir incessant de nous élever jusqu'à Lui, cette passion de chercher à le connaître, à le deviner, ne sont-ils pas le commencement de la reconnaissance et du respect envers notre Père tout-puissant ?

Puisque Dieu nous a fait un tel honneur, qu'il a eu pour nous une préférence si marquée, un si grand amour, pourquoi ne nous continuerait-il pas sa distinction ? — Avec ses réductions infinies, avec ses espaces incommensurables, ne peut-il pas loger nos âmes résumées en atomes?

Nous ne pouvons les voir, nous, créatures limitées ; mais Lui qui les a faites, qui est partout, qui voit tout, les plus grandes comme les plus petites choses, qui lit, qui distingue dans les atomissimes, dans les molécules nihilisées, peut parfaitement nous voir. Eh ! nous voyant, il nous juge, il nous reconnait, il nous classe suivant nos mérites ou nos fautes, suivant le bien ou le mal que nous avons fait, nos devoirs accomplis, nos fautes commises.

Cette possibilité atomique, cette réduction infinitésimale de l'essence de notre être, cette croyance de tous les peuples, de tous les siècles, les méditations, les discours, les écrits des plus profonds penseurs, — et la révélation Divine, — ne rendent-ils pas admissible la foi plus générale que restreinte, en une âme immatérielle et immortelle, distinguée par notre créateur et accueillie dans des espaces de lumière et de repos pour les bons, tandis que celle des méchants est abandonnée ou reléguée dans des abîmes de ténèbres.

Cette aspiration si répandue à ne pas mourir en entier, *non omnis moriar*, cette peur de tomber dans les réprouvés, les impardonnables, cette douce espérance d'être indulgencié, admis près ou autour des élus, ne sont-elles pas naturelles, communes, et le plus grand encouragement à la pratique du bien ?

Pôle Sud

L'ÉMÉTIQUE

L'ÉMÉTIQUE

Si jamais la postérité me décernait les honneurs de la statuaire, je voudrais qu'on me représentât avec ces deux emblèmes : Ma lancette d'une main, et de l'autre un petit flacon d'émétique? Avec ces deux principaux moyens, sagement employés, j'aurai passé sur la terre comme un bienfaiteur, quelquefois comme un sauveur !

Au Sud, nous mettrons l'ÉMÉTIQUE, qui est le plus actif, qui tient la tête entre tous les évacuants. Comme les purgatifs, il amène un afflux vers l'estomac et les intestins. De plus il exécute cette opération au milieu des efforts, des attractions, des contractions, des compressions expultrices les plus énergiques. Il détermine de toutes parts, particulièrement de la circonférence, de la superficie au centre, un mouvement en sens inverse, à rebours, *motus contrarius de circumferentia ad centrum*, si extraordinaire, si violent, si fatiguant qu'on en est effrayé. A un haut degré le pauvre patient est quelques moments, quelques heures en danger : tantôt rouge cramoisi, tantôt pâle, en sueurs, en larmoiements, en nausées, en haut-le-corps, la face congestionnée, apoplectique, à croire que les yeux vont sortir de la tête. Parfois en évacuations immodérées, comme si on était cholérisé, froid, décoloré, prostré, abattu, *perinde ac si cadaver*, comme si on allait mourir, et dans ces crises il en meurt bien quelques-uns de loin en loin ! Il en est mort notamment chez les moines, qui ont beaucoup étudié l'émétique et *l'antimoine*, d'où il dérive, de là son nom d'Anti-Moine.

Ce sont ces scènes, ces terreurs, ces accidents réels qui ont excité l'étonnement, la pitié et la verve du célèbre doyen de la Faculté de médecine de Paris, Guy Patin ; qui lui ont fait lancer ses foudres, frapper les coups de fouet de sa Némésis contre ce puissant remède et lui en ont fait obtenir la proscription, pendant quelque temps, jusqu'à ce qu'un édit de Louis XIV l'ait rétabli ! — L'impartial, le sage physiologiste Haller ne disconvient pas qu'il ne soit sans péril et il a écrit dans son charmant style : qu'entre toutes les médecines à prendre à l'intérieur, nulles ne jettent plus de craintes aux mortels que celles qui font vomir, *inter omnes intus sumendas medicinas, nullæ tam majorem metum mortalibus injiciunt quam quæ vomere faciunt.* Puis il lui rend pleine justice, il établit son utilité, et il décrit deux vomissements, l'un externe et l'autre interne, ανω par en haut, et l'autre νατω par en bas, suivant le langage des Grecs. Et il constate que c'est lui, l'émétique, qui exprime, qui chasse le mieux du corps les sucs viciés, *succi viscidi.*

J'ai éprouvé ces alarmes, j'ai vu de mes yeux quelques-uns de ces accidents de l'émétique, à mes débuts surtout où on l'employait à fortes doses par la méthode Italienne de Rasori. Mais malgré cela, en l'administrant convenablement, modérément, je n'hésite pas à m'en servir tous les jours, et à le proclamer le remède des plus grands, des plus fréquents services et souvent du salut. — Il y a bien des années, j'ai dû dire que dans la lutte, la guerre que nous avons à soutenir contre la maladie et la mort : La lancette est l'épée du médecin, et l'émétique sa poudre, son fusil, son canon, sa dynamite, la substance explosive à l'aide de laquelle il fait sauter les plus grands obstacles, il attaque les obstructions, les engorgements les plus encombrants, les plus éloignés. Il s'agit de savoir bien manœuvrer sa lancette et appliquer sa poudre avec prudence et discernement, de savoir s'orienter et connaître ses quatre points cardinaux.

La purgation, la saignée, bien maniées, sont en effet les armes à l'aide desquelles nous pouvons le mieux nous défendre contre la maladie et la mort, les moyens essentiels, quoique vulgaires, avec lesquels nous rendons tous les jours les plus grands services à l'humanité.

L'Émétique n'est pas de l'antimoine pur, c'est un composé de ce métal et de sel de tartre. On l'appelle maintenant *tartre stibié*, de *sti-*

bium le nom ancien, latin de notre antimoine ;
chimiquement c'est un tartrate de potasse et d'antimoine. — Autrefois on employait le métal pur,
en pilules, en balles purgatives perpétuelles ; ou
après l'avoir fait séjourner, oxyder dans des
acidules, en vin stibié, antimonié, mais d'une
manière moins certaine qu'à présent.

Il y a bien d'autres substances salines ou végétales qui provoquent les vomissements : le
sulfate de cuivre, de zinc, les sels de plomb, l'arnica, la violette, l'ellébore, la gratiole, la digitale, et enfin l'ipécacuanha. — Mais il n'y a en
réalité que l'émétique et l'ipécacuanha qui soient
employés dans la pratique et qui méritent sérieusement de l'être. Les autres substances agissent comme les poisons en général, comme les
perturbateurs de l'estomac, mais aucune autre
avec cette spécificité, avec cet ensemble, ce
concours d'efforts, d'attraction, de contraction,
d'expulsion universelles de tout le corps et des
courants aussi énergiques, aussi violents du
sang et des humeurs.

La constitution, les susceptibilités individuelles
sont pour quelque chose dans les surprises, les

crises que cause l'émétique, mais la manière de l'employer et les doses y sont pour encore plus. On qualifie volontiers de routine la science de nos prédécesseurs. On tient, c'est la manie, à changer cela et on modifie au moins les doses avec une nouvelle théorie. Ainsi on prescrit de très fortes doses, sous cette distinction qu'une faible dose fait vomir et qu'une supérieure au contraire est tolérée, qu'elle agit différemment, comme contro-stimulante? c'est vrai parfois: l'organisme se raidit et ne bronche pas, comme devant une attaque trop forte. J'en ai pris 40 centigrammes sans évacuation, sans même l'effet général, la contro-stimulation. Mais j'ai bien remarqué que c'est après les fortes doses que surviennent les effets terrifiants; et heureusement que le malade et les assistants n'achèvent pas en général ces potions surchargées.

Meminisse juvat, il me plaît de me souvenir que dès mon enfance où mon père m'emmenait avec lui le plus possible, je le voyais sortir de la poche de son gilet un très petit flacon de poudre blanche, dont il distribuait çà et là, dans les faubourgs ou à la campagne, quelques grains! Il recommandait de les prendre en plusieurs fois, dans de l'eau sucrée, dans du petit lait, ou avec de la crème de tartre soluble ou en sels de magnésie dissouts? c'était l'émétique, *l'emeticum, le sub-emeticum, l'emeto-catharticum* de Stoll, une des célébrités médicales les plus autorisées de cette époque. — Lorsque je revins de Paris je formulais la potion stibiée du codex, de 10 à 20 centigrammes *secundum artem.* Mais je ne tardai pas à m'apercevoir qu'elle était trop forte et je suis redescendu au taux de mon père et de Stoll, à 5, 10 et 15 centigrammes. — Je ne les ordonne pas en poudre, en un pauvre petit paquet de presque rien, d'un sou, pour produire un très grand effet. Je les unis et les fais dissoudre presque toujours dans du sirop d'ipecacuanha, 30 grammes et 5 centigrammes pour les enfants; 45 grammes et de 10 à 15 centigrammes pour les grandes personnes ; — et la potion à 20 centigrammes pour les occasions extraordinaires. Je fais étendre le sirop stibié de deux ou dé quatre cuillerées à bouche d'infusion de tilleul, de préférence, ou d'eau ; à prendre une cuillerée de ce mélange de quart d'heure en quart d'heure, en quatre ou six fois. — Il est important de ne pas faire avaler la charge tout d'un coup. Il faut l'administrer à intervalles de 20 à 30 minutes. Sans cela vous avez un renvoi subit, qui rince l'estomac et ne produit pas d'effet. Il importe d'attendre et de répéter la provocation pour que l'attraction se forme de partout le corps, que les glaires, la bile, les *succi viscidi*, arrivent, s'amoncèlent, et que les vomissements soient multipliés et productifs. Lorsque je tiens simultanément à l'effet purgatif, j'ai recours à l'éméto-cathartique : 10 centigrammes associés à 30 grammes de sulfate de magnésie, en 4 verres, de demi en demi-heure ou dans une bouteille de limonade au citrate de magnésie. — Après, le malade prend du thé léger ou du tilleul ; puis du bouillon à l'oignon.

Les vomitifs sont par excellence les remèdes de l'enfance ; les enfants sont si tendres, si muqueux, si glaireux, si pleins de mucilages, de sucs gélatineux ! Tous les jours, dans les familles de nos usines j'en ai l'occasion. Il y a des nouveau-nés de quelques semaines à quelques mois que les mères m'apportent avec des râles très prononcés, par encombrement des glaires, bien distincts du râle puéril bénin, et qui d'elles-mêmes me demandent un vomitif, tant elles sentent le besoin de débarrasser ces petites poitrines ? A ces petits nourrissons je leur donne le diminutif, le sirop d'ipéca simple ;— plus tard et plus forts ce sirop renforcé de 2 à 4 centigrammes de tartre stibiée. Pendant 3, 6 et 7 ans, il y a des enfants qui retombent dans ces encombrements glaireux, dans ces poitrines grasses, ces bronchites catarrhales et qu'il importe de débarrasser par des vomitifs proportionnés. L'embarras des premières voies, de la gorge, de la trachée, des bronches, de l'estomac, l'indique pour tout le monde, pour la médecine domestique.

A un degré plus sérieux, de plus haute et plus savante application, les émétiques sont utiles dans l'érysipèle de la face et du cuir chevelu; dans des congestions cérébrales, dans des plaies de tête compliquées, et alors en lavage, c'est-à-dire à doses étendues et espacées. — Ils sont précieux dans les maux de gorge graves, les amygdalites, les pharyngites, laryngites, trachéites, bronchites si variées, les pneumomies, les pleurésies ; — dans l'embarras gastrique, dans les fièvres bilieuses, muqueuses, typhoïdes, intermittentes ; — dans des hépatites, certaines métrites, certaines fièvres puerpérales ; — dans des rhumatismes articulaires aigus, etc., etc., etc.

Si nous voulions énumérer toutes les maladies où les émétiques conviennent et sont employés, il nous faudrait faire une revue trop étendue. Résumons-nous et disons qu'ils sont indiqués lorsqu'il y a quelque chose à expulser, à chasser les mucosités, les humeurs, les sucs viciés, à désobstruer les viscères engorgés.

L'émétique est un remède d'attaque, de début. Il est héroïque, il décide souvent du salut où il a le principal honneur de la cure, il empêche quelquefois l'invasion d'une maladie. Pourtant il est spoliatif, hyposthénisant, il fatigue, il épuise, il irrite à la fin et ne saurait être continué ; dans les maladies communes il lui **suffit** ordinairement d'un jour, d'une séance de vomissements ; on n'y revient deux et trois fois que dans les occasions exceptionnelles, et avec beaucoup de tact. N'oublions pas qu'il est dangereux et gardons-nous d'en abuser !

Dans les maladies complètes, résistantes, l'émétique ne suffit plus, il est bon quand le corps est encore frais, plein, suffisamment garni ; aux commencements pour faire la trouée, chasser les sucs les plus encombrants. Après il a besoin d'être suivi des autres auxiliaires, d'évacuants plus doux, des purgatifs de réserve qui achèvent le nettoyage et la dépuration du corps.

LE KERMÈS.

Si à propos des émétiques nous n'avons pas encore prononcé le nom du kermès, c'est qu'il ne lui suffit pas à lui, pour le caractériser, d'une ligne ni d'un mot, cependant ce mot ne serait pas difficile à trouver, et le voici :

C'est le roi, le *Regulus* des remèdes ! !

Il détermine quelquefois le vomissement externe, ανω, ordinairement le vomissement interne, κατω, avec nausées et compression. A l'effet purgatif il joint une action générale considérable ; simultanément ou alternativement il porte à la sécrétion des bronches, des reins, de la peau, des intestins, aux crachats, aux urines sédimenteuses, excrémentielles, aux sueurs critiques, aux selles bilieuses. Et il agit sur le système nerveux, il est hyposthénisant.

C'est encore un dérivé du fameux antimoine que les Bénédictins et les Moines ont étudié et expérimenté à leurs risques et périls. — Chimiquement c'est un oxy-sulfure d'antimoine et de potasse; un composé de sulfure de stibium et de tartrate de potasse. — Les pharmaciens le tiennent précieusement dans un flacon de verre coloré pour le soustraire à la lumière qui le décompose. Et ils l'enferment dans leur armoire à poisons, parce qu'il est dangereux et qu'il ne doit être manié que par une main expérimentée. Ils le montrent au Jury médical annuel avec orgueil : ils en versent sur une feuille de papier blanc et ils ne manquent pas d'ajouter : Voyez comme il est beau, rouge-brun, velouté, bien préparé et excellent, vous pouvez y avoir confiance !

Dans la pratique, on l'administre à la dose de 10 centigrammes à un gramme. Il est moins violent que l'émétique, mais parfois il est son égal.

— A la 2ᵉ cuillerée d'une potion commune, c'est-à-dire après l'ingestion de 5 à 6 centigrammes, j'ai eu le malheur de perdre une de nos meilleures amies, et peu s'en est fallu que je n'en mourus. Sans sortir de la chambre j'envoyai chercher mon ordonnance chez le pharmacien qui l'apporta lui-même et qui montra à la famille assemblée et aux regards accusateurs que la dose n'était pas surchargée. — C'était ma potion favorite, que je formule depuis 47 ans : potion gommeuse 100 grammes, kermès 40 centigrammes, oxymel scillitique 30 grammes, à prendre, dans l'état aigu, une cuillerée toutes les deux heures ; — en général la moitié le premier jour, le reste le lendemain, ou en trois jours, une cuillerée à 6, 7 et 8 heures dans l'état chronique.

Le kermès est *l'alter ille*, cet autre qui vient après l'émétique franc. Il n'est pas son égal mais son aide et son suppléant. Moins énergique, nullement corrosif, il peut être continué plusieurs jours. Son moment est après les plus puissants moyens, les émissions sanguines et les vomitifs, il entretient les évacuations et l'humectation. On se rend à lui lorsqu'on n'ose pas le tartre stibié, pour des raisons quelconques, ou qu'il ne convient plus.

Exemples : vous avez affaire à un état cérébral aigu et persistant avec délire ou coma ? vous invoquez le kermès, et quelquefois avec bonheur ! — C'est une pneumonie sénile, ou chez un sujet débilité et pusillanime, au sein d'une famille plus pusillanime elle-même et où il importe d'agir avec beaucoup de prudence ? choisissez le kermès. — C'est une bronchite hémoptysique ou catarrhale ? encore le kermès. Il s'agit d'une pleurésie bien conditionnée, qui durera de trois semaines à trois mois? vous pourrez à plusieurs reprises revenir au kermès qui contribuera efficacement à l'absorption de l'épanchement, à la résolution du poumon et à la réparation du côté endommagé. — L'affection de la poitrine se trouve chez un cardiaque ? encore le kermès qui pourra évacuer, débarrasser beaucoup, sans forcer les parois du cœur et de l'anévrisme !

Enfin c'est le croup terrifiant, et qui réclame impérieusement l'expulsion des membranes, des sécrétions épaisses et asphyxiantes ?? vous ne pouvez épuiser les enfants par des vomitifs trop répétés. Mais après le traitement complet des inflammations bronchiques, les émétiques, les sangsues, deux ou trois jours de looch kermétisé vous conduiront quelquefois à la guérison ; ou si vous ne l'atteignez pas et que vous fassiez la trachéotomie, vous avez, au lieu de membranes sèches, adhérentes, des mucosités, des productions ramollies, *morveuses*, qui sortent mieux par la canule ! l'humble kermès a eu ici sa modeste part ; il a été visiblement humectant !

PURGATION.

La purgation est vulgairement l'augmentation passagère des évacuations intestinales par des remèdes qui ont la propriété de les déterminer. Dans son sens étymologique plus approfondi, c'est la dépuration, le nettoyage du corps et la désassimilation d'une partie de sa substance. La purgation provoquée ou spontanée entraîne l'idée d'un triage, d'une dépuration et de l'élimination de parties impures, ou qui ne conviennent plus à leur place. — Les vents, les pluies purgent l'air et la terre, ils entraînent, ils subdivisent, ils neutralisent, ils anéantissent les matières corrompues, putrescibles, désorganisées. Ainsi les sécrétions plus courantes, plus actives, des attractions, des compressions, des évacuations, des expulsions, des pluies intérieures de sérosités lavent, nettoient, débarrassent les organes, enlèvent les boues, les crasses, les granulations gênantes, rendent la liberté aux ressorts, décapent les rouages comme dans nos machines admirables. La purgation rétablit, entretient la propreté, la netteté de la maison humaine.

Purger, c'est balayer, frotter, essuyer les solides de notre économie, en filtrer, en clarifier les humeurs, les liquides qui l'arrosent et la rafraîchissent de toutes parts. Sans doute dans cet entraînement, des molécules saines et précieuses sont enlevées et perdues comme dans les réparations; mais c'est pour en dégager et laisser sortir celles qui gênaient, qui étaient devenues impropres à une bonne édification, et que du reste la vitalité rétablie pourra bientôt remplacer par d'autres meilleures et mieux disposées.

La purgation ou la dépuration de l'organisme se fait par bien des voies et de bien des manières: par la peau, les sueurs, les exutoires, les vésicatoires, les cautères, par les bains, l'essuyage, le brossage et l'enlèvement de l'enduit sébacé de l'épiderme et du derme ; — par les muqueuses bronchiques et autres qui constituent de très notables émonctoires, — par les reins qui sécrètent des urines sédimenteuses, boueuses, excrémentitielles ; — chez les femmes par les règles, qu'on appelle leurs purgations menstruelles, — et dans nos accidents, nos blessures, nos contusions, nos opérations, par les suppurations qui rongent, dissolvent, usent et éliminent les particules, les séquestres qui ne peuvent reprendre, suppuration qu'on appelle aussi les purgations des plaies.

Mais de toutes ces dépurations accessoires nulle n'égale la purgation intestinale ! Et malgré toutes les critiques, toutes les caricatures, les indifférences, les abandons systématiques, elle reste et restera toujours une des plus grandes ressources de la médecine pratique et effective. — Eh! nous n'avons pas honte d'en avoir fait le deuxième pôle de la médecine.

L'INTESTIN.

Pour bien comprendre la purgation, nous aurons à dire quelques mots de l'organe où elle s'opère, de l'intestin et de son rôle dans notre organisation.

L'intestin est ce tube flexueux, labyrinthique, replié en cent contours, qui est logé dans le ventre et qui va de l'estomac à l'anus. Il est très long, il mesure de sept à huit fois la longueur totale du corps. Il commence au pylore de l'estomac par une première partie, très recourbée sur elle-même, de douze travers de doigt, qu'on appelle à cause de cela le duodenum. Le duodenum est surtout remarquable par l'afflux des deux conduits du foie et du pancréas, de la bile et du suc pancréatique, qui, après l'élaboration de l'estomac, donne le plus grand coup à l'accomplissement de la digestion. — Puis vient le jéjunum, 1re partie de l'intestin grêle, qui semble ordinairement vide, et l'iléum qui repose sur la fosse de l'os des îles; ces deux longues portions particulièrement consacrées à la formation du chyle et à son absorption. — A l'intestin grêle succède le cœcum, courbure *aveugle*, c'est-à-dire fermée par une soupape qui empêche le reflux des matières fécales dans l'intestin grêle.

Le cœcum est le commencement du gros intestin ou colon (cavité qui retarde, qui arrête les matières) où s'effectuent la séparation des résidus des aliments et des sécrétions éliminatoires, où se forment les agglomérés, les matières stercorales qui ont pour dernier réservoir le rectum aboutissant à l'anus.

L'intestin est constitué par trois membranes intimement unies : — la muqueuse à l'intérieur, toute à plis, à valvules qui multiplient les contacts avec les matières ingérées et étendent étonnamment le champ des sécrétions, des absorptions et des éliminations, — une couche musculeuse, à anneaux circulaires et à bandes longitudinales qui se resserrent, qui se raccourcissent, qui sassent et qui resassent les matières alimentaires, et exécutent en tous sens des mouvements très actifs, péristaltiques et antipéristaltiques pour les digestions et les évacuations. — La troisième tunique est une séreuse fortifiée de lamelles fibreuses qui donnent à l'intestin sa solidité, son imperméabilité ; membrane diaphane, satinée, resplendissante, onctueuse, qui facilite admirablement les glissements et toutes les évolutions du tube intestinal.

Ajoutez à cette organisation des artérioles innombrables, provenant des artères mézaraïques, des veinules plus multipliées encore, se rendant dans les veines-porte de la rate et du foie ; — des vaisseaux chylifères, émanant en réseaux argentés de l'intestin grêle principalement, filtrant le chyle à travers des glandules, des ganglions et aboutissant au réservoir de Pecquet, au canal thoracique, et à la veine sous-clavière gauche, pour entretenir et renouveler et alimenter le sang ; — des rameaux nerveux sans fin des plexus solaires du Grand Sympathique : — tous ces vaisseaux et ces filets nerveux contenus portés dans des replis du péritoine, dans les mésantères, c'est-à-dire les moyens d'attache, les liens de l'intestin qui le suspendent à la colonne vertébrale ; — et vous aurez une idée du laboratoire de la digestion, du filtre par où s'opère la purgation.

Considéré dans ses usages, l'intestin est à la fois un canal afférent et déférent ; il apporte la nourriture du corps, il en rapporte les détritus. Canal afférent, il reçoit les aliments divisés, mâchés, insalivés, conduits par le pharynx et l'œsophage dans l'estomac, où ils sont réduits par les sucs et les mouvements gastriques en une pâte molle, une bouillie qu'on appelle le chyme. Ce chyme traverse lentement le duodenum où il subit la fonte et les réactions de la bile et des sécrétions pancréatiques. — Il continue de s'élaborer dans l'intestin grêle où il devient le chyle, cette crême, ce lait, cet extrait de nos aliments qui, par les voies que nous avons indiquées, chylifères et canal thoracique, va se verser dans le sang qu'il entretient.

Canal déférent, il emporte les parties insolubles, superflues et les sécrétions considérables qu'il peut fournir. — C'est cette faculté immense qui importe le plus à notre question de la purgation. — Si l'apport des aliments est suffisant, si les digestions sont régulières, c'est l'ordre parfait, c'est la santé. Mais si l'apport est disproportionné, que l'organisme n'ait pas cet instinct de n'absorber que ce qu'il lui faut et de laisser s'échapper le superflu, la balance bascule : vous montez à la pléthore, à l'hypertrophie, à l'obésité. Réciproquement si l'absorption ne se fait pas bien, qu'il y ait de la diarrhée prolongée, il y a déperdition de substance et des forces. — Le corps peut donc être réduit, diminué par la purgation. Sous ce rapport elle devient l'auxiliaire, l'égale ou la suppléante de la saignée. C'est ce qui fait que, dans ces temps changeants, on à pu jusqu'à un certain point supprimer les évacuations sanguines en demandant davantage aux évacuations intestinales.

LA PURGATION EST ANTISEPTIQUE.

Mais la purgation n'enlève pas seulement les parties coustituantes, elle ne diminue pas seulement la masse du sang et des liquides du corps, elle est *ecclectique* en quelque sorte ; elle choisit, elle trie, elle attire à elle les molécules impures, dégradées, corrompues, infectantes. Sous ce rapport, avec ce don, l'intestin est *antiseptique, purificateur*. Il est l'égoût par lequel dans les maladies sont expulsées les molécules altérées ! — Veut-on assainir une étable ? on y fait une rigole qui mène les purins dans la terre ; — une maison ? on l'ouvre, on la balaye, on l'aère, on y arrange, on y perfectionne les cabinets les plus rapides, les plus inodores. — Quand les Tarquins ont senti que leur cité devenait encombrée et insalubre, ils eurent le génie de leur célèbre *cloaca*, allant du Capitole au Tibre en bonne construction romaine, et qui dure depuis plus de deux mille deux cents ans. — Pour être latents les égoûts de Paris ne sont pas ses moindres monuments. — Quand Dieu nous créa il mit en dedans de nous, *intus*, notre intestin, canal nourricier par son bout supérieur, *grand collecteur de nos immondices* par le bout inférieur.

Dans l'état normal, l'intestin entretient donc la

propreté, la pureté du corps. Dans les maladies, il nous prête une issue pour l'assainissement, pour assurer la sortie des matières corrompues et troublantes. — La sortie au dehors des détritus, des pourritures du corps est *l'antisepsie* par excellence. Car dans les maladies il n'y a pas seulement trouble du fluide nerveux et des fonctions : il y a altération des supports de *l'anima*, atteinte des solides et des liquides également altérables, et dont il importe d'opérer le nettoyage, de rétablir la pureté. C'est une faute de laisser en dedans du corps des particules désorganisées et en décomposition. Eh ! vous ne les détruirez pas, vous ne les neutraliserez pas par vos antiseptiques. En vain, dans les épidémies de peste, de choléra, de fièvre typhoïde vous répandez dans les rues des seaux, des tonneaux d'acide phénique et autres désinfectants ; en vain vous arrosez les corridors, les chambres, les lits, les malades eux-mêmes de liqueurs chimiques presque corrosives, vous ne pouvez atteindre les microbes, les putridités, les ferments dans leurs cellules, les crémer, les brûler au milieu des parties vivantes ; — il n'y a que la purgation pour les déloger,

les faire aboutir et partir par le *grand collec-*
teur intestinal. . . . .

. . . .

. . . .

OBSERVATIONS.

Musa mihi casus memora, Muse, redis-moi
les cas mémorables de ma pratique, *quo numine
grato*, quelle bonne divinité m'aidant, les services
que j'ai rendus, les guérisons, les soulagements
que j'ai pu obtenir par la purgation ? Dans les
fièvres gangréneuses, putrides, typhoïdes, laiteuses, puerpérales, bilieuses ; les intermittentes,
dans les pneumonies, les pleurésies, les dyssen-
teries, les cholérines, les choléras, dans des accidents, des indispositions, des maladies sans
nombre ???

FIÈVRE GANGRÉNEUSE.

A notre usine à fers creux, il y a une chaine
trainante avec deux crochets ou pattes qu'on ap-

pelle le *chien*, qui saisit les tubes chauffés à rouge, sortant du laminoir et les tire par terre pendant que des guides les dirigent. Ce travail se fait rapidement, sur le sol échauffé et au milieu des étincelles. Les ouvriers se crient souvent : *prends garde au chien (cave canem)*, mais ça n'empêche pas qu'il y en a de temps en temps quelques-uns de pris. Il y en a eu entr'autres trois d'estropiés, si bien que l'ingénieur a dû pratiquer une gouttière couverte où passe un des chefs de la chaîne afin de prévenir ces redoutables accidents.

Parmi ces blessés, Charrière, 17 ans, a eu le pied étranglé : la peau du cou de pied écrasée, décollée, les tendons extenseurs déchirés, le tarse et le méta-tarse fracturés comminutivement; le tendon d'Achille et le calcaneum dépouillés. Il ne subsistait de vivace que la plante du pied, et en dedans les vaisseaux nourriciers. C'était un cas d'amputation classique. Cependant je voulus encore, c'est une de mes passions, tenter la conservation et éviter à ce jeune homme le sacrifice complet de sa jambe?

Je rassemble les lambeaux, je refaçonne mon

pied, je l'enveloppe de linges fenétrés, graissés de pommade camphrée ; je matelasse avec de la charpie, des compresses, des bandes, et on arrosera matin et soir avec un baume alcoolique étendu d'eau.

Au 6° jour la gangrène se manifeste sur les bords frangés des lambeaux, et la suppuration profonde pénètre dans le massif de la voûte du pied. J'applique mon traitement antiseptique : je tiens la partie avec la plus grande propreté, je lave à l'éponge et au jet de la seringue avec une décoction aromatique chaude, j'essuie légèrement ; à la main ou à l'insufflateur, je sème sur toute la surface compromise une poudre d'embaumement : quinquina, charbon, camphre, tannin et benjoin ; mon linge troué et graissé, dessus de la charpie bien saupoudrée de la poudre antiseptique ci-dessus ; des compresses longuettes en appareil de Scultet, j'humecte avec de l'eau rouge vulnéraire. Et je fais de mes mains, ce pansement minutieux, autant que possible, matin et soir pendant un mois.

Mais l'antiseptie locale n'empêche pas absolument la gangrène de pénétrer dans le sang.

Nous avons à un moment une fièvre infectieuse, avec une plaie brune, livide, de mauvais aspect; un facies brouillé, bistré; des nuits agitées, du délire, des frissons, le ventre tendu, de l'embarras gastro-intestinal? — Alors je purge doucement et fréquemment, je fais appel, vers l'intestin, vers le grand émonctoire, l'égoût collecteur, pour purifier le corps et faire sortir au dehors les molécules gangréneuses, les putridités, les pourritures qui l'ont pénétré ; — En même temps que je ne me prive pas des calmants, des amers, des légers toniques, des boissons un peu vineuses et d'une certaine alimentation.

Enfin je me rends maître de la gangrène externe et interne. Il n'y a plus qu'à attendre l'élimination, l'usure des séquestres, des esquilles, et la longue réparation d'une plaie aussi étendue et aussi profonde. — Pendant ces longs mois, ces années d'attente, ces rechutes fréquentes, plusieurs confrères, MM. Meillet et Coulhon entre autres, ont été appelés et ont dit à la famille que j'aurais bien de la peine à conserver ce pied souvent en éruptions purulentes. Cependant j'y suis parvenu, nos souffrances sont oubliées et

Charrière devenu homme, marche et travaille, moins disgrâcié, et plus solide qu'avec une jambe de bois...

Il y a dans la gangrène traumatique un moment où malgré toute l'antisepsie locale et même interne, il y a pénétration de molécules putrides dans le sang et la substance du corps. Il importe de comprendre et de saisir ce moment et de faire sortir ces impuretés, ces ferments, par la voie naturelle, physiologique de l'intestin. C'est encore là un des secours que nous prête la purgation bien dirigée, bien appliquée.

FIÈVRES TYPHOÏDES, PUTRIDES

La Mère et la Fille

Rue Victor Hugo, 85, Mme Georges et sa fille, 44 et 18 ans, font chacune, à la vue, à l'assistance de leurs voisins, une grave et longue fièvre typhoïde; la mère la première pendant 65 jours, sa fille après, autant, du 8 janvier au 20 mai 1889.

La mère commence à se lever avec peine, appuyée sur son bâton et donne son lit à sa fille.

Toutes deux ont une fièvre incertaine, qu'on ne peut qualifier les premiers jours. Mais le délire survient, puis la stupeur, l'embarras gastro-intestinal et tous les symptômes caractéristiques... Sangsues aux pieds chez toutes les deux, à la période suraiguë du début. — Purgations tous les jours, de jour à autre, tous les 3 ou 5 jours pendant 40 jours et plus. — Potions calmantes, pilules de quinine et d'opium, — boissons humectantes, sirops agréables, de quinquina, d'écorce d'oranges, décoctions amères, — bouillons, soupes claires, parfois boissons teintées de vin ; — petits et grands moyens.....

Pendant cette longue période la décomposition et la démolition du corps, de cet édifice miné, en écroulement, s'établissent : les matériaux impurs, mortifiés, putrides, descendent, prennent leur cours par l'intestin, tantôt doucement, tantôt avec exacerbation, par éboulements, tantôt avec des temps d'arrêts et des accumulations. Pourtant la fièvre baisse, la maladie se modère et peut s'accomplir jusqu'à la fonte générale, jusqu'à la maigreur extrême, jusqu'aux eschares, jusqu'à la seule charpente subsistante à l'état squelettiforme..   . .. .

. .   .   .

Bref, ces deux femmes traversent leur épreuve, surmontent de grands dangers, reviennent à la vie et m'expriment, elles et leurs voisins, leur reconnaissance dans des termes...... qui valent de l'or !

Les deux Sœurs

La fille d'un médecin vient de me rapporter que dans une réunion on parlait de mon âge, de ma conservation et de mon habitude de me saigner tous les ans, (exagération de moitié). —

Un excellent confrère, qui était de la réunion, fit l'éloge de mon livre sur la saignée (1), sans en être partisan pour son compte, et, à ce propos, il raconta impartialement ce fait auquel il avait pris part : —

(1) Dechaux, *la Saignée d'Hippocrate*, Paris, 1886.

« M. Dechaux, dans sa clientèle, avait bien
« soigné une jeune fille de 12 ans d'une fièvre
« typhoïde ; il lui avait fait mettre des sangsues
« au début et elle s'était *sauvée.* —

« Quelque temps après, sa sœur aînée, de 18 ans,
« est prise de la même fièvre, et on m'appelle, à
« mon grand étonnement. Je ne puis m'empêcher
« de m'écrier : pourquoi ne continuez-vous pas
« avec M. Dechaux ? — *Oh ! il ne fait pas la mé-*
« *decine moderne !* — Je me tins, moi, pour
« averti, et le danger montant, je demandai un
« confrère en consultation pour partager la res-
« ponsabilité. En effet la grande fille de 18 ans
« *mourut !* »

Et la petite de répéter, « cependant, si comme
à moi, en avait tiré du sang à ma sœur, elle ne
serait pas morte ? (*Mater mea, si voluisses, soror
mea non fuisset mortua.* »)

Il y a bien des opinions, des théories et des
traitements des fièvres typhoïdes ; on s'en sauve,
on en meurt par tous les systèmes, envers et
contre tout, par de certaines chances.

Pour ma part je crois avoir eu beaucoup de succès et je les dois à cette méthode : faire tomber la

violence, l'emportement des débuts; prévenir
les congestions, les accumulations, calmer les
symptômes nerveux ; et surtout, surtout ouvrir,
assurer, modérer l'écoulement des putridités, des
molécules devenues impures, nécrosées, infectantes, par l'intestin qui est alors la voie la plus
sûre de dépuration.

PERI-PNEUMONIE.

Le fils Perrette, 19 ans, est un verrier pur sang,
de famille et de constitution ; long, maigre,
desséché au feu, les pommettes roussies, *à côtelet-*
tes et paraissant avoir peu d'étoffe. Il a une fluxion de poitrine, forte, du 8 au 29 décembre. —
Le premier jour, incertain, tisane et potion sudorifiques. — Le deuxième jour, toux, fièvre intense, point de côté, crachats teintés de jaune;
45 grammes de sirop d'ipéca et 10 centigrammes
de tartre stibié, étendu de 4 cuillerées de tisane,
qui produisent pas mal. — Le troisième jour,
tous les symptômes réunis : matité à droite, râ-

les crépitants, crachats rouges, fièvre ardente, ce jeune homme bouillant se lève, a peine à être contenu, il délire, il a des saignements de nez. Potion au kermès, continuée trois jours le matin, tisanes pectorales, sirop de gomme. — Les 4e, 5e, 6e, et 7e jours continuation de la fièvre aiguë et du délire inquiétant (*in Peri-pneumonia delirium lethale*) ; mais les saignements de nez se répètent. Vésicatoires de 8 sur 10 sur le côté en raison de la matité, de l'hépatisation. — Je fais alors donner ma poudre tempérante, Scille, calomel et scamonée, ââ un gramme, en 4 paquets, un chaque jour ou à jour alterné. La détente du délire, de la fièvre, de l'obstruction du poumon survient au milieu de ces évacuations abondantes.

La guérison s'est effectuée ici par les saignées naturelles et les purgations qui ont fait tomber manifestement la fièvre inflammatoire.

Du 12 au 30 avril 1888, un autre verrier, de 32 ans, Lajarge, qui a fait grève, qui est resté longtemps sans travail, qui a souffert moralement et physiquement, qui a pâli, maigri, perdu

sa façon, est pris de pneumonie, à peine rentré
à l'usine. Dans ces conditions d'affaiblissement,
je ne le saigne pas, lui, mais je suis dans le cas
de le faire passer par la série des émétiques, des
purgatifs et des vésicatoires ; puis des amers,
des toniques, du quinquina, du goudron, — et
de l'expectation d'un long mois avant de reprendre son travail.

Ici la quantité de bile, de mucosités, rendues
par haut et par bas, est remarquable et en coïn-
cidance frappante avec la guérison.

3ᵉ Observation.

Mme Berna, 25 ans, femme d'un de nos ouvriers de la Glacerie, du 4 au 15 mai 1889, est
prise d'une pleuro-pneumonie. Le point pleuréti-
que est si fort qu'elle ne peut se retourner, ni se
mettre sur son séant pour être auscultée. Elle
a la fièvre, la matité, les râles crépitants et les
crachats caractéristiques. — Dès ma première
visite, je lui conseille 8 sangsues sur son côté

droit, elles saignent longtemps, aussi le lendemain même elle se retourne plus facilement, —
les jours suivants, ipéca stibié, qui la fait vomir
à étonner sa mère ; puis kermès, vésicatoire sur
le point douloureux, et encore purgations à l'huile
de ricin et à la manne. — Et guérison assez
prompte.

En présence du soulagement amené par ces
évacuations visibles, matérielles, je ne puis pas
ne pas croire à la médecine humorale, et à la
thérapeutique évacuante du sang congestionnant
les poumons, des sucs viciés les encombrant et
les obstruant.

PLEURITIS VERA

La grosse, la vraie pleurésie, avec épanchement séro-caséeux, rougeur, épaississement, état
floconneux de la plèvre, fausses membranes et
adhérences, résulte de malaises, de fatigues accumulées, d'un mauvais état général, et constitue une grande maladie qui dure longtemps.

Mme Duffau, fille et femme de boucher, grande, délicate, courageuse, ambitieuse, très laborieuse, mère de quatre enfants qu'elle a nourris et qu'elle élève très bien, tombe de fatigue, s'alite avec fièvre, toux sèche, oppression, matité de tout le côté droit et absence du bruit respiratoire du poumon correspondant. — Sangsues, émétique, kermès, vésicatoires, — purgatifs, — alimentation d'un petit entretien, comme dans une affection à long cours. — En effet, pendant deux mois, il nous faut revenir à ces moyens pour arriver à la résolution, au retour de la respiration, de l'expansion pulmonaire, — et un an de ménagements, et de véritable convalescence, et de meilleure reconstitution. Mais maintenant elle s'est refaite et même développée plus qu'avant.

Elle apprécie le service que je lui ai rendu, elle m'apporte cent francs pour mes modestes honoraires, et elle m'annonce un beau filet en témoignage de son contentement.

J'ai suivi dans ma carrière bien des pleurésies à tous les degrés. Par ce traitement continué, et par une prudente expectation, je suis arrivé à des résultats satisfaisants et sans ponctions prématurées, suivant la mode, de la cavité thoracique. — Pour les empyèmes que j'ai opérés, les épanchements considérables que j'ai ponctionnés, ce n'était pas moi qui avais traité les pleurésies à leur première période, au temps de la solubilité.

RHUMATISME ARTICULAIRE AIGU.

Le rhumatisme vague est une affection très commune et qui prête à des médications très variées. Mais le rhumatisme articulaire aigu n'est pas si vulgaire : c'est une grande maladie, grande par ses souffrances, sa durée, ses reliquats et ses dangers. Dans les grandes maladies, il n'est pas indifférent de traiter par toutes sortes de médications : Donc un traitement efficace basé sur la raison et une longue expérience n'est pas une petite chose, *res parvi momenti*.

J'ai déjà traité du rhumatisme aigu dans un autre de mes ouvrages ; je me contenterai ici d'une seule observation récente.

Du 5 mars au 8 avril 1889. — Chagnon, 20 ans,

fils d'un de nos ouvriers de la Glacerie, à Paris depuis 18 mois, comme aide ou garçon chez son beau-frère, marchand de vin, rue Vivienne, est pris de *rhumatisme articulaire aigu*. Il a la chance d'être soigné par le Docteur L. Bélières, médecin de la grande chancellerie de la Légion d'honneur, 14, rue Taitbout, qui se trouve être le compatriote de son patron. — Après 13 jours, sans beaucoup de changement, on décide que ce jeune homme sera mis en wagon et reconduit par sa sœur chez leurs parents.

Je suis appelé le lendemain de l'arrivée et on me présente une lettre très-aimable, très confra-ternelle de M. Bélières qui me recommande par-ticulièrement le malade et qui m'écrit qu'il l'a traité par le salicylate de soude et la quinine. — Pendant deux jours je continue le même trai-tement, mais le jeune Chagnon ne prend pas de mieux. Il reste couché sur le dos, raide, les pieds, les genoux gonflés, les mains, les poignets, les coudes tuméfiés aussi, les articulations de la mâchoire également prises, le cou, la colonne vertébrale immobiles; des douleurs cruelles dans toutes ces régions; la figure pâle, anxieuse, de l'insomnie, le pouls à 110 et 120, la peau chaude; des palpitations et un bruit de souffle au cœur; les urines rares et sédimenteuses, la langue saburrale, — et le *ventre tendu, mat, plein, sensible.*

Sa mère me provoque et me dit : si vous le traitiez comme le fils de Vangeon, le batelier, que vous avez tiré si heureusement de son grand rhumatisme ? — Alors je commence ma médication évacuante qui m'a si souvent réussi : 15 centigrammes de kermès en trois cuillerées de potion prises d'heure en heure, le matin, et répétées pendant trois jours. Le kermès agit, détermine des vomissements, des nausées et des évacuations qui déjà dégagent un peu les pieds et les genoux. — Puis 45 grammes d'huile de ricin, puis 20 grammes de sulfate de magnésie, répétés à un jour d'intervalle. Et en même temps les soirs et la nuit potion ammoniacale avec laudanum et teinture de digitale. — Puis un gramme de scille, de calomel et de scamonée mêlés et divisés en 4 paquets, un chaque matin. — Les évacuations arrivent et avec elles le soulagement. A la 3e prise il y eut une débâcle telle que la mère dut appeler un voisin à son aide pour tourner et laver son pauvre enfant. — Mais dès le lendemain il put s'aider de ses mains et de ses bras et se mettre sur son séant. — Trois jours de repos, avec tisanes de pariétaire, de feuilles de frêne et sirop de quinquina, et pilules de quinine, d'extrait de digitale et opium. — Puis nouvelle et dernière purgation. — Au seizième jour, le malade se faisait lever sur un fauteuil et commençait à manger.

Chagnon était de la conscription, il avait tiré son numéro à Paris. Muni d'un certificat de ma part, recommandé par mon honorable confrère M. Bélières, comme atteint de péricardite et de souffle persistant au cœur, il a été exempté du service militaire. Je l'avais engagé à aller passer la visite à Paris et à refaire ce voyage quoique en simple et pénible convalescence. Mais, affranchi du sevice militaire, après six mois passés au foyer maternel, après être allé prendre une saison à nos eaux de Néris, qui ont assoupli ses muscles et ses articulations, ce jeune homme, d'une constitution moyenne, se développe et se rétablit parfaitement.

Sa mère, femme très intelligente, qui comprend le service que je lui ai rendu, l'efficacité du traitement que je lui ai fait suivre, me remercie en bonnes paroles, du visage et du cœur, — et en témoignage, le jour de la 1ʳᵉ communion de son dernier enfant, elle m'apporte... un pain bénit.

OBESITAS

L'avenir est aux maigres.
Pone gulæ metas ut sit tibi longior ætas.
O Vergonia, Vergonia.
Turpe tibi qui te trahis anhelans sub tale et tam ingenti mole.

Diogènes

Les gros sont dans la nature, comme les petits, les longs, les minces et ils constituent une variété dans le bouquet humain. J'en connais de très jolis, avec une peau de satin, une physionomie épanouie, au pied léger, rebondissant comme des ballons, dansant, sautant, courant, chassant, montant à cheval, d'une agilité étonnante, d'une force herculéenne; bons convives, — de la table qu'ils aiment faisant tout l'ornement, prêts à chanter, à rire, sans soucis et sans ire ; très instruits et ayant autant d'esprit et d'amabilité qu'ils sont gros. Toutefois, malgré cette vitalité exubérante et tous ces avantages, on les plaint, ils se plaignent eux-mêmes, on leur désirerait, ils se désireraient moins d'ampleur, moins de masse.

Ils disent, on dit d'eux que c'est leur destinée, leur constitution, leur conformation. Il y a bien là quelque chose de vrai ; mais l'homme n'est pas tout d'instinct et de nature; la raison, l'art, l'éducation doivent le diriger et le façonner jusqu'à un certain point. *Nihil de nihilo*, il ne se fait rien de rien. Entendez les obèses et leurs complaisants : Ils ne mangent presque pas ?.... c'est vrai présentement, mais ils ont eu une période où ils ont mangé beaucoup. C'était à cette période, quand ils se fabriquaient un grand estomac, de larges boyaux, un foie, des viscères protubérants, qu'ils se rembouraient de matelas, de coussinets de graisse de tous côtés, qu'il fallait intervenir. Pour les rééditer, les tailler en un format plus mince, il y a tout une sculpture à exécuter. Et pour y arriver il n'y a pas à aller vite, à fondre à la vapeur. Avec votre drogue, *anti-obesitas*, vous les fatiguez, vous les rendez maladifs, vous leur ôtez leur éclat, leur peau fine, sans rides, leur désinvolture; vous les déformez, vous les disgraciez, vous leur faites perdre la beauté de leur genre. — Il n'y a qu'une longue hygiène pour opérer cette transformation. La faute de la pléthore et de l'obésité est à la bonté de l'intestin, à la nutrition, à l'assimilation trop faciles et trop actives. Il y a des organismes qui brûlent leurs aliments, qui n'en gardent que pour s'entretenir. Il y en a d'autres chez qui cette nutrition est stagnante, qui font des réserves, qui emmagasinent des dépôts dans leur trame cellulaire ; à ces personnes, à ces organismes trop économes, diminuez les apports des aliments, les occasions, la possibilité d'entasser ces dépôts, ou, lorsqu'ils y seront quand même, dissolvez-les, soutirez-les. — Et ce sera encore l'œuvre des *intestins*, de la *purgation soutenue* et de la *diète bien entendue*. Ce sera sans fatigue, sans exagération, sans ridicule, un régime suffisant, mais sobre, interrompu et repris souvent, de bonne compagnie, qui ne vous privera pas de vos rapports les plus agréables ; mais persévérant jusqu'à ce que le corps en ait pris l'habitude. Par exemple, les jours ordinaires, chez soi, faire maigre chère, opérer une compensation, se retirer de la table *non satiatus*, non rassasié, et grâcieusement, religieusement bien se tenir en garde contre le péché capital de la gourmandise.

L'embonpoint se manifeste dès l'allaitement. On admire des nourrissons soufflés, on les prime à certains concours, comme si la belle organisation, la Pomme à Pâris, revenait au volume et au poids. Heureusement que ces obèses infantiles sont comme des coupes de caillé qui se fondent et s'affaissent bien vite. J'en ai connu de très gros qui ont fait des adultes bien maigres. — Il y a des enfants de 7 à 15 ans disproportionnés, ces gamins doués d'un furieux appétit y ont pris peine et leurs parents ont été leurs complices, n'ont pas su les modérer. —A vingt ans, à la conscription, on en refuse pour soldats ; ils ne pourraient porter les armes, courir, monter à

l'assaut ; ils sont déjà dans les infirmes. — De
30 à 50 ans, beaucoup de gros restent vigoureux,
animés, entraînés par une puissante vitalité; ils
soutiennent vaillamment l'honneur du genre, ils
font partout bonne figure, par leur pétulance,
leur force et leur esprit; ils tiennent un bon
rang et fournissent une riche carrière! Ceux-ci
ont des fibres musculaires innombrables qui les
enlèvent, un cerveau abreuvé par un sang généreux qui entretient leur vigueur, et ils sont plutôt des pléthoriques que des obèses. — Mais à
l'âge où la musculation baisse et se raréfie, elle
est remplacée chez eux par du tissu cellulaire
adipeux; alors le sang lui-même devient gras
et ne stimule plus la cervelle suffisamment, su-
blimement; ces fortes, ces lourdes machines se
fatiguent d'elles-mêmes; elles échouent et restent en panne, elles ne peuvent plus faire face
aux nécessités, aux occasions de la vie où il faut
toujours payer de l'esprit et du corps à l'unisson.
Alors, vers la soixantaine, les uns prennent
une retraite anticipée, s'éloignent du monde
ou de la vie courante; les autres dans leur iso-
lement s'abandonnent à la seule jouissance qui

leur reste, celle de la table, et ils s'acheminent vers cette fin pénible ; *indecora*, étouffée, par oppression de toutes les facultés (*oppressio omnium virium*) que le cynique sans pitié de ci-dessus a stigmatisée.

Observation et consultation.

M. X....... a été très impressionné de la mort de son père, à 50 ans, au 2ᵉ degré de l'obésité. Ce qui ne l'a pas empêché, lui-même, d'en venir, à 33 ans, au 1ᵉʳ degré de l'embonpoint exagéré. — L'estomac est si besoigneux, si avide, l'appétit est si tentateur, qu'on se laisse aller à ce péché, d'apparence très vénielle, et qu'on monte sans s'en douter à la pléthore.

Le nommé X..... est bien réussi, frais, rose, marbré de blanc, les joues pleines, son double menton doux et potelé ; la poitrine large, les bras écartés, le ventre arrondi, et une démarche élastique, rebondissante, très légère. Il est si heureux qu'il semble ne pas peser sur la terre : de la gaîté, de la fortune, une jolie femme et déjà trois bébés charmants. — Cependant son embonpoint le taquine et le spectre de son père lui apparaît par moments.

Le 29 mai 1888, sa mère vient me prendre de bon matin et nous montons en voiture. Elle me raconte que son fils a été pris soudainement, à dix heures du soir, d'une crise de suffocation avec teinte rouge-bleu, cyanosée, il a à peu près perdu connaissance et a saigné du nez. Il a failli mourir et son médecin le plus proche est resté toute la nuit à lui prodiguer des soins. — Lorsque nous arrivons, il me tend son bras et me dit aussitôt : J'ai lu votre ouvrage sur la saignée d'Hipprocrate, j'en suis partisan et je me mets entièrement à votre disposition.

Je lui réponds : vous avez eu, il est vrai, une crise congestive du cerveau, du poumon et du cœur, mais elle est passée et nous avons du temps devant nous. Cette crise tient essentiellement à votre état pléthorique..... Nous allons simplement vous soutirer du sang par des sangsues à l'anus ; par le kermès et l'oxymel scillitique, nous opérerons un *Raptus*, l'enlèvement de tout ce qui peut être entraîné des humidités, de la lymphe, des glaires, de la bile de votre corps ; nous vous purgerons doucement, et nous vous mettrons au régime.... « Ah ! oui, un régime, tracez-m'en un, mon cher docteur ? »

Eh ! bien, mon cher, vous vous purgerez une ou deux fois par semaine, avec un verre d'eau magnésienne, de Pulna, d'Unyadijanos ou de Rubina, jusqu'à ce que vous vous soyez fondu et tassé en un volume un peu moins gros.

Vous diminuerez la quantité de vos aliments : pas trop de pain, une bonne petite ration d'un ou deux plats gras, autant de maigres et un dessert.

Pour boissons habituelles, de l'eau rougie et du vin de l'année, léger et apéritif ; — une seule tasse de café après votre déjeuner, parce que vous en avez l'habitude ; — supprimer ou au moins raréfier la bière et les petits verres dans le jour, aux cafés, aux tables de jeux, en consommations superflues.

Exercice suivant les circonstances ; parcourir vos propriétés, faire vos affaires, travailler de corps et d'esprit, —aller quelquefois à la chasse, si c'est votre goût.

Et tout cela, mon cher ami, sans porter atteinte à votre position, sans exagération, sans
poser en malade, en maniaque, en peureux, en
condamné à une ordonnance prétentieuse. Vous
vivrez comme dans les bonnes et modestes familles; seulement vous vous observerez davantage,
vous vous défierez longtemps de votre appétit
et de votre estomac, qui digérerait des cailloux
et vous engraisserait là où des maigres crie-
raient la faim.

Vous êtes habitué à une bonne table, je vous
concède les truffes, leurs accessoires et les bons
morceaux à leur saison, de temps en temps.

Vous avez une bonne cave, de loin en loin, avec
vos parents et vos amis, chez vous ou chez eux,
je vous permets le Bordeaux, le Champagne, les
vins étrangers et une goutte de liqueur.

Je vous passe volontiers un excès de temps en
temps, et je ne vous en fixe ni le nombre, ni la
date, ni le degré.

Tout ce que je vous demande, c'est, lorsque
vous rentrerez chez vous, dans votre vie paisible, d'établir à peu près la compensation, de

faire le vide, la soustraction, l'élimination de ce que vous aurez pu acquérir de trop.

Et un moyen insensible d'y arriver, ce sera de vous soumettre aux habitudes religieuses et divinement hygiéniques de l'Église, que pratique et que vous fera pratiquer votre femme très aimablement ; d'observer le maigre une ou deux fois par semaine, les quatre temps, les vigiles, les lendemains des fêtes, où partout les tables sont mieux garnies ; le carême, après les grands dîners du carnaval, à la diminution des froids de l'hiver et au retour du printemps, qui exige moins de combustible, une nourriture moins riche, moins échauffante, moins encombrante.

En somme, vous vous conduirez à peu près comme tout le monde, avec d'autant plus de surveillance que vous êtes enclin à l'embonpoint, à la pléthore, et menacé du fléau de l'obésité.

Votre tout dévoué et affectionné,
Dr DECHAUX.

Ce jeune homme intéressant vient de mourir à 34 ans, septembre 1890, en consultation à

Paris, subitement d'étouffement, après avoir usé jusqu'à l'abus, pendant 18 mois, des piqûres de morphine, de la digitaline, de la strophantine, etc., des nouveautés du traitement cardiaque le plus forcé, le plus à la mode.

MÉTRITE HYPERTROPHIQUE.

In partibus infidelium.

Une jeune femme à laquelle j'avais bien rendu quelques services dans le temps, m'avait fait infidélité pour la nouvelle médecine. Il est vrai que, depuis dix ans, elle n'avait eu que des indispositions. Elle était dans une veine de bonheur inouï, tout lui souriait, et elle jouissait d'une santé plantureuse; on l'admirait, on l'enviait, moi je la trouvais grossie. Mais son tour des mauvais moments était venu : elle était tombée en grand danger et on ne savait trop ce qu'elle avait? On avait d'abord supposé une fluxion de poitrine, puis une fièvre muqueuse, maintenant on croyait à une péritonite?...

Le mari me pria, les larmes aux yeux, de vouloir bien lui rendre mes soins. Pendant deux jours je ne changeai rien au traitement, je voulais me maintenir dans les limites des strictes convenances. Cependant on me pressa tellement, on me rappela tant d'amitié, de si bons souvenirs, que je ne pus résister et je me laissai aller à mon élan naturel, à ma franchise, et j'exposai encore ma réputation pour sauver cette intéressante malade.

Mars 1888. — Depuis 12 jours, Madame était couchée sur le dos, la figure blanche, anxieuse, la poitrine bombée, oppressée, suspirieuse, râleuse ; le ventre énorme, de l'épigastre, des hypocondres, des flancs, du bas ventre ; avec vomissements incoërcibles, intolérance des boissons, des aliments quelconques ; un état syncopal permanent et des faiblesses fréquentes ; des douleurs abdominales continuelles et à exacerbations ; le pouls petit et fréquent, insomnie complète. — Pas de règles depuis deux mois, et des pertes blanches abondantes et de mauvaise odeur.

Ni les sangsues, ni les cataplasmes, ni les fomentations, ni les frictions mercurielles, ni les purgations qui n'avaient pu passer, ni le vin de champagne, l'eau de seltz, la glace, la potion de Rivière, les opiacés, les piqûres de morphine, les lavements calmants n'avaient amené de détente.

Je fis constater à mon honorable confrère et à la sage-femme qui nous assistait que *l'utérus était développé comme à six mois de grossesse*, le col béant, mollasse, et une leucorrhée abondante. — La possibilité de la grossesse fut écartée, mais après cet examen profond, la consultation souleva l'éventualité d'un corps fibreux, d'un polype ou d'un cancer aigu en évolution??? Devant tous ces points d'interrogation, ces incertitudes croissantes, la famille prit une résolution et m'imposa absolument l'ancienne confiance, me pressant de faire librement tout ce que je pourrais, quoi qu'il arrive !

Dès lors je me conduisis comme s'il n'y avait pas encore de dégénérescence, comme si tous ces engorgements étaient solubles? — Les vomissements ne pouvant être arrêtés, et le sujet ayant de l'étoffe, je pensai à les faciliter suivant l'aphorisme d'Hippocrate, la boussole ancienne, *vomitus vomitu curatur*. Toutefois je n'osai pas aborder l'émétique violent, réputé incendiaire. Je me rendis timidement à son succédané, son diminutif, le Kermès. Et le *Regulus*, le petit roi des remèdes opéra très bien. Il détermina des vomissements productifs, de bile, de glaires et des selles séro-stercorales. Dès le premier jour il y eut quelques instants de détente — le deuxième et le troisième jour, mêmes effets : tolérance de boissons, des bouillons même et quelques heures de sommeil spontané, sans narcotiques. — La trouée étant faite, les purgatifs possibles, les voies digestives praticables, il n'y avait plus qu'à instituer et à diriger un système d'évacuation, sans irritation, sans inflammation de l'intestin, et sans épuisement, en remplaçant un peu chaque jour au fur et à mesure que je démolissais davantage. — Je purgeai ainsi pendant cinq semaines, tous les jours, tous les deux ou trois jours, les matins, tandis que dans la journée je nourrissais légèrement : et un mieux croissant se manifestait.

Mais !

Mais ce qu'aucun médecin actuel n'aurait fait, ce que je n'aurais pas fait moi-même, tout *grand saigneur* que je suis, la nature, *natura medicatrix*, l'exécuta. Au bout de cinq semaines de traitement, nos règles apparurent, et abondantes ; c'était une bonne annonce. — Quinze jours plus tard il s'établit une épistaxis utérine, un écoulement de sang pendant six jours. Et au bout d'autres quinze jours, vers l'époque du mois, une *hémorrhagie torrentielle*, à arrêts et à exacerbations, pendant douze jours. — Cette saignée locale, à blanc, décida la fonte de l'utérus et des engorgements du foie, de la rate, des poumons, de l'hypertrophie générale du corps. — Nous eûmes une période d'affaiblissement à traverser, mais dès cette saignée, nous entrâmes dans la véritable convalescence.

Je ne parle pas des remèdes accessoires, de remplissage, de tactique, que le médecin le moins charlatan est obligé d'employer simultanément, pour faire quelque chose : de la saponaire, du bicarbonate de soude, de la solution d'iodure de potassium, de l'ergotine, du quinquina, du perchlorure de fer, etc., etc. Tous ces moyens dans mon appréciation ont été très secondaires. — L'efficacité de la cure ici a roulé sur cet axe, sur ces deux points cardinaux : *la purgation soutenue et la saignée, l'hémorrhagie utérine et naturelle.*

Deux mois après, Madame vaquait à ses occupations, sortait un peu. Deux mois plus tard, août et septembre, elle allait bien !

Au mois de janvier 1889, elle vint me voir, avec sa taille élégante, souple, amincie, en retour de beauté, et pour me remercier elle m'offrait un billet de 500 francs ! *honorarium* honorable, suffisant dans une petite ville, dans une position modeste, et doublé par la bonne grâce, la reconnaissance et la satisfaction intérieure d'un service rendu.

FIÈVRES DE LAIT. — FIÈVRES PUERPÉRALES. LE LAIT.

> Ambroisie et poison, doux miel, liqueur amère
> Fait pour nourrir l'enfant ou pour tuer la mère,
> Hugo.

Il n'y a plus guère que les vieilles femmes et les poètes qui croient au lait dans les maladies

suites de couches. Plus de fièvres, de dépôts, d'abcès de lait, de lait répandu dans le sang, dans
le corps : nous avons changé tout cela. — En effet la fièvre de lait est ordinairement si légère,
si imperceptible qu'on pourrait jusqu'à un certain
point la supprimer : quelques picotements aux
mamelons, une fluxion, du gonflement, du malaise
dans les seins et jusqu'aux aisselles ; des frissons
très doux, un peu de chaleur à la peau, de rougeur aux joues, d'accélération du pouls ; c'est ce
que les anciens appelaient la fièvre de lait, parce
que chez quelques accouchées exceptionnelles, ces
symptômes, ces petits efforts étaient plus accusés
et accompagnés d'une véritable fièvre. La montée du lait est une fonction si naturelle, si commune, qu'il devait en être ainsi. Mais les fonctions
les plus normales se dérangent, le lait ne monte
pas, ne se forme pas, n'est pas entraîné, tété comme
il devrait l'être, si la mère ne nourrit pas, il ne se
laisse pas détourner, tarir, il ne s'en va pas à
souhaits. Alors l'état physiologique cesse et la
maladie commence. Quelquefois c'est du lait fait,
qui s'amasse dans les seins, qui est résorbé. D'autres fois c'est simplement du lactogène, c'est-à-

dire du suc qui était prêt à se lactifier, à être transformé en lait par le filtrage et l'opération de la glande mammaire qui reste dans l'économie. C'est ce qui arrive le plus souvent dans les maladies puerpérales : c'est moins du lait fait que sur le point d'être fait, que des sucs laiteux qui envahissent, inondent le corps, qui entrent en congestion, en fermentation, bientôt en putridités qui constituent les fièvres suites de couches.

Quelle considération merveilleuse que ce mouvement du sang qui, il y a 36 ou 48 heures, se portait encore à flots vers l'utérus pour l'entretien, pour la construction de l'œuf et la nutrition du fœtus à l'intérieur, et qui après s'être déchargé de son excédent dans la perte de l'accouchement, va se transporter aux seins, s'y dérougir, se changer en lait blanc pour nourrir l'enfant à l'extérieur ! Lorsqu'on réfléchit que la femme enceinte s'était hypertrophiée de partout, était devenue monstrueuse, un réservoir, une éponge de sang, de lymphe, de mucus, de limon, une cuve pleine de moût, on n'est pas surpris de la quantité de *lactose* dont elle est surchargée et de la prise qu'elle offre à la décomposition, à la septicémie, à l'empoisonnement par son lait, son ambroisie, son doux miel, comme l'appelle le poète, arrêtés, fermentés, tranchés.

I

Pauvre femme! son lait à sa tête est monté,
Et, dans les froids salons le monde a répété,
Hier qu'elle était folle, aujourd'hui qu'elle est morte.
HUGO.

1888, Mme X... 32 ans, enceinte de 7 mois et 4 enfants, en perd *deux* la même semaine, de la rougeole!! — On lui impose des consolations forcées, on lui répète qu'il en est ainsi dans la vie, que tout vient, que tout passe, qu'il faut qu'elle surmonte ce chagrin, qu'elle se ménage, qu'elle se sauve pour sa famille..... Elle se contient, elle se plaint peu, elle ne pleure pas. — Elle atteint le terme de sa grossesse, s'accouche heureusement et, comme elle a fait pour les quatre autres, elle nourrit encore cet enfant, jusqu'à 7 mois, jusqu'aux grandes chaleurs du mois d'août. On la trouve fatiguée, l'enfant boit bien, commence à manger, on la fait sévrer. — Dès lors l'état nerveux se déchaîne : elle ne dort plus, ne se nourrit pas, a des vomissements in-coërcibles, de la fièvre, de l'agitation, du délire, de l'ataxie, des névralgies, de la névrose. — *Elle n'a pas pleuré, elle chante.* — Son mé-decin, très affectionné et très éclairé, lui prodi-gue les toniques, la quinine, la morphine, l'an-tipyrine, les calmants les plus actifs, les bois-sons froides, les aliments froids, tout cela sans détente.

Je suis appelé en consultation le 3 septembre: je mets tout sur le compte du lait, du chagrin sec, concentré, d'une émotion profondément perturbatrice. Je conseille des purgatifs minora-tifs, des dérivatifs, une alimentation aux caprices, à la tolérance de l'estomac, et le plus tôt possible de se lever, de marcher, de se distraire physi-quement et moralement.

Le 17 septembre, nouvelle consultation à plu-sieurs médecins. — Le lait est mis hors de cause en raison de la ténacité des troubles nerveux, des vomissements, du vertige épileptiforme, du délire, d'un degré de folie, et on parle plus scientifiquement de lésion organique du cerveau, de tumeur, de glande, bien qu'il n'y ait pas eu de paralysie.

Notre visite, en raison du départ du chemin de fer, se prolonge de quelques heures, et Madame est reprise en notre présence de sa crise : elle *chante* à pleine voix, comme si nous n'y étions pas ; elle a des congestions visibles, des rougeurs, des chaleurs, des montées du sang à la tête, dans les joues, dans les yeux. — A la fin de la crise j'examine les seins, je les presse et il sort des gouttes de lait encore stagnant dans les glandes mammaires.

Alors j'accentue davantage mon opinion : dériver le sang du cerveau et pour cela quelques sangsues aux pieds, à renouveler deux et trois fois, de mois en mois, jusqu'au retour des règles ; tarir la sécrétion lactée, purgatifs légers et emménagogues, calmants et bon régime alimentair et hygiénique de l'esprit et du corps, et gagner du temps ?

Quelques semaines après, le 25 octobre, le père m'écrivait : « Je suis heureux de pouvoir vous dire, qu'aussitôt les sangsues appliquées, la tête a été dégagée d'un poids énorme qu'elle avait sur le sommet. La nuit suivante a été bonne, les crises sont complétement passées, l'appétit va très bien, elle commence à se promener, et reste une bonne partie de la journée levée. » — Quelques jours après, la sœur de M. le curé venait me dire que j'avais opéré un miracle avec mes sangsues : « Madame se lève, fait sa toilette, va à l'église, rend ses visites ».

Malgré ce retour plein de promesses, cette charmante, cette précieuse jeune femme succombait à une crise, le 20 décembre.

Dans ce fait palpitant, était-ce une tumeur cérébrale, une glande, une hydatide, un cysticerque, un ecchinocoque? tels qu'en rapportent des cas, après autopsies, M. Lancereaux, mon ami Aran, mon camarade Bouchut, MM. Nivet, Bonhomme, Davaine, Clémenceaux, Kohler, Donty, Harrington, Bollinger, Hirt de Breslau, Kuchenmeister, Von Berreden et autres auteurs?......... donnant lieu à des troubles nerveux, indéfinissables et incurables, qui tuent subitement ou par épuisement nerveux?

Ou bien était-ce une commotion nerveuse, le coup au cœur d'une mère de ses deux enfants morts en deux jours ; d'un chagrin sec, concentré, comprimé, sans larmes, avec des congestions, des ondées cérébrales visibles, continues ou répétées, — Et un lait arrêté et devenu poison?

Le lecteur choisira entre ces deux opinions, l'une peut-être trop sentimentale et poëtique ; — l'autre plus savante, plus énigmatique, étagée sur des faits exceptionnels que les seules autopsies révèlent ?

Mais avant de vous décider, lisez cette deuxième observation qui est bien, elle, toute de lait, de sang et de fluide nerveux.

II.

Dans le même temps, 3 octobre 1888, la femme Gaby, de l'assistance municipale, 19 ans, nourrice de son enfant, au dixième mois, se prend d'une querelle violente avec une de ses voisines, qui l'outrage à fond et va jusqu'à la frapper. — Dès le lendemain elle perd son lait, et quatre jours après elle était en pleine fièvre cérébrale. Délire, loquacité, agitation, tout le sang à la tête, saignements de nez, chaleur à la peau, pouls fréquent et fort, vomissements, frissons, refus des boissons, hydrophobie. — J'essaye bien de rappeler le lait, mais il ne revient pas, je le détourne par des purgatifs, mais il ne s'en va pas. J'ai ordonné des sangsues, deux vésicatoires aux jambes, j'ai invoqué les calmants les plus actifs... La révolution a été telle, le trouble si furieux, si profond dans les entrailles qu'aucun moyen n'a réussi ; et cette jeune femme a succombé le huitième jour.

N'est-ce pas là *la pauvre femme*, de Hugo, *dont le lait à sa tête est monté, hier folle, aujourd'hui morte !* — Eh ! là on ne peut pas supposer le développement, en huit jours, d'une tumeur cérébrale ?

Janvier 1890. — La femme Petit, 22 ans, primipare, est accouchée depuis dix jours, et la montée du lait ne s'est pas effectuée. — Elle ne dort pas, ne se remet pas, a de la fièvre, du délire nocturne, cause, parle sans cesse et sans raison, à tel point que sa mère craint qu'elle ne devienne folle ! à chacune de mes visites elle me répète que son accoucheuse lui a dit (pour la consoler sans doute) que le lait mettait quelquefois six semaines et deux mois à venir, et qu'elle a encore cinquante jours devant elle. — Je lui prescris des potions calmantes, des boissons polygalées pour pousser au lait, sans résultat! — Alors je conseille d'en faire le sacrifice, et de le faire partir par des purgatifs et des diurétiques : soit comme principal moyen, un gramme de scille de calomel et de scamonée, mêlés et divisés en quatre paquets. — Les parents hésitent; cependant après une nuit plus orageuse ils se décident; et au lieu de donner le remède en quatre jours ils le font prendre en quatre quarts d'heure! Il produit une super-purgation. Mais après ces évacuations excessives, peut-être concurremment avec les doses d'opium, de quinine, de musc, accumulées, la malade tombe dans l'abattement et un profond sommeil. — Ce *Raptus* semble avoir entraîné les éléments laiteux qui infestaient son corps et désempoisonné son cerveau!!!

Son enfant insuffisamment nourri, à l'eau sucrée, au lait à la cuillère, par quelques tétées d'emprunt, des nourrices voisines, meurt d'atrepsie au quatorzième jour. — Mais, elle, se sauve et se rétablit parfaitement.

FIÈVRES PUERPÉRALES.

Madame de *** s'accouche assez heureusement. Toutefois la montée du lait se fait lentement et peu abondante. Ne devant pas nourrir, on la purge, peut-être trop tôt. Soit à cause de sa purgation prématurée, soit spontanément, *son lait est dérangé*, suivant le langage des femmes du peuple. — Elle éprouve du malaise, des frissons, de la fièvre, son ventre se gonfle, devient douloureux, son sommeil est troublé, elle a des paroles égarées, pas de lochies suffisantes, pas de suintements par les mamelons, sa figure est décomposée : elle était en pleine fièvre puerpérale et la famille très inquiète. — C'était ma cliente d'enfance, mais elle était passée aussi, c'est très commun, *in partibus infidelium.* — Pourtant dans cet état de dangers on me revient. Le confrère qui m'avait remplacé n'était pas seulement l'honorable confrère selon la formule consacrée, mais un homme d'honneur et il me dit : la fille de notre ami commun est en péril, faisons tout ce que nous pourrons pour la sauver. Vous vous êtes occupé plus que moi d'accouchements, qu'est-ce que vous me proposez?

1° De pousser au lait, à sa montée dans les seins, à sa sécrétion, s'il est possible, à la séparation du lactogène par les glandes mammaires — ou bien à son élimination par toutes les voies substitutives, la peau, les reins, les intestins ; — et calmer le système nerveux, modérer les troubles des viscères dans cette effervescence, ce bouillonnement, ce débordement des sucs, laiteux dont le corps est inondé?

« Eh ! bien, soit, formulons » — Lit suffisamment chaud, boissons sudorifiques, mélisse, bourrache, tilleul, potion diaphorétique et calmante, julep 150 grammes, acétate d'ammoniaque 5 grammes, alcoolat de mélisse 8 grammes, laudanum 30 gouttes; une cuillerée à bouche, toutes les deux heures. — Et par la grande voie des intestins, la plus active, qui entraînera le plus de lait et de lactogène, des purgations soutenues. Vous avez donné l'huile de Ricin, la limonade au citrate de magnésie, nous continuerons par ma poudre tempérante et dérivatrice : scille, calomel, scamonée, de chaque un gramme, divisé en six paquets, deux par jour, un à 6 heures, l'autre à midi, — et le soir tisane et potion calmante.

Les pores se sont ouverts sous cette médication, nous avons eu des sueurs, des urines, et surtout des selles séro-bilieuses très-abondantes et fétides. — Trois jours après Madame avait du mieux.

Mais le danger était si grand, la position si importante qu'on était allé à Paris chercher une célébrité, un professeur autorisé. Il ne put venir que deux jours plus tard, après le combat, après le coup du traitement qui avait commencé l'amélioration. Il fut très honnête, très courtois, très convenable. Il vérifia à fond l'état de l'utérus, des ovaires, des ligaments larges ? Il ne trouva pas d'engorgement, pas de phlegmon, pas d'abcès. — Puisque les évacuants ont amené cette détente, il faut les continuer en diminuant. La cessation de l'état puerpéral se fera peut-être attendre, la convalescence pourra être longue, mais Madame est dans de bonnes conditions, donc espérance !

Et en effet elle se rétablit graduellement.

V.

Il y a des mères qui meurent en donnant le jour à leur enfant.

C'est triste à constater, c'est le résultat cruel d'une longue expérience, mais il y a réellement des jeunes femmes dans les meilleures conditions de constitution, d'hygiène, d'aisances, de fortune, de soins normalement dirigés qui hélas ! succombent au milieu des regrets, des larmes, des émotions les plus lamentables.

La marquise de *** a fait sa première couche à son château, sous la surveillance d'une sage-femme, suivant l'usage du pays. Mais elle a souffert, elle et son mari ont eu peur, cette fois ils tiennent à l'assistance d'un médecin accoucheur et leur choix tombe sur moi. J'entre en rapport avec ce jeune ménage ; Madame est très distinguée, petite, mignonne, de bonne santé, de bonne constitution, bien que délicate. Je crois pouvoir les rassurer, leur donner les meilleures espérances, et nous ne commettons aucune imprudence. — Le moment de la couche est venu, et malgré une

grande force d'esprit et de caractère, Madame crie
et souffre beaucoup, plus encore que la première
fois. Ses grands parents, qui ont de l'expérience,
n'ont jamais entendu crier ni vu souffrir autant.
— Cependant le dénouement est bon ; enfant vivant, sans disgrâce aucune, et survivant encore.

Notre traitement est la surveillance classique,
l'expectation des fonctions physiologiques d'a-
lors. — Mais, après la délivrance, les douleurs
reviennent et continuent et la montée du lait ne
les fait pas disparaître, ni les calmants locaux et
généraux. Sur la demande même des grands parents, nous appliquons des sangsues au bas ventre, nous entreprenons d'ouvrir un cours substi-
tutif au lait, de dériver sur l'intestin et de purger.
Mais le ventre se prend, se gonfle, est le siége de
douleurs atroces au milieu desquelles Madame
succombe avec toute sa connaissance, pleine de
résignation, adressant ses adieux, léguant un mot
grâcieux à chacun de nous, tenant sa main dans
la mienne, m'obligeant à boire mes larmes que
je ne pouvais essuyer, et avec une religion admirable se faisant lire et répétant les litanies de
la bonne mort !!

La perte de cette dame m'a été extrêmement sensible, m'a porté un coup en haut lieu, dans la clientèle implacable où il faudrait toujours réussir et a peut-être causé la mort d'une autre dame dans le même monde.

Et mors flebilior veniens in corpore pulchro.
La mort plus lamentable en un corps jeune et beau.

Grande famille, grande fortune, grande beauté. — La baronne de***, déjà mère de trois petits enfants, redevient enceinte et en éprouve une souveraine contrariété. Nouvellement établie dans notre ville, elle est dirigée par des dames qui lui font prendre un médecin quelconque, quitte à mander une célébrité de Paris en cas de complication.

Le travail de l'accouchement est lent ; bien que ce soit la tête qui se présente, le médecin fait la version et a la chance d'amener ce 4me enfant vivant. — Mais la suite de couche n'est pas bonne. Sous l'influence des nouvelles leçons, des articles de journaux qui nient la fièvre de

lait et font table rase des précautions routiniè-
res, d'ailleurs, Madame ne devant pas nourrir,
il intervient encore et purge dès le 3e jour. — Il
survient des vomissements? il donne de l'eau de
seltz, des boissons, des bouillons froids ; — la
fièvre s'allume? de la quinine ; — le ventre se gonfle, devient chaud, douloureux ? cataplasmes
froids, frictions mercurielles....

Dans ces conditions on mande le célèbre professeur d'accouchement Depaul, qui, ne pouvant
venir, envoie un agrégé à sa place. Ce jeune
agrégé, imbu des idées nouvelles, approuve le
traitement commencé ; traitement réfrigérant en
expérimentation plutôt qu'adopté en pratique,
et sur cette femme distinguée, comme sur une
pauvresse d'hôpital, il le porte au grand complet.
*Glace sur la tête, sur le ventre, lavements
glacés, injections froides et phéniquées dans
l'utérus.....* Et il part après cette consultation.

Cette pauvre exilée, se sentant mal entourée,
mal appuyée, s'était rendue à son médecin d'enfance qui était accouru avec un dévouement des
plus sensibles et qui lui consacrait une semaine
entière ! Ce brave confrère me fit l'honneur de

venir me voir et il me dit franchement qu'il n'était ici que par amitié, qu'il était retiré de la pratique, que d'ailleurs il ne s'était pas beaucoup adonné aux accouchements ; qu'il avait entendu parler de moi, qu'il avait lu mes ouvrages et qu'il avait obtenu de la famille qu'on m'appelât en consultation.

J'entre dans une grande et belle chambre où je vois toujours, sur un lit de milieu, à peine couverte, cette femme magnifique : la figure rouge, enfiévrée, proférant des paroles de raison et de surexcitation, une vessie de glace sur la tête, une autre semblable beaucoup plus large sur le ventre, et ce ventre saillant, gros comme un tonneau ; un pouls détestable ; je savais les boissons, les lavements, les injections à la glace et le reste.......

Nous passons rapidement dans un cabinet et j'avoue sur le champ à mes honorables confrères que je ne suis pas pour ce traitement nouveau réfrigérant. — Nous rentrons et la malade demande : eh bien ! que va-t-on me faire ? Supprimer la glace, qui a produit son effet. Ah ! tant mieux, j'en souffre tant. — Boire du thé avec un peu d'eau-de-vie, puis de la mélisse, du tilleul, —

pour faciliter la réaction, une couverture de laine, des linges chauds sur le ventre ; — et une potion sudorifique et calmante.

Le lendemain, dans la nuit, cette épouse, cette fille adorée, cette mère de quatre enfants n'était plus.

Dans l'observation précédente, la nouvelle accouchée a succombé, il est vrai, au milieu des précautions classiques, des grand'mères, des femmes du peuple, des familles : elle semblait avoir passé dans son enfant, comme ces êtres qui meurent en donnant le jour. — Ici le traitement réfrigérant, extincteur de toute inflammation, perturbateur des fonctions naturelles après l'accouchement, n'a-t-il pas concouru à la mort ?

VII.

Le comte de "" a perdu sa première femme d'une fièvre puerpérale érysipélateuse. Il s'est remarié, sa femme vient de s'accoucher et elle a une fièvre identique, avec érysipèle envahissant, migrateur, du tronc, de l'abdomen et des membres. La mère de Madame me fait appeler et j'ai le bonheur de me rencontrer avec un très aimable et bon confrère, qui a quelque considération pour moi. — Je lui dis : fièvre suite de couche, érysipélateuse, péritonéale, phlegmoneuse, méningitique, typhoïque, putride et autres, c'est la *forme*, le *fond*, c'est la fièvre puerpérale où le lait, le lactogène, les sucs laiteux jouent les plus grands rôles. — Laissez-moi vous en débarrasser ; puisqu'ils ne peuvent pas s'en aller d'eux-mêmes par les seins, dans l'état le plus naturel, chassons-les par les voies substitutrices, les sueurs, les urines, les selles. — Donc potions diaphorétiques et calmantes, boissons sudorifiques ; — et la fièvre étant allumée, la sécrétion lactée, arrêtée ; attraction, élimination évacuation du ferment, des molécules laiteuses, des mucilages lactogènes par les intestins, le grand émonctoire, le grand égouttoir des humeurs viciées et compromettantes.

Ces voies se sont ouvertes, la fièvre de lait, le lait en préparation ou en décomposition ont passé par là ; la femme impure, surchargée de lymphe, de limon, de gelée fœtale, s'est purgée, purifiée par ces ruisseaux, ces rigoles, ces canaux, ces

canalicules, ces échappements..... La deuxième
épouse du comte de *** a été sauvée.

1888. — Je reçois cette dépêche : Venez, je vous
prie, premier train, voiture en gare, métro-péritonite. — Je tombe sur deux confrères très ai-
mables et sur deux très jeunes sages-femmes de
la maternité de Paris, tous les quatre de la nouvelle école. Ils m'exposent que leur intéressante malade a vingt ans, qu'elle est fille unique,
primipare, qu'elle s'est accouchée assez bien,
mais qu'au troisième jour elle a été prise de
fièvre intense avec hyperthermie à 40, 42 degrés,
que le cerveau a été de suite surexcité, qu'elle a
eu des douleurs dans le bas ventre, du gonflement,
du météorisme et certainement un commencement
ment de métro-péritonite. — Ils ont appliqué
des sangsues à l'hypogastre, fait des frictions
mercurielles, mis des cataplasmes froids, qui se
réchauffaient rapidement, donné des boissons,
des bouillons froids, purgé avec une bouteille
de limonade de Rogé, au citrate de magnésie ;
et pour calmer pratiqué des pipûres de morphine,

et des injections froides phéniquées pour prévenir l'infection purulente.

Je suis conduit par la main dans une chambre où tout était fermé, on m'a donné la consigne de regarder plutôt que de trop examiner et questionner, la malade étant très impressionnable et ne sachant pas que j'avais été appelé ; je suis sensé en passant, chez un de mes confrères. — Elle était couchée sur le dos, la face colorée, le ventre modérément tendu, un peu dépressible, les seins peu gonflés, sans écoulement à la pression ; le pouls à 120, accablée, morphinée, pas de lochies, ou elles sont entraînées dans les irrigations.

Nous passons dans une autre chambre, et le mari nous exprime le désir, la volonté, d'assister à notre consultation ?... Je ne vois pas la métrite ni la péritonite confirmées ; je ne vois encore qu'une fièvre puerpérale, qui pourra y conduire ?... La fièvre de lait n'a pas eu lieu, mon avis serait de la rappeler ou d'y suppléer... fièvre de lait ! c'est une vieille chimère : 90 fois sur 100 il n'y a pas d'hyperthermie pour la montée du lait ; mais quand la thermalité, comme ici, s'élève à 40 et 42 degrés, c'est une inflammation!... Dans tous les cas, il faudrait régulariser la suite de couches, rétablir l'état physiologique?... L'état physiologique, mais c'est de cet état que nous nous sommes préoccupés. La pyrexie étant allumée, nous avons abaissé la caloricité, comme il convient dans les phlegmasies, comme cela se pratique en Allemagne, à Lyon, à Paris. — Nous avons tiré du sang comme vous le faites souvent vous-mêmes. — Nous marchons indubitablement vers une inflammation purulente, il y aura du pus demain ou après-demain dans la matrice ; nous faisons des injections phéniquées, nous en ferons au sublimé corrosif pour empêcher la fermentation du pus et prévenir la septicémie, à la manière des chirurgiens pour assainir la vaste plaie de l'utérus... Nous sommes les élèves du professeur Tarnier : il n'est pas un vieillard, mais c'est un homme très instruit, à la tête d'un grand service, d'une belle clientèle, qui, avec les antiseptiques et les réfrigérants obtient d'incontestables succès à la Maternité de Paris et dans le monde, et nous suivons sa méthode qui est répétée dans tous les échos de la presse.

La discussion *inter antiquos et recentes* s'échauffait, le brave mari nous supplia à plusieurs reprises de vouloir bien nous entendre et réclama un moment pour que je puisse émettre mon avis. — Je vous le dis, messieurs, je vous l'avouerai en toute franchise, vous en prendrez ce que vous admettrez de bon. — Je redoute le froid dans les fièvres suites de couches. Je vous propose une potion ammoniacale et laudanisée, et des boissons sudorifiques ? sinon pour faire venir le lait, au moins pour décentraliser le sang qui devait se changer en lait, le porter du centre à la périphérie du corps, *de centro ad circumferentiam.* — Puisque nous ne pouvons rétablir la sécrétion lactée, qui doit être notre objectif, la transformer, répartir le sang qui stagne dans les parois, dans les sinus, les plexus de l'utérus, l'appeler par des purgations soutenues dans les veines de l'intestin qui en séparera, en filtrera le serum, le lactogène, en diminuera la quantité et le dépurera, le désinfectera par élimination aussi sûrement que par décomposition, neutralisation chimiques sur place. — Les frictions à l'onguent napolitain ne feront qu'ajouter la cachexie mercurielle à la cachexie laiteuse; vous pouvez les supprimer. — Quant aux injections intra-utérines froides, anti-septiques, bonnes dans les grands hôpitaux, les grandes accumulations, elles ne sont pas néces-saires dans nos petites villes, dans nos campa-gnes, ni chez nous, où l'air est très pur et les microbes peu vénimeux. Elles sont, en géné-ral, caustiques, irritantes, contre nature et je ne les admets que dans la suppuration et la fétidité de la cavité de l'utérus. — Donc de la chaleur, des calmants, des purgations bien dirigées, et l'en-semble des précautions classiques envers les nou-velles accouchées, et attendre la fin de l'état puerpéral.

En quittant la maison, tels que les avocats adverses à la sortie du tribunal, nous nous sommes donné une poignée de main et nous sommes allés dîner ensemble, en nous entrete-nant de toutes autres choses.

Quinze jours après, le mari m'annonçait que sa femme était hors de danger. — Quinze mois plus tard, l'aînée des sages-femmes de passage dans notre ville me racontait que la famille avait préféré mon traitement, que c'était elle qui l'avait appliqué, — que Madame est encore enceinte, mais que sa mère l'a emmenée dans son pays pour la faire accoucher et traiter suivant les vieilles coutumes.

1889. — Dans le haut commerce, une demoiselle de trente ans, de beaucoup de mérite, épouse un veuf avec plusieurs enfants. Elle devient enceinte et ses suites de couches ne vont pas bien. Elle tombe dans un affaiblissement paradoxal avec son courage, son activité et sa constitution très empersonnée. On lui donne alors du bon vin de quinquina au malaga et des toniques. Elle étouffe de plus en plus, elle tousse, elle a un point dans la poitrine ; on craint une pleurésie ou un dépôt de lait, on lui pose un vésicatoire. — Je ne sais qui a ordonné tout cela. — Dans cette situation critique, je suis introduit dans cette famille étrangère par une jeune belle-sœur que j'ai traitée heureusement l'année précédente d'une fièvre puerpérale typhoïde, et que je connais bien dès son enfance, elle et les siens.

Du premier coup d'œil je vois une fièvre puerpérale. Je conseille à ma première visite une potion calmante, qui ne calme rien. — Le lendemain je fais remarquer l'oppression, la toux, la respiration râleuse, les étouffements à redoublements, le point de côté persistant, la tuméfaction du ventre, la dureté, la tension de l'épigastre, la fièvre, l'insomnie, les urines très colorées ; le peu de réplétion de ces gros seins, l'absence de suintements laiteux, la rareté des lochies, par lesquelles les femmes du peuple, dans leur langage commun et quelquefois plein de réalité, disent que *s'en va* le lait. — Et je propose un traitement évacuant ; je n'ose prescrire l'émétique, quoiqu'il soit bien dans ma pensée, je donne le kermès. Il produit des évacuations, ἄνω, par en haut et κάτω par en bas. Puis nous suivons la série des purgatifs, manne et séné, huile de ricin, calomel, scamonée et scille, sulfate de magnésie à petites doses, — *pendant vingt-cinq jours* ; avec des temps d'arrêts, et en remplaçant les humeurs évacuées, en nourrissant dans la journée, en calmant le soir, en modérant la fièvre et l'insomnie par les pilules de quinine, extraits d'opium et de digitale, la nuit.

Madame est affaiblie véritablement, pâlie, réduite dans sa pléthore, sa grosse, sa forte constitution. Mais elle se lève, elle monte en convalescence et au bout de trois mois elle reparaît à son poste, à la face de tout le monde, de sa nombreuse clientèle pleine de bons accueils pour elle.

Je n'ai été maintenu dans cette famille que par une infiniment petite, par une très jeune femme qui a toujours répété, M. Dechaux est un bon médecin, laissez-le faire. — Et la vieille mère qui a eu sept enfants pour son compte, qui a vu bien des amies, bien des parentes en couches, me répète, avant de retourner chez elle, qu'elle n'a jamais vu traiter, purger d'une manière aussi obstinée ; que cependant elle avoue que j'ai bien traité sa fille et qu'elle m'offre sa reconnaissance.

Dans la population de mes 5,000 ouvriers que j'ai à soigner, et qui sont très prolifiques, j'ai un courant de fièvres puerpérales qui m'entretient dans l'observation et la pratique de ces maladies dont je viens de rapporter des exemples en haut lieu. Les unes viennent spontanément, fatalement, dans les plus riches situations, sans causes appréciables. J'en ai d'autres par imprudences chez des femmes qui se lèvent trop tôt, du 2ᵉ au 8ᵉ jour, qui fournissent trop vite dans leur ménage, qui vont trop tôt laver leurs langes, porter le déjeuner de leurs hommes aux usines, qui ont manifestement chaud et froid, dont l'état puerpéral, qui dure bien une quarantaine de jours, est troublé. Chez ces femmes qui nourrissent, qui sont par conséquent dans de meilleures conditions physiologiques, je suis très réservé pour mes purgations qui dérangeraient leur lait. Appelé à temps, je les réchauffe, je les soumets au repos, au lit, aux sudorifiques, à des potions diaphorétiques et calmantes; et souvent ces moyens simples me suffisent. Cependant lorsqu'elles sont plus gravement atteintes, je les traite en conséquence, suivant l'intensité et les complications de la maladie. Lorsqu'elles sont prises par exemple du rhumatisme des nourrices ou de pneumonie, de fièvres quelconques, je suis bien obligé d'intervenir plus activement et de les purger. Les unes perdent leur lait et alors j'achève de les tarir, les autres le conservent quand même. — Parmi ces femmes nouvelles accouchées ou nourrices, j'en ai un groupe notable qui sont insuffisantes, faibles, pauvres, mal nourries, qui tombent dans la fatigue, l'épuisement, l'amaigrissement, l'atrophie? celles-là je les soutiens, je les corrobore le plus possible : je leur donne des tisanes amères, du houblon, du sirop, du vin de quinquina, des ferrugineux, du sirop d'iodure de fer, du sirop d'écorces d'oranges renforcé d'excellent élixir de garus, et le soir une pilule de quinine et d'opium. Je les pousse à la soupe, à l'alimentation et au repos, à l'atténuation de leur travail, de leurs corvées; je réclame vivement l'assistance de la mère, de la grand-mère, des sœurs, des parents, des femmes de journée; et je les fais sevrer plus tôt, de 8 à 10 mois, en accoutumant de bonne heure les nourrissons à manger. — Mais dans toutes ces affections des nouvelles accouchées et des nourrices, je me préoccupe beaucoup du *lait*, — tel que le Maître-Poëte, Hugo dont les mânes pourront tressaillir de s'entrevoir cité par un médecin scientifiquement.

CANCER.

La purgation est le dissolvant du corps : Elle va jusqu'à entraîner, *quelquefois*, l'incurable cancer.

Une brave fille du vieux Montluçon, qui n'avait pas voulu se marier, positivement par dévouement, pour soutenir son père et sa mère âgés et infirmes, mademoiselle Mousson, puisqu'il faut pour l'authenticité la nommer par son nom, — vint à mon retour de l'école de Paris me confesser qu'elle avait une tumeur du sein. — Elle avait 48 ans, ses règles variaient, je pensai aussitôt que c'était un dépôt, une dégénérescence de son sang, qui à son âge critique voulait la quitter. — Pendant deux et trois ans, suivant la persistance, la poussée de ses engorgements durs, bosselés, glandés sous l'aisselle, de squirrhe en évolution, je la soumis à des purgatifs répétés, à des emménagogues, à quelques sangsues aux pieds, pour appeler et dériver vers ses évacuations ou ses congestions menstruelles; traitement suspendu et repris longtemps; — et j'ai eu le bonheur de la guérir.— En témoignage de reconnaissance elle m'a donné, de sa main, six jolies chaises de tapisserie. Fille d'un ancien militaire et militante elle-même, allant partout, courant partout, elle m'a défendu énergiquement dans les critiques, les insuccès auxquels l'homme le plus favorisé ne peut se soustraire. Pendant 45 ans, jusqu'à 84 ans, alors qu'elle était tombée sous l'assistance des sociétés de secours, elle répétait ce refrain : Laissez-moi donc tranquille, je dois mon salut à M. Dechaux, il est d'une famile d'honnêtes gens, de médecins instruits ; mais quel que soit son savoir, il ne peut pas sauver tout le monde, empêcher de mourir.

Une excellente religieuse, très expérimentée, pharmacienne de l'établissement, connue des médecins et des grands personnages qui venaient aux eaux de Néris, — eut à 50 ans un commencement de squirrhe du sein : tumeur dure, bosselée, mamelon rentré, glandes sous le bras et douleurs lancinantes. — Je la soumis pendant longtemps à des traitements fondants : sirops iodurés, sachets, plastrons d'éponge calcinée, chaux, sel ammoniac, camphre dans des piqûres de ouate et de soie ; — dérivatifs continués sur le canal intestinal ; — emménagogues, scille, sabine, rue, aloès, scamonée, administrés avec prudence, cessés et repris longtemps.

— La fonte de l'engorgement, de la tumeur des seins s'est effectuée !— Mais le cancer incurable, général, constitutionnel, s'est porté dans l'utérus, avec hémorrhagies, tumeur du ventre, écoulement ichoreux, douleurs consomptives, et cette fois il a fallu en mourir.

Nonobstant par ce traitement le cancer avait été touché, déplacé, des seins à la matrice.

1887, 1888, 1889.—Mme D. V., 49 ans, grande, forte, bien constituée, mère de trois beaux enfants mariés eux-mêmes,— sans que ses règles soient arrêtées, est prise d'engorgement, de tumeur d'un sein. — Des médecins lui conseillent, la pressent de se faire faire l'amputation. Elle m'est adressée, comme chirurgien conservateur. Je la dissuade en effet et je lui trace mon traitement qui ne réussit pas tout de suite.

L'engorgement squirrheux s'étend à l'autre sein. Elle retourne à ses premiers médecins qui la menacent, si elle ne se fait pas *enlever les deux seins*, et dans le plus court délai. — Elle revient chez moi sur l'insistance d'un bon curé, son oncle. Je discute, je la raisonne, je lui explique que ses squirrhes sont récents et encore solubles, et qu'il lui faudra des mois, peut-être des années pour arriver à ce but, et lui conserver et ses seins et peut-être la vie ? — Elle revient me consulter et se faire vérifier tous les deux ou trois mois. J'apprends sa fille à la tâter, à la mesurer, à constater la mollesse, la souplesse des tissus, la diminution du volume des tumeurs. Malgré une certaine répugnance, la faiblesse qui en résulte, elle se remet à ses traitements, à ses purgatifs, à ses emménagogues, continués, suspendus et repris. — Et elle en est récompensée par la fonte complète, que j'ai constatée le 28 juin 1889 et mars 1891.

Les familles D. et V. me témoignent une grande considération devant cette guérison qu'elles admirent autant qu'elles en sont heureuses.

ASPHYXIE.

I.

Au mois de septembre 1890, rue Mondétour, trois ouvriers jeunes sont très fortement asphyxiés et empoisonnés par une fuite de gaz d'éclairage qui s'était échappé dans leur chambre. Deux sont de ma Glacerie, un de l'usine à fers de Saint-Jacques. Leur maîtresse de pension ne les voyant pas descendre comme de coutume, monte et les voit tous les trois étendus sans parole, sans mouvements, sans connaissance. Elle crie, tout le quartier est en émoi, la police accourt et nous nous trouvons là quatre médecins ? Torpeur complète, suppression de toutes les facultés, pas de déglutition. Nous sommes réduits à l'aération, la ventilation, aux frictions et à l'expectation. Cependant un Ingénieur de Saint-

Jacques nous envoie un appareil à produire l'oxygène en assez grande quantité. On en fait dégager dans la chambre, dans les lits, autour des asphyxiés, à l'aide de tubes de caoutchouc, on leur en fait même respirer en introduisant les tubes conducteurs dans leurs narines et ils les tolèrent, tant ils sont insensibilisés. Dès qu'ils sortent de leur léthargie et qu'ils commencent à déglutir, je propose à mes confrères le traitement que je suis dans nos accidents de notre fabrique des produits chimiques : potion cordiale et ammoniacale, boissons stimulantes, thé, un peu de rhum et de l'eau, des boissons tenant en suspension de la magnésie calcinée, absorbante. Puis au bout d'un à trois jours de cette torpeur prolongée nous les purgeons ?...

... Leurs matières noircies et leurs vents présentent ce phénomène qu'ils sentent le gaz qu'ils ont respirés, dont ils sont pénétrés de partout ?...

II.

L'année précédente, le 4 janvier, un de nos ouvriers de la Glacerie était descendu dans l'immense tonneau en fer (à large couvercle pour laisser passer un homme) qui sert à l'approvisionnement de l'acide nitrique nécessaire à notre fabrique de produits chimiques (acide sulfurique, phosphates, nitrates, etc.) — Il grattait avec une raclette, un ciseau et un marteau le tartre qui s'était attaché aux parois de ce foudre. Le tartre était imprégné de gaz nitreux et les poussières qu'il soulevait étaient nitreuses aussi. Ces poussières et ces gaz cautérisèrent les voies aériennes de cet ouvrier, nez, bouche, pharynx jusqu'aux bronches. Après les heures d'asphyxies, il se déclara une pneumonie par caustication, par brûlure et qui amenèrent des crachats membraneux et sanglants. Nous fûmes dans le cas de le saigner, de le faire vomir ; de lui donner des potions diapharétiques, des tisanes pectorales et tenant en suspension de la magnésie calcinée et absorbante des acides, ici très positifs ; de le purger et d'attendre l'évolution de cette inflammation et de ces brûlures intérieures. — Cet ouvrier se sauva, comme les trois autres de ci-dessus ; — mais présenta encore plus accusé le phénomène des vents et des matières sentant manifeste-

ment, au milieu de nombreux témoins, l'odeur
des poussières et des gaz nitreux ? ? ?

III.

Les internes des hôpitaux qui font de longues
autopsies, de la cavité abdominale principalement ; les étudiants, qui dissèquent des heures
dans les pavillons d'anatomie, rendent, c'est
archi-connu, des vents qui sentent le cadavre ? ? ?

Donc la nature tend à nous débarrasser par les
intestins des gaz qui nous ont pénétrés, comme
de toutes les substances nocives liquides, solides, alimentaires que nous avons ingérées ; comme des immondices, des détritus de nos digestions, des décompositions de notre corps, des
molécules vieillies, altérées, putrides qui se sont
développées, accumulées en dedans de nous.

Donc, ce n'est pas par une métaphore hyper-
bolique, par poésie comparée, mais par observation réelle, scientifique, que j'ai dénommé,
considéré notre intestin comme l'émonctoire, le
dépurateur, le grand égout, le grand collecteur
par lequel nous éliminons et chassons au dehors

les matières impures, vénéneuses, septiques, corrompues qui ont envahi notre économie.

LES AIRS, LES EAUX, LES ALIMENTS.

Les gaz aboutissant à l'intestin nous font penser à l'air, l'air à l'eau, l'eau aux aliments, et nous donnent la tentation d'intercaler ici un chapitre à leur propos.

Les Airs, les Eaux, les Aliments, dont nous vivons en définitive, sont tellement attaqués, discrédités, tenus en défiance par les gens qui à présent lisent et racontent, que je suis piqué de cette injustice, de cette ingratitude et des exagérations actuelles à leur sujet ; et je voudrais dire quelques mots de circonstances atténuantes en leur faveur ? Mais comment plaider un procès si ardu, préjugé, condamné d'avance, sans un laboratoire et les victimes qu'il comporte, très humble praticien, simple observateur de la nature ? — *Mens agitat mihi,* — (Virgile).

LES AIRS.

Je dis les airs parcequ'ils varient par million-
nièmes de fois, par jour, par heure, par minute,
par abri, par coin et recoin. Les grandes divisions sont les lieues, les expositions, les levers,
les couchers du soleil, l'équateur, le zénith et le
nadir avec leurs subdivisions à l'infini. L'air varie des régions polaires aux tropicales, de la
terre à la mer, de la vallée à la montagne, des
glaciers aux sables brûlants des déserts, aux
pierres réverbérantes ; des forêts aux prairies,
aux plaines humides, marécageuses, des bords
des ruisseaux aux rivages des fleuves débor-
dants et infectants. Il est modifié suivant le jour
ou la nuit, suivant les insolations, les frimats,
les changements de temps, les vents, les tempêtes, les météores.

Et cependant il est toujours et partout identique, *unus et idem*, des altitudes aux excavations, aux mines les plus profondes, des espaces
aux replis, aux réduits les plus cachés ; de la
campagne à la ville, des places aux rues, aux
ruelles, aux passages, aux impasses les plus fer-

més; d'une chambre au nord ou au midi, d'une maison particulière à une maison collective, collège, caserne, hôpital, etc.

C'est constamment le même composé, *78 parties d'azote, 21 d'oxygène, une partie d'acide carbonique!* qu'il soit rapporté des hauteurs, des 16 lieues de l'atmosphère, ou remonté des puits, des souterrains, des bastilles les plus obscures. À peine a-t-il perdu quelques-uns de ses éléments, qu'il les récupère? par leur fluidité, leur fusion, leur solidarité entre eux, leur affinité dosée, voulue? Et c'est ainsi qu'il reste perspirable, *l'Air Vital.*

Mais s'il est le même toujours par sa composition intrinsèque, constitutive, il est étrangement troublé, adultéré par une foule de mélanges qui s'interposent à ses molécules invisibles. Toutes les émanations de la terre et des êtres terrestres s'y versent par milliards de points : Respiration des végétaux qui renouvellent la provision d'oxygène, respiration des animaux qui absorbent sans cesse une partie de ce gaz vivifiant, indispensable et qui, par un échange admirable, bien équilibré rendent aux plantes en acide carbonique le carbone qu'ils se sont assimilé et qui est nécessaire à celles-ci.

Les secrétions universelles de toutes sortes, les débris, les molécules septiques, fermentescibles, les dissociations de tous les corps, sont soulevés, entraînés et montent dans l'air. On frémit, on est saisi de répugnances, de nausées, quand on songe à tout ce qu'on reprend de ses semblables, de ses voisins, de ses commensaux, de ses camarades de lit, de chambrée, de ses animaux domestiques, des limons, des mollusques, des insectes, des détritus, des égoûts, des cloaques, de tant de déjections, de pourritures répandues autour de nous et disséminées dans les airs ??? — Pourtant, malgré tant d'immondices, d'infections, de venins, de poisons, d'impuretés en exhalation, on vit, et pas trop mal, dans cet air si accusé, si sévèrement envisagé, soit en vastes solitudes avec des cubes d'air incommensurables, à soi seul, soit dans les entassements les plus compacts, les plus multipliés, les plus encombrés !

.·.

Les corps qui se mêlent aux airs sont les Gaz, — l'Eau, — les Poussières, — les Odeurs, — les Miasmes, — les Fluides.

Les Gaz sont les Gaz sulfureux, nitreux, hydrogénés, ammoniacaux, carbonés, acide carbonique, oxyde de carbone, les effervescences, les dégagements imperceptibles, des fermentations, des putréfactions ; ceux des usines, de l'éclairage, du chauffage, des fabriques de produits chimiques, dans certains rayons, des volcans eux-mêmes, des émanations du sol de partout.

Les eaux vaporisées sont les parties qui s'intercalent, se suspendent, se mêlent le plus à l'air. Elles sont si répandues sur la terre et elles ont tant de tendance à monter, à s'évaporer, à s'interposer, on dirait presque à s'y dissoudre, qu'elles y jouent un des plus grands rôles. Elles le réchauffent, elles le rafraîchissent, l'adoucissent, elles l'humectent, elles le lavent, et si elles lui portent de mauvaises dissolutions, en compensation elles le débarrassent de bien des impuretés.

Les poussières les plus variées se mêlent aux airs, depuis les plus aveuglantes aux plus impalpables, en envolées, par tourbillons ou en ascensions les plus calmes. Elles proviennent des sables, des terres desséchées et écrasées dans nos travaux, de nos ménages, des animaux, des végétaux et de tous les remuements. Elles s'insinuent énigmatiquement sous les globes de nos pendules, dans les boîtes les plus hermétiquement fermées. On ne peut se figurer la quantité de pulvérulences, d'infiniment petits qui sont en suspension dans l'air le plus transparent, qui nous environnent, nous touchent, et s'attachent à nous malgré la propreté la plus minutieuse.

Parmi les invisibles nous constatons les odeurs, si répandues que Dieu nous a munis d'une sentinelle avancée, d'un sens spécial pour nous avertir et les apprécier. Les unes sont agréables, suaves et nous invitent à les aspirer ; les autres mauvaises à nous défier, à retenir notre respiration, à ouvrir nos fenêtres, à ventiler, à nous éloigner. Le plus souvent l'air ne sent rien et c'est un bon présage, *cum nihil olet bene olet ;* car les odeurs excitent, fatiguent le cerveau et ne sauraient être respirées constamment.

Les airs enfin sont le véhicule d'agents insaisissables, que notre intelligence nous fait admettre plutôt que nos instruments les plus grossissants? Ce sont les miasmes, les atômes porteurs des germes des maladies endémiques et épidémiques, telles que la peste, le choléra, les fièvres paludéennes ; la rougeole, la variole, la scarlatine, les influenzas et tant d'autres dont on attribue maintenant la transmission à des principes volatiles.

Mais plus subtils que tous les atômes, l'air est traversé par des fluides ; la lumière, le calorique, l'électricité qui ont une grande part à tout ce qui se passe sur le globe et ce qui le constitue ; sur les minéraux dont ils déterminent les oxydations, les dissociations, les solubulités et les transformations ; — Sur les végétaux, les animaux et les humains. — Je nomme avec hardiesse la lumière, le calorique et l'électricité parce qu'ils sont, ceux-ci, connus et admis. Mais les anciens n'ont-ils pas supposé qu'il y en avait d'autres qu'ils désignaient sous le nom d'Esprits? L'esprit végétal qui donne aux plantes la faculté de *choisir* les substances qui leur conviennent en qualité et en quantité et de les transformer en tissus, en produits, en graines, en fruits de telle ou telle espèce. — L'esprit Animal ne donne-t-il pas aux animaux le même *eccleclisme* et de plus des instincts spéciaux. — Et aux hommes, en supplément de ces deux facultés, l'Intelligence? Car peut-on admettre que l'intelligence nous vienne toute de l'instruction, qu'elle nous a été instillée une fois pour toute dans le souffle originel, et qu'elle ne soit pas entretenue en dedans de nous, par quelque chose d'en haut, à nous spécial, qui traverse aussi l'atmosphère, qui s'y répand imperceptiblement, qui nous anime, nous inspire spécialement, que chacun de nous soutire suivant ses aptitudes, ses capacités, et perfectionne par son application et ses études. — Le fluide Intellectuel ?

Mais si l'air est sans cesse décomposé et vicié, il est en proportion reconstitué et dépuré. A peine a-t-il perdu un vingtième d'oxygène qu'il le récupère, est-il surchargé de quelques centièmes d'acide carbonique qu'il en est débarrassé. Et la dépuration des matières étrangères, infectantes, s'opère aussi rapidement.

La reconstitution et la dépuration de l'air se font dans la grande respiration et la grande circulation de l'atmosphère par le remplacement des parties qu'il a perdues et la dépuration des matières étrangères qui l'ont envahi.

La respiration et la circulation atmosphériques ont leur point de départ aux régions équatoriales et leur aboutissant aux régions polaires. C'est sous l'équateur qu'est le grand calorifère qui fait marcher les principaux courants de l'atmosphère. Dans les régions intertropicales où la chaleur est à peu près continuellement de 30 à 40 degrés, l'air est chauffé, dilaté, allégé, il monte, il s'étend aux régions tempérées et glaciales. Celui des pôles, des montagnes plus dense, plus lourd, descend, glisse et vient remplacer les couches plus tièdes, plus chaudes. Il en résulte un mouvement perpétuel d'échanges insensibles dans les temps calmes, précipité dans les temps agités, orageux, venteux. Dans ces courants, dans ces brouillements l'air retrouve et reprend les parties qui lui sont essentielles, ses 78 d'azote, ses 21 d'oxygène, son centième d'acide carbonique, parties constituantes qui ont une affinité extrême, réglée, dosée, mathématique, qui s'attirent et se combinent même de très loin, en tout temps, en tous lieux pour réaliser un air respirable, viable, pour tous les êtres de la création. Dans cette circulation élevée et profonde, l'air se débarrasse des corps étrangers : gaz, vapeurs, poussières, putridités, miasmes, en les divisant, les frottant, les dissociant à l'infini. — Le calorique ne produit pas ce seul effet d'ascension et de dissémination, de mouvements et de déplacements. Dans les espaces torrides il torréfie, il brûle, il incinère les molécules organiques volatilisées, il purifie par lui-même. — La lumière et l'électricité agissent dans le même sens, elles anéantissent, elles atomisent, elles réduisent à rien les parties nuisibles. — De son côté, l'eau qui monte en vapeurs, qui s'établit en nuages mobiles, marchants, tamisants, criblants, lave les airs à une certaine hauteur, et ce lavage s'achève dans les pluies qui tom-

bent sur la terre et entraînent ses impuretés.
Tandis que sur les hauteurs les plus froides, aux
extrémités polaires, là où la température descend à 30 et 50 degrés au-dessous de zéro, les
miasmes qui n'ont pas été détruits, qui ont échappé, sont congelés, neutralisés, englobés par les
neiges, précipités dans les glaciers, stérilisés,
usés peu à peu, fondus et entraînés par les eaux
qui les emportent à la mer.

Ainsi par cette respiration et cette circulation
intérieures à travers toutes les couches de l'atmosphère, par l'action des fluides et des vapeurs,
par des divisions et des disséminations infinitésimales, et par les vents mêlants, l'air se refait et
se dépure incessamment.

J'avais besoin de faire cette petite excursion
dans les airs pour comprendre et expliquer
comment ils sont altérés, dépurés et demeurent
respirables pour tant d'animaux et d'hommes
placés dans des conditions déplorables, énigma-
tiques?

OBSERVATIONS.

Allons à la campagne, parcourons un domaine.

Il y a cent moutons dans une brande nue, sans arbres, sans ombre. Lorsque, de juin à septembre, la chaleur devient accablante et insupportable à quelques heures, ils s'agglomèrent en rond et pour abriter leur tête, ils se la fourrent sous le corps des uns des autres, se respirant d'un le nez, reprenant l'haleine de chacun d'eux. — Dans cette brande, pour les orages, les pluies, les nuits froides, les dangers, le métayer a fait de mottes, de branches, d'étais, une cahute, juste de la capacité du troupeau. Lorsque vous vous insinuez dans cet antre vous êtes suffoqué par une chaleur, une vapeur, une odeur méphitiques, asphyxiantes, et le berger vous avertit d'en sortir bien vite. — Quand dans les petits jours on les ramène à la bergerie? l'étable en général est basse, de 2 mètres, 30, et étroite, le sol est semé de brins de paille et couvert d'une couche de 25 à 30 centimètres et plus d'excellent fumier..... Et l'on se demande comment les moutons peuvent passer 12 à 15 heures, des journées, un hiver dans cette atmosphère, ces écuries perpétuellement renouvelées d'Augias ??

A la porcherie, c'est bien pire, sur un mauvais parquet ou un pavé défoncé, sur la terre urgée, fangeuse, vous surprenez 6 à 10 cochons, plus ou moins sales. Quelle humidité infecte, fermentée, stercorale ???

Vous continuez jusqu'au bout la visite du propriétaire, et le soir vous voyez les oies, les canards entassés au rez-de-chaussée du poulailler : encore sur le fumier, et se respirant dans le bec les uns des autres. Au-dessus les poules juchées en rangs serrés, se touchant toutes et n'ayant pas précisément, leur cube, leurs centimètres d'air !

Vous passez dans les étables des bœufs, des vaches, de la jeunesse : Même entassement proportionnel. — Cependant il y a un lit, et le berger, un vieillard ou un jeune garçon y couche pour la surveillance, et ne s'en trouve pas plus mal ! — Si bien qu'on a conseillé depuis long-temps de faire coucher dans ces étables les sujets à poitrine délicates, phthisiques.

．·．

POUR LES HOMMES.

Songeons aux caravanes des Mahométans, qui en foule de 50 mille font en plein air, en plein désert, dehors nuit et jour, le pélerinage de la Mecque, souillant l'atmosphère et le sol de toutes leurs sécrétions et des détritus de leurs provisions. — Représentons-nous les armées, les camps : leur milieu est-il meilleur ? — Visitons les casernes, traversons les chambrées, un soir après le coucher, ou un matin au lever : Quelle odeur, quelle sensation de soulèvement des pou-mons, du cœur, quel *angor*, quelle anxiété de la respiration et de la circulation ? nos or-ganes se révoltent spontanément et le raisonne-ment ajoute à la répugnance en nous représen-tant de poitrines haletantes, de tranpirations pul-

monaires et cutanées, tant de sécrétions échauf-
fées !... Cependant des centaines de mille, des
millions d'hommes y vivent et s'y accoutument.
—Montons sur les navires : du pont, où tout le
monde ne peut rester, aux étages inférieurs et à
fond de cale, quel air défraichi, mélangé, et
étouffé. — Allons dans les écoles, dans les collè-
ges, dans les églises pleines, dans les théâtres,
dans les bals, dans toutes sortes de réunions,
d'entassements, dans les ambulances, les hôpitaux, etc., etc. — Parcourons les villes, les rues,
vérifions les logements insalubres ? — à la campagne, *sub Dio*, pénétrons dans les chaumières:
un sol en terre humide, un mauvais carreau, en
pierres mal jointes ; une porte, une mézénine,
des moitiés de croisées; d'un à trois lits pour
toute une famille de quatre à huit personnes et
davantage. — Partout des retraites, des abris,
des cavernes, des maisons à aération insuffisante,
révoltante et soulevant cette question ? — Peut-
on vivre dans des réduits si étroits, si entassés,
si sales, si infects ???

Sans doute dans les palais, dans les châteaux,
dans les demeures luxueuses, confortables on

respire sans répugnance, plus à l'aise un air plus abondant, inodore, transparent, agréable à contempler et à aspirer... à savourer... Mais y vient-on plus fort, y est-on exempt de lymphatisme, de scrofule, de phthisie, de maladies contagieuses, il y a-t-il plus de centenaires ???

Pallida mors æquo pulsat pede pauperum tabernas regumque turres. (Horace).

La pâle mort frappe d'un pied égal à la porte des chaumières des pauvres et aux portiques des palais des rois.

Nous sommes donc condamnés à respirer souvent un air qui est loin d'être pur, tel qu'on le rêve. Mais la Nature, nous avons cherché à le deviner, à le démontrer, le purifie à peu près, et ce qu'elle n'achéve pas, notre organisme en est chargé. Nos poumons trient, choisissent un peu ce qui leur convient... Et lorsqu'ils sont insuffisants, que les gaz, les vapeurs, les miasmes sont en excès, par trop méphitiques, les organes de la digestion leur viennent en aide, autant que possible, comme nous l'avons constaté sur les faits que nous avons rapportés (aux gaz asphyxiants), en en éliminant une partie par l'intestin, notre grand émonctoire. —

LES EAUX.

Il en est des Eaux comme des Airs : Elles contiennent souvent des matières étrangères. Pourvu qu'elles n'y soient pas en trop forte proportion et de trop mauvaise espèce, elles ne compromettent ni la santé ni l'existence.

L'Eau la plus pure, la plus précise, l'eau des chimistes, est l'eau distillée. Elle est formée de la combinaison de 89 parties d'oxygène et de 11 parties d'hydrogène. — L'eau de la nature a la même composition, mais en général elle est mélangée d'ingrédients, de matières étrangères. Il y a beaucoup d'espèces d'eaux ; celles de la mer, de la terre, du ciel ; les eaux gazeuses, thermales, minérales, etc. — Celle qui nous intéresse est l'eau potable ! Elle doit être claire, limpide, inodore, fraîche, sans goût, pourtant agréable à boire, dissolvant bien le savon et cuisant assez bien les légumes. Elle peut contenir quelques sels, de 50 à 60 centigrammes par litre et un centigramme de matières organiques. Elle doit être aérée ; et l'air qui lui est interposé va jusqu'à 34 d'oxygène au lieu de 21. Cet oxygène en sus la rend plus légère, plus agréable au goût et de plus facile digestion.

L'eau dans la nature est à l'état liquide, à l'état de vapeur dans l'atmosphère, à celui de glace, de neige suivant les temps, les latitudes et les altitudes. L'eau glacée a perdu son air et est plus lourde. Elle varie suivant les saisons et les lieux où elle coule, les terrains à travers lesquels elle passe. Elle est séléniteuse lorsqu'elle traverse des couches de calcaires ou de marnes ; elle précipite des sels de chaux et elle est déjà louche, blanchâtre à la vue. L'eau des étangs, des marais, des tourbières n'est ni agréable ni saine. Les eaux stagnantes ne valent rien non plus. Mauvaises aussi, quelquefois très mauvaises celles des puits, suivant le sol qui les rend, surtout dans les grandes accumulations d'habitants.

Les meilleures sont les eaux vivantes, que les rochers distillent aux fontaines, qui les criblent, les essuient, les battent, les clarifient, les aèrent et les laissent couler continuellement. Celles qui traversent les couches de sables aquifères purs sont aussi excellentes et se rapprochent de l'eau distillée. Bonnes aussi celles des pluies, des rivières, celles qui courent, qui ont été vaporisées, mêlées à l'air et qui retombent sur la terre.

Les eaux des véritables et bonnes sources se maintiennent toute l'année, fraîches les étés, à un degré adouci les hivers. Mais toutes les eaux d'aventure, superficielles, de rivières même laissent beaucoup à désirer, les étés en raison de la température et parfois de leur extrême rareté ; et de tout ce qui s'y verse d'exubérant en matières organiques, en lavages, en poussières, en boues, en limons, en fréquentation de leurs rives par les bestiaux et les volailles. Quand les pluies tombent abondamment, quand les rivières coulent à pleins bords et rapidement, le lavage de la terre se fait en grand, et les matières organiques, les immondices sont entraînées, sub-

divisées, étendues et réduites à presque rien. —
Dans les sécheressses, c'est le contraire, et les
plaintes des habitants criant à l'insuffisance, à
l'adultération des eaux, montent vaines au-dessus des administrations, des monuments, des
aqueducs : c'est un fléau à subir pendant quelque temps, comme celui des gelées les hivers.

.*.

Les anciens avaient considéré l'eau comme
un élément. Depuis qu'on a découvert qu'elle
résultait de la combinaison d'oxygène et d'hydrogène, les modernes lui ont retiré cet honneur.
Elle le méritait cependant bien, tant elle est utile,
nécessaire, répandue et partie intégrante de la
constitution universelle. — Les philosophes Épi-
curiens appelaient Éléments les corps divisibles à
l'infini, en atômes, et qui font partie du plus grand
nombre des choses. N'est-elle pas, composée
ou non, infiniment divisible et assimilable, mis-
cible, interposable à la plupart des molécules ?
Si la terre est le support, le fond, le fournisseur
de la matiére ; l'eau n'est-elle pas le dissolvant,

le véhicule de tout ce qui circule, de tout ce qui est mis en mouvement, des atômes solides ou solidifiables? — Les poussières, l'humus, les sables, les rochers, les pierres, les sels cristallisés en contiennent. — L'air en tient en suspension et en dissolution. — Les minéraux qui croissent, qui se maintiennent par *Juxta-position* sont entretenus par les apports, les dépôts, les précipités de l'eau. — Les végétaux et les animaux qui croissent par *Intus-susception* doivent leur nutrition et leur développement à l'eau. Tout ce qui a une sève, une lymphe, un sang a besoin d'eau et en recèle. C'est l'eau, élément elle-même, qui dissout, porte et et amène les éléments solides, les particules terreuses aux êtres organisés. Sans l'eau, sans l'humidité, il n'y a pas d'existence vivante. — Il ne faut pas voir l'eau seulement dans les pluies, les ruisseaux, les sources, les mares, etc. Il y en a dans tout ce qui nous environne et ce que nous ingérons. Il y en a dans les herbes, les feuilles, les arbres, dans les céréales, dans nos aliments, le lait, le pain, le vin, les légumes, les fruits, les viandes, dans tous nos *Ingesta*.

L'eau sur laquelle on nous inspire tant de défiance, qu'on charge de la plupart des méfaits, des maladies, qui serait le véhicule des microbes, des miasmes, des putridités, des contages, est, il est vrai, sans cesse souillée, mais aussi sans cesse purifiée. — Les trois éléments, la terre, l'air et l'eau s'entretiennent dans une solidarité et un accord admirables, et avec le concours des fluides, ils se purifient réciproquement.

L'eau qui tombe, qui court sur la terre, qui la traverse, qui la lave, qui sert à sa propreté est sans cesse salie, mais par sa tendance à l'évaporation et à la pénétration dans le sol, elle est proportionnellement distillée et filtrée.

Sa distillation a lieu par tout le globe, elle monte de toutes parts en vapeur. Mais son grand *Vaporarium*, sa grande chaudière, son plus fort alambic est encore sous l'équateur, et entre les tropiques. C'est là qu'est son foyer de calorique, plus près du soleil et son principal Régénérateur.

La masse des Eaux revient à la mer, charriant toutes les saletés, les immondices de la terre. Dans cet affluent, ce cloaque, ce dépotoir universel, elle est admise, gardée, préservée quelque temps par *l'Eau salée : Prodigieuse dissolution antiseptique!* — Dans ce centre, ce tout à la mer, l'eau nouvelle et l'ancienne sont mélangées par l'agitation paisible et régulière des flots, des vagues, — par la *Marée, le flux et le reflux*, qui la font bouillonner et écumer sur les bords de ce grand bassin. — Et de temps en temps la réserve générale, la masse de l'eau est fouettée, battue davantage par les vents, par les tempêtes qui soulèvent sa boue jusque dans ses sièges les plus profonds, *Sedibus imis* (Virgile). Dans les tourmentes, ses sables, ses parties terreuses sont entraînés et portés sur des points variés, et déterminent les modifications, les retraits, les empiétements des rivages. — Quant aux matières organiques, aux corpuscules impurs ils sont excessivement divisés, agités, et véhiculés à travers toutes les couches de l'immense océan.....

Par les chaleurs tropicales, et les chaleurs de

partout, l'eau monte avec l'air dans l'atmosphère, emportant les principes volatils et va s'écartant par des attractions diverses, les courants, les vents, de tous côtés. — Elle atteint les altitudes, les pôles, les glaciers, les neiges éternelles et se solidifie et s'amoncèle sur les montagnes. Là ses molécules infectes qui n'ont pas été détruites, brûlées par le soleil, sont arrêtées et divisées, dispersées de nouveau. — Puis elle se refond et s'écoule lentement, et revient en pénétrant dans les terres qui la criblent encore, en la filtrant et l'emmagasinant çà et là, dans des sources, des éponges, dans des nappes, des couches aquifères, pour, qu'à quelques distances, il puisse y en avoir partout

Ainsi sont refaites, nettoyées, lavées, les eaux du globe, par ces opérations multipliées de vaporisations, de torréfactions, de réfrigérations, de divisions et de filtrages dans l'accord des trois éléments entre eux, terre, air, eau, et par le concours des trois principaux fluides : calorique, lumière, électricité.

Si dans cet énorme ménage, ce grand laboratoire elles ne sont pas toujours raffinées comme dans de petits appareils, elles sont cependant purifiées en gros et suffisantes pour la vie commune. — Cette première préparation est déjà rassurante. — D'autant plus que ces grandioses opérations générales n'empêchent pas les dépurations particulières. Chaque végétal, chaque animal a la faculté de se choisir, de se filtrer et de s'approprier son eau. Tous ont pour cela des suçoirs, des radicules, des capillaires, des bouches, des stomates, des porosités, des diaphragmes, des membranes endosmotiques et exosmotiques. Tels et tels font dans la boue, dans la fange, dans les souillures les extraits qui leur conviennent et souvent lesplus délicats.

Tels autres qui ont un estomac glouton, nécessiteux, qui ont avalé ces eaux grossières les purifient en dedans d'eux ?.... Par leurs intestins, à travers leurs glandes sécrétoires et éliminatoires.

Pour les êtres intelligents, les gourmets des meilleures eaux, la nature a disposé de bien des côtés des accumulations, des sour-

ces raffinées que nous pouvons aller chercher et faire venir de plus ou moins loin, avec
des aqueducs, et distribuer dans nos villes par
les fontaines de la civilisation. C'est un bonheur,
une jouissance de voir et de boire des eaux claires, fraîches, agréables, sans aucune défiance,
chaudes en hiver, froides l'été, *hieme calidæ,
æstate vero frigidæ* (Hippocrate). — Mais
dans les urgences, dans les encombrements, dans
les voyages, dans des saisons, il n'y a pas lieu de
s'inquiéter extraordinairement. On ne peut se
passer de boire, dans certains moments il faut
se résigner, se soumettre et se contenter de la
dépuration générale que nous avons exposée,
de la correction que nos intestins devront, pourront y apporter, et en même temps des précautions, des filtres particuliers que notre génie nous
suggère.

.•.

Je pourrai paraître peu difficile en fait d'eau :
Hors de chez moi, il est vrai, j'en accepte partout telle quelle. Mais, dans ma maison, nous ne

buvons que de l'eau de vieilles fontaines du vieux Montluçon, qui descend de nos côteaux à travers des bancs de sables ; qui est attrayante à l'œil, délicieuse au goût, parfaite aux analyses de tous nos pharmaciens. Nous n'employons l'eau de la rivière, des nouvelles fontaines que pour les usages extérieurs. — Dans mes vignobles, j'ai des puits à travers des couches sablonneuses. — Et dans mes domaines, près de Montaigu, j'ai des eaux *Romaines* : c'est-à-dire que ma propriété est coupée par une gorge où passaient les aqueducs Romains qui amenaient aux thermes de Néris l'eau potable. J'ai fait des puisards, des conduites souterraines de tuyaux et j'ai des eaux superbes qui coulent continuellement dans des baches de fonte et de là dans des bassins.

Mais lorsque j'ai eu fait ces travaux et ces dépenses, quel n'a pas été mon *Désappointement étonnant ???* Mes bestiaux *ont méprisé mes belles, mes bonnes eaux, et préféré les eaux sales* ! celles des chemins, des fossés, les jus de fumier ! Lorsque je les fais sortir des étables, au lieu d'aller à la bache, ils se précipitent dans le bassin, ils se lutinent, ils piétinent, ils troublent l'eau, ils font remonter la vase du fond, ils y ajoutent toutes leurs excrétions, ils boivent abondamment, eh! ils ne s'en trouvent pas plus mal. — Il paraît que c'est un de leurs instincts : Je l'ai observé ailleurs et les fermiers, les métayers m'ont répété que c'était un peu partout comme cela, que les bestiaux recherchaient plutôt les eaux grasses (où il y a, à boire et à manger) que celles qui sont claires et pures.

Du reste il en est souvent ainsi dans la nature : Le cresson astiscorbutique, crié *la santé du corps*, vient dans les viviers, dans des mares insalubres. Les grenouilles et les anguilles y viennent aussi et nous les mangeons bien. Pour avoir des carpes et des tanches grasses, on décharge des tombereaux de fumier dans les étangs. Eh! dans l'égoût universel, du tout à l'océan, les poissons, qui constituent un de nos principaux aliments, y purifient les matières organiques qui y ont été entraînées. — Les céréales, les plantes ne tirent-elles pas des humidités des terreaux, des fumures leurs fleurs si belles, si suaves, leurs fruits si délicieux. — Dans un or-

dre plus élevé les animaux s'abreuvent partout
où ils trouvent de l'eau de hasard. — Il n'y a
que les hommes, et les plus civilisés, qui recherchent les eaux raffinées des sources les plus
pures.

.·.

La chimie récente a découvert les microbes !
Mais e   avions depuis longtemps que beaucoup c   ux contiennent des matières organiques, et notre esprit nous le faisait supposer.
Quand, dans la génération de 1830, nous arri-
vions de nos provinces à Paris, étudiants en médecine, en droit, commis de magasins, ouvriers;
au bout de quelques semaines ou de quelques
mois, nous étions pris pour la plupart de coliques ou de diarrhées, qu'on disait causées par l'eau
de Paris?.... Ce n'était pas que les eaux de la
Seine, des aqueducs, des puits même fussent
laxatives par des sels,.... C'étaient les matières
organiques, impures, que nos intestins élimi-
minaient ! et graduellement nous nous y accou-
tumions comme de bons parisiens.

A présent on accuse les eaux de porter l'infection de la fièvre typhoïde, les contages, les germes de beaucoup de maladies. Les nouvelles des progrès de la Science se répandent si rapidement que dans les campagnes même les jeunes médecins en recherchent le point de départ dans les eaux censées venues et souillées des voisinages les plus éloignés..... Je ne conteste pas cette croyance nouvelle, puisque les savants actuels ont vu et compté les microbes infectants. Mais ce que je puis affirmer, c'est que la typhoïde n'est pas endémique dans des localités où l'eau est habituellement impure ; — qu'elle survient dans des familles riches, bien nourries, buvant de bonnes eaux, observant une hygiène régulière ; — qu'un seul membre est souvent surpris au milieu de 10 ou 15 épargnés dans la même maison ; — que j'en ai observé dans des domaines, des villages élevés, sur des sols granitiques, aux eaux claires, découlant des rochers, à l'air oxygéné par des arbres, des bouquets de bois à proximité ; — Tantôt un seul sujet était atteint, tantôt tous les gens de la ferme ? y passaient, presque tout le village, tout le quartier ! — Il y avait donc

là un aléa, un génie maladif extraordinaire.
Était-ce dans l'atmosphère une sorte de buée, de
nébulose, un bloc d'air infecté, immobilisé et stagnant dans ces parages ? faut-il *cum antiquis*,
chercher le point de départ de ces maladies individuelles ou épidémiques dans les *circum fusa*,
les *ingesta*, et les *Gesta*, les faits et gestes, les
fatigues, les dérangements insensibles de régime,
les troubles les plus latents des fonctions ???
Mystère.

L'eau n'est pas seulement un aliment, elle
est un remède et le principal, celui auquel se
sont rendus les premiers blessés pour laver le
sang, le pus de leurs plaies, les panser, et les
premiers fiévreux dans leurs soifs irrésistibles. —
Le temple d'Esculape était rempli des Ex Voto
en remerciments et en vœux à l'eau Bienfaisante.
— Hippocrate a consacré tout un livre aux eaux,
et, à son exemple, les médecins grecs les tenaient en grande considération. — Notre vénérable Ambroise Paré s'était servi pendant la

moitié de sa carrière chirurgicale de *l'aqua sim-plex*, fraîche, tiède ou chaude, selon les indications. Dans la guerre d'Italie, il céda à l'entraînement d'un chirurgien qui avait mis à la mode une fameuse eau qui faisait merveille dans les plaies de l'arquebusade. Mais après l'avoir expérimentée et appréciée à sa valeur, il regretta sa faiblesse et reprit et nous légua sa méthode avec l'eau simple. — La plupart des chirurgiens d'armée, Percy, Larrey, et tout l'état major médical proclament l'eau commune dans les pansements, comme la plus salutaire, la plus économique et la plus à la portée partout. Ils la préféraient aux eaux vulnéraires dispendieuses, caustiques, irritantes, anti-cicatricielles.

Ce sont les médecins Arabes, plus fins, plus pénétrants des bizarreries de l'esprit du monde, des entrainements de l'imagination et de la crédulité qui ont mis à la mode les eaux surchargées de remèdes luxueux, les uns suractifs, les autres d'apparences, de promesses seulement.

Ils ont rencontré pour les soutenir un maitre enthousiaste, élégant, éloquent, le célèbre Celse, grand partisan de la polypharmacie, quoiqu'il connut la déférence du père de la médecine pour l'eau pure. — Cette voie ouverte, les médecins de beaucoup de pays, de l'Orient, de l'Italie, ont cherché à prêter, avec connaissance de cause, des vertus imaginaires à beaucoup d'eaux factices. Battus dans leurs ingrédients, leurs poudres, leurs sels, leurs gouttes, leurs liqueurs, ils ont songé à revenir aux eaux naturelles, à la condition de les tirer de très loin et de leur attribuer des propriétés plus cicatrisantes. Ainsi ils les faisaient venir de certains fleuves ; de l'Indus, du superbe Nil, proclamé *le fleuve de l'Abondance et de la Santé* ; du Jourdain Sacré, et même de la Gironde, au pays des Gascons. — La vogue des fleuves passée, les passionnés du merveilleux ont proclamé et mis dans le commerce des remèdes les eaux *Miellonnées, Charmées.* Pour cette fabrique ils avaient des laboratoires secrets où ils traitaient ces eaux par magie, par incantation, avec *prononcement des verbes métaphoriques*, des signes cabalistiques et en les chargeant de vertus curatives mystérieuses.

La lutte entre les *Médecins d'Eau Douce*,

les *chirurgiens d'Eau fraîche* et les partisans exagérés des eaux composées s'est perpétuée indéfiniment, tantôt ceux-ci, tantôt ceux-là reconquérant la vogue; et avec de bonnes raisons de chaque côté. — Car si l'Eau simple suffit dans la majorité des cas, — les Eaux rendues émollientes, ou aiguisées de principes aromatiques, astringents, toniques, vulnéraires, antiseptiques ont bien aussi leur mérite, leur utilité.

.·.

Si en chirurgie, de périodes en périodes, on a peut-être trop accordé à l'eau ultra médicamenteuse, en médecine proprement dite on a moins varié. Depuis que le monde est monde la boisson des malades a été additionnée, mélangée de principes, de correctifs, très innocents sans doute, où l'eau ne cesse de dominer, mais où en vérité elle est plus salutaire. Il semble qu'il y ait eu là un instinct, une révélation et une tradition qui aient indiqué et entretenu alors l'usage de l'eau composée à l'intérieur. Crûe, elle ne convient pas dans les maladies, froide, elle laisse

au corps fatigué, incapable le labeur de la réchauffer, de la monter à son degré de température.
Tiède, privée de son air, elle est nauséabonde et
donne envie de vomir. Très chaude, elle n'est que
de certaines occasions. Elle a besoin d'un laisser
passer à travers nos tissus pour circuler avec aisance en dedans de nous. Avec une très petite modification, susceptible d'être bue abondamment,
elle est plus agréable, plus douce à nos organes,
et en même temps elle est une satisfaction à
l'esprit, une espérance, une illusion très permise
données au pauvre malade qui voit qu'on lui
fait quelque chose, qu'il n'est pas complétement
abandonné à la nature, au hasard.

Cette eau facile à préparer, promptement,
simplement, partout, dans la médecine domestique est la vulgaire *Tisane*. Ce mot dérive de
πτισάνη, Ptisane, dont on a fait par abréviation
Tisane. πτισάνη en grec veut dire *orge mondée*,
parce que la première tisane, la plus commune,
celle du genre humain a été faite par une ébul-
lition d'orge décortiquée et un peu écrasée.
Claire, elle est presque de l'eau, tout bonnement blanchie, adoucie, à peine mucilagineuse.

Plus épaisse, elle est l'aliment, le petit entretien du corps malade. — Bientôt, par les progrès, on a introduit dans l'eau bien d'autres principes, empruntés pour la plupart aux fleurs, aux feuilles, aux fruits, aux graines, aux racines. On a composé ainsi, par infusion, par décoction des tisanes de cent espèces. Quelques unes chargées de sels, d'extraits concentrés sont de véritables remèdes et appartiennent aux pharmaciens. Les autres, les plus usuelles sont très élémentaires et, avec de petits conseils peuvent être préparées chez soi. Leur avantage est d'être à la portée de tout le monde, et en général inoffensives, de répondre au premier précepte de la médecine, de ne pas nuire, *Primum non nocere.*

Les tisanes sont mucilagineuses, humectantes, délayantes, rafraîchissantes, stomachiques, pectorales, antispasmodiques, toniques, acidulées, vineuses, etc. etc. — Les mucilagineuses sont de l'eau d'orge, de chiendent, de réglisse, de poulet, de veau, de grenouilles ; des bouillons maigres, de viandes blanches, de poule, de plus en plus forts suivant la gravité des cas, des inflammations, des fièvres, la période aigue, ascendante, décroissante des maladies et la tolérance de l'estomac. — Les tisanes adoucissantes, très légèrement aromatisées, modérément sucrées, édulcorées avec du miel, des fruits confits, avec un sirop agréable sont les plus convenables. — Dans les rhumes, les bronchites les infusions pectorales sont indiquées et connues dans toutes les maisons. — Après les refroidissements, dans les frissons, dans les fièvres éruptives, les boissons chaudes et sudorifiques sont classiques.

Dans les indispositions, les petites maladies, et ce sont entre toutes les plus communes, elles suffisent en général avec le repos et la diète bien entendue. Elles font prendre patience au malade, elles l'occupent et lui font gagner le temps précieux où l'harmonie des fonctions peut revenir d'elle-même.

Les critiques n'ont pas manqué de dire que la tisane n'était en définitive *que de l'Eau*. Il y a du vrai et de l'exagération dans cette appréciation. L'eau la plus pure, l'eau distillée ne conviendrait pas dans les maladies. Les poissons ne vivent pas dans *l'aqua purissima*; limoneuse, grasse, impure, quitte à la purifier eux-mêmes, elle leur est plus profitable. — Ainsi les eaux mucilagineuses édulcorées, en bouillons, un peu relevées; où il y a quelque chose à laisser prendre, sont plus avantageuses.

La tisane contient en très majeure partie *l'Eau* qui est un des éléments essentiels de tous les êtres organisés et des animaux principalement. Quand le malade est tombé, qu'il n'exerce plus ses muscles, ses membres si exigeants en santé, qu'ils ne subsistent plus que par une vie très réduite, végétative en quelque sorte : la tisane les entretient, les mucilages les nourrissent à peu-près momentanément; Et l'eau fournit à la circulation, à la conservation, au petit fonctionnement des rouages. La plus grande qualité des tisanes est d'être humectantes et délayantes.

La tisane et la diète pendant quelques jours, quelques semaines transforme notre corps en une machine plutôt hydraulique que sanguine. C'est à dire qu'au lieu d'aller avec les extraits d'une nourriture riche, d'une liqueur, d'une chair coulante, elle ne va plus qu'avec de l'eau sanguinolente, de la tisane de sang. L'aliment de nos organes n'est plus que du mucilage, le mucilage apporté par nos boissons et celui pris en dedans de nous par l'autophagisme auquel nous sommes réduits dans l'abstinence, et par la résorption de notre propre substance. C'est ainsi par l'introduction dans notre économie d'une plus grande quantité d'eau que s'opèrent le lavage de nos humeurs, de nos tissus, la fonte partielle de notre corps, notre amaigrissement dans la maladie, et ensuite la réparation, la reconstruction de notre édifice.

Orient

L'EXPECTATION

A l'Orient nous plaçons l'EXPECTATION qui est le lever, la naissance, la première étape de la médecine.

Au commencement du monde, une jeune mère tenait son enfant très malade dans ses bras et pleurait à chaudes larmes dans le pressentiment de le perdre. Un vieillard la consola en lui assurant qu'il en avait remarqué plusieurs dans le même cas, aussi bas, qui en étaient revenus, et il lui dit: attends, *Expecta*! En effet l'enfant se rétablit, et la tribu considéra et consulta ce vieillard comme un Devin.

Un autre fit davantage. Avec des simples, des fleurs, des feuilles, des fruits il composa un breuvage et dit : donne ceci à ton cher malade *et non morietur frater tuus*. Et après cela ou à cause de cela, *post hoc ergo propter hoc* ce malade ne mourut pas non plus ! ! alors celui-ci fut regardé et recherché comme un guérisseur.

Cependant l'humanité se répandait par toute la terre et les accidents, les plaies, les fractures, les entorses et les maladies de toute espèce ne l'épargnaient pas. La mort fauchait toujours parce qu'elle est une loi du Destin, *Durissima Lex*. Et, le sentiment se raffinant, elle était sentie de plus en plus cruellement, et on faisait de grands efforts pour s'y soustraire et y arracher les siens. Et les devins, les sorciers, les panseurs, les guérisseurs se multiplièrent en proportion.

Et les ambitieux, les intéressés, les habiles se mêlèrent aux humanitaires. Alors Dieu livra le monde aux contradictions et aux discussions, *tradidit mundum disputationibus*. — Les uns devinrent zélés, inventeurs, expérimentateurs ;

les autres restèrent naturistes, simplement observateurs. Ils disaient: vos remèdes de loin en
loin produisent bien quelque effet, mais la plupart du temps c'est la nature médicatrice qui
fait les frais de la guérison. Vos cures sont des
apparences, des coïncidences, elles se réalisent
surtout par la puissance de la vitalité, envers
et contre tout, malgré vos préparations contraires, nuisibles, dangereuses, vénéneuses. La
Bible le dit: au sage il suffira d'attendre et tout
arrivera à souhait.

Et les novateurs, les entreprenants, les hardis de
répliquer. La Bible dit aussi: aide-toi, et le ciel t'ai-
dera. Nous sommes animés d'aussi bonnes inten-
tions que vous, ô sages vieillards Nous sommes les
inspirés du progrès et nous ne nous découragerons
pas, nous continuerons nos efforts, efforts inu-
tiles, malheureux souvent, nous vous l'accordons;
mais nous réalisons de temps en temps des con-
quêtes admirables. Nous réussissons des opérations inouïes, nous faisons des découvertes qui
étonnent le monde et que nous vous forçons à
reconnaître vous-mêmes.

Dans ces conflits il se forma des groupes d'é-

tudiants, de partisans, d'opposants, et des
écoles où modérés, enthousiastes et violents se
trouvèrent mêlés. Et d'un commun accord, ils
se choisirent des vérificateurs, des juges ? — Ce
furent les expectateurs, qui marchant, le cadu-
cée à la main, avec la prudence du serpent ; dé-
fiants, sceptiques d'abord, mais justes reconnais-
sent graduellement les découvertes utiles et
leurs applications avantageuses.

L'expectation est donc l'attente prudente,
savante, *secundum artem*, de ce que peuvent
la nature médicatrice et les remèdes accrédités
dans nos maladies, les pansements méthodiques
les plus simples dans nos blessures. Car s'il y a
dans notre sort la fatalité des accidents et des
dérangements de la santé, il y a en compensation
la tendance aux réparations spontanées, au retour du fonctionnement normal ; et la guérison,
la reconstitution de nos tissus, de nos organes,
le rétablissement de l'harmonie de nos fonctions demandent du temps, le temps sans lequel
il ne se fait rien de bien.

Les empressés, ceux qui abusent des remèdes, qui croient ou voudraient faire croire que tout relève de nous et de notre intervention, administrent une drogue à chaque indisposition, à chaque symptôme, chaque apparence. Dans leur importance railleuse ils traitent l'expectation de : *Méditation sur la mort*, comme si elle était une attente systématique, abusive, l'inertie et les bras croisés devant les dangers. Tandis qu'elle est la réserve, la discrétion, la sobriété à la table surchargée de la poly-pharmacie ; le bistouri dans la trousse, comme l'épée dans le fourreau, mais prêts à être tirés quand la circonstance le commande. Faire de la médecine expectante, c'est surveiller et savoir prendre le moment, *carpere momentum* apprécier, juger diagnostiquer le cas, voir d'un coup d'œil s'il y a péril imminent dans la demeure ou si on aura du temps devant soi ? Vous arrivez pour un accident d'un doigt, de la main, d'un bras déchiré, écrasé, horriblement abîmé ; au milieu des pleurs, des cris, estropié, membre perdu, à couper ? Un médecin prudent, humanitaire, apprécie la gravité de la blessure, entrevoit les chances et peut tenter la conservation. C'est un cas d'expectation immédiate et prolongée, tout en traitant. Une fièvre est lancée depuis quelques heures, vous ne pouvez l'arrêter court. C'est une éruption, une inflammation en évolution, vous ne pouvez l'éteindre aussitôt. C'est un trouble fonctionnel, soudain, une syncope, une colique, une convulsion ; on en distinguera rapidement l'espèce. — Le médecin doit avoir dans sa tête et ses habitudes tous les préceptes de l'art, : Pas trop de précipitation, ne pas se laisser, non plus, gagner par de longs retards, *per longas moras,* et d'abord ne pas nuire *primum non nocere.* En un mot l'expectation est le savoir et la prudence qui n'excluent pas l'action. C'est l'*Intuition,* car apprécier ce qui se passe dans les organes, ce qui reste de vie à l'intérieur, c'est voir dedans, *Intus,* c'est l'homme, l'occasion et la décision suivant les maladies aigues, suraigues, subites ou chroniques, à long, à très long cours. Elle est de quelques instants dans l'urgence, de séptenaires dans les fièvres, les inflammations, de mois et d'années dans les affections de durée.

Les anciens tenaient l'expectation en grand

honneur, et nos maîtres d'il y a seulement cinquante ans nous la recommandaient scrupuleusement. Ils distinguaient parfaitement la médecine agissante et la médecine expectante. Ils nous signalaient la puissance de la première dans les cas graves, urgents et les services qu'elle nous rend. Mais dans les cas bénins, et ce sont de tous les plus fréquents, ils nous faisaient pressentir la convenance des moyens doux, simples, le repos, la diète, la propreté, les précautions d'hygiène, des ménagements envers les constitutions délicates ou affaiblies. Ils s'inclinaient devant les efforts de l'organisme pour rentrer dans l'ordre normal, pour dépurer, réparer les tissus, la substance du corps. Pleins de modestie, ils attribuaient la plupart de leurs cures à la vitalité, vitalité si bien incarnée en dedans de nous qu'elle résiste aux plus rudes atteintes, aux maladies les plus extrêmes, et même, avouons-le, aux médications les plus contraires.

Mais à présent que les esprits forts ont banni, dit-on, le nom de Dieu des écoles primaires, celui de la nature n'est pas plus admis, dans les cours, dans les livres, dans les journaux de médecine. On traite de naïveté la réserve humanitaire; dévorés d'une émulation fiévreuse, de besoins, d'ambition, on ne rêve qu'éblouissement, que vogue, que fortune. On s'arroge le mérite de toutes les guérisons, on l'attribue en entier au remède. On invente, on invente tous les jours, on jette dans le monde une profusion de produits chimiques, qui datent de quelques semaines, d'une année à peine, essayés sur les bêtes et presque aussitôt appliqués sur les personnes les plus précieuses, sur les gens les plus considérables. La presse, avide de nouvelles, a tant d'échos que toutes ces préparations extraordinaires sont annoncées et livrées directement au public, qui nous les impose avant que nous les ayons étudiées et que nous y ajoutions foi. Cet entraînement est un torrent auquel ne peuvent résister les plus consciencieux. Aussi ne sommes-nous pas en action ce que nous sommes en pensée, *in petto*, ce que nous voudrions être en réalité, mais ce que nous fait le public avec ses crédulités et ses exigences.

Mais trêve de raisonnements, exposons des

faits et voyons quelques cas frappants de médecine expectante et de médecine agissante.

***

PNEUMONIES.

Première observation. — Une dame, alliée à la grande famille médicale, fait une fluxion de poitrine à 60 ans, du 18 juin au 2 juillet 1889. D'une organisation fine et d'une propreté excessive, elle redoute tout ce qui l'approche, tout ce qu'elle prend intérieurement. Elle ne boit que de l'eau vive, qu'elle envoie chercher à chaque repas à une fontaine excellente. Elle se nourrit des aliments les plus simples et les plus purs. Ses fruits, elle les lave minutieusement ou les pèle fortement de ses mains aristocratiques. Elle fuit les odeurs et a horreur des remèdes, jusqu'aux tisanes mêmes.

Cependant elle est très sérieusement malade : elle a eu le frisson initial, la toux est incessante, les crachats jaunes, teintés de sang et surabon-

dants, à tremper des serviettes en quelques heures ;
— sueurs profuses : — diarrhée brune, verdâtre,
dix fois en moyenne par vingt-quatre heures ; —
mal de tête constant ; — fièvre intense, à cent-
vingt et cent pulsations persistantes ; — insomnie, inquiétude, — râles crépitants et sous-cré-
pitants dans les deux poumons ; — le point et la
matité à gauche ; — soif ardente.

Elle a envie de sirop de cerises nouvelles ? nous
sommes dans la saison et j'en fais acheter un pa-
nier. Je recommande de les bien laver, de couper
les queues et d'en faire bouillir une assiettée dans
assez d'eau avec un peu de sucre. Elle trouve
cette boisson attrayante, limpide, agréablement
rosée, doucement aigrelette et bonne. Dès lors
elle en boit constamment, par grandes tasses très
chaudes. Toutefois épuisée par ses déperditions
excessives, ses crachats, ses sueurs, sa diarrhée,
elle accepte et redemande du bouillon de poule,
clair et chaud, pour la soutenir et lui laisser quelque chose.

Les six premiers jours sont franchement aigus,
inflammatoires et inquiétants. Cependant la détente arrive au neuvième jour critique. Pendant

treize jours Madame n'a pris que sa tisane de cerises et son bouillon de poule chauds ; sauf le dixième, 15 grammes de sulfate de magnésie pour en finir avec sa diarrhée et la tarir.

Le quatorzième jour elle a demandé du pain dans son bouillon ! La fièvre baissait et le besoin des aliments, de réparer le vide auquel elle en était arrivée, se faisait sentir. — Elle se levait pour faire faire son lit et elle essayait quelques pas dans sa chambre.

Cependant tout le mois étant anormalement frais, de huit à quinze et dix-neuf degrés, alors qu'il devait être de vingt à trente, le point et les râles sont revenus et il a fallu se réchauffer et se couvrir davantage. .   .   .   .

.   .   .   .

.   .   .   .

Quatre mois après Madame m'invite à un dîner de famille, pour fêter sa guérison, et elle me répète agréablement qu'un autre lui aurait imposé les tisanes pectorales, les sirops à la mode ; les vomitifs, les purgatifs, l'antipyrine, les antiseptiques et les affreux vésicatoires in-folio dont on déchire à présent les poitrines les plus délicates, — « Vous, exceptionnellement, vous m'avez traitée sans remèdes ; vous vous êtes exposé pour moi à la critique, aux reproches peut-être aux remords, s'il en eut mésarrivé ! — Je vous rends doublement grâces, mon cher cousin. »

Il y a longtemps que j'ai dit et écrit ma profession de foi en fait de pneumonie, et dans ma vieillesse je n'ai pas à me déjuger. Chez les sujets de première force et de force moyenne, dans les cas aigus et graves, je n'ai jamais hésité : — la saignée d'Hippocrate, *largà manu*, pour décongestionner le poumon et en prévenir ou en résoudre l'hépatisation, l'obstruction mortelle. — L'émétique pour en exprimer les sucs visqueux, glaireux et bilieux, qui bouchent les capillaires et asphyxient, — quelquefois un large vésicatoire pour stimuler les membranes, les fibrilles, les cellules pulmonaires ; — puis les moyens accessoires : — telle a été et est encore ma règle de conduite dans la fluxion de poitrine franche.

Toutefois il y a des exceptions de tempérament, de constitution et d'occasion.

Ici, dans cette observation la nature ouvrait ses principaux émonctoires, les bronches, la peau les intestins. J'ai cru que je pouvais accepter et respecter ses indications, le poumon restant encore un peu accessible à l'air, n'allant pas jusqu'à l'hépatisation, à l'imperméabilité complète de l'éponge aéro-sanguine. Il y avait une grande déperdition d'humeur, des liquides, une soif extrême? je laissais boire beaucoup: de l'eau chaude agréablement, instinctivement limoneuse, pour suffire à l'évaporation, au lavage, à l'entretien des organes et prolonger le jeu des fonctions. J'ai suivi, aidé la montée de ces crises, leur durée, leur décroissance, et dans cette *expectation active et soucieuse* je suis arrivé à bon port, avec l'aide de la nature médicatrice.

Deuxième observation. — Le père Philippe, vieillard conservé par la providence, et comme il le disait lui-même, oublié sur la terre par le bon Dieu, a eu six fluxions de poitrine de quatre-vingt-dix à quatre-vingt-dix-huit ans. Aux deux premières j'ai opposé un traitement modérément actif. — Aux quatre dernières, où je me rencontrais avec M. le curé et les religieuses de saint Vincent de Paul empressés auprès de ce curieux et bon vieillard, nous ne faisions plus que de l'expectation pure. Des tisanes pectorales vineuses, du vin dans son bouillon, une légère alimentation, de la chaleur, de la propreté et une assistance affectueuse.

A cet âge avancé l'expectation est de règle.

LES FIÈVRES INTERMITTENTES.

> ..... æstas :
> *Donec erit mitis, raros numerabilis ægros,*
> *Tempora si fuerint torrida, febris erit.*
>
> Dans les étés brûlants, la fièvre règnera.
> Et dans les tempérés, elle relâchera.

Les fièvres intermittentes sont filles de la chaleur des jours, et de la fraîcheur des nuits que la nature ne dispense pas toujours avec mesure. Dans les heures torrides l'organisme a à rafraîchir le corps, à en diminuer le calorique et dans celles qui sont fraîches, qui baissent de 15, de 30 degrés, à le réchauffer, à lui rendre sa température nécessaire ; ce qui est un effort de résistance et un autre de relèvement pour rétablir l'équilibre à court délai. Ce travail fonctionnel est considérable et souvent perturbateur. Cette exigence est à peu près régulière entre le jour et la nuit, d'où l'intermittence, et les trois stades classiques de frisson, chaleur et sueur. Toutefois, cette régularité alternative n'est pas absolue, de là la grande irrégularité des fièvres intermittentes. Aussi les gens de la campagne et du peuple qui ne les connaissent que trop, les appellent les fièvres. tout court, les distinguant bien des fièvres plus précises, muqueuses, typhoïdes, éruptives, ou des inflammations de poitrine et autres. Pour eux ce sont les fièvres, car elles se reproduisent bien au pluriel, en grand nombre et un grand nombre de fois. Elles sévissent isolées ou en masse, et elles reviennent souvent et longtemps. Elles commencent dans l'été, durent un, deux septénaires, et lorsqu'elles sont fortes, qu'elles vont jusqu'à la cachexie, à la névrose chronique, elles se répètent, elles s'hivernent et reviennent pendant des mois, une et deux années. Elles sont irrégulières parce qu'elles suivent les irrégularités, les changements de temps, les intensités des perturbations atmosphériques, les dérangements imprimés aux fonctions, et les arrêts des fébrifuges.

Dans les cas les plus tranchés, leur point de départ est dans la torréfaction qui brûle en effet, qui mortifie des molécules de notre substance, et dans l'ébranlement nerveux, les transitions fortes et subites qui portent le trouble dans tout notre être. La chaleur excessive agit sur les humains comme sur les animaux qu'elle réduit à la fatigue, à la langueur; et plus sensiblement sur les végétaux. Lorsque vous voyez, avant la maturité, les récoltes, les plantes, les herbes, les arbres, souffrir, jaunir, se dessécher, avorter, dépérir ; les brandes arides grillées, la terre fendue, entr'ouverte ; les jardins, les campagnes brûlés ; c'est leur moment. Tous les champs, toutes les plantes ne sont pas frappés absolument. Il y a des parcelles, des endroits qui sont épargnés, des oasis çà et là où la terre a plus d'humus, où sourdille un fil d'eau. Il y a des plantes qui sont de meilleure semence, plus robustes, plus résistantes, d'autres qui sont abritées. Ainsi dans un régiment, une colonie, il y a des groupes, des sujets plus solides, mieux nourris, moins exposés, protégés par quelques ombrages, dans des conditions atténuées et qui se sauvent.

Les facteurs des fièvres intermittentes sont l'intensité de la chaleur et des perturbations atmosphériques, et concurremment toutes les influences qui troublent, affaiblissent, épuisent, dépriment les sujets et les rendent accessibles au fléau. « Par les troubles du temps, quand dans le même jour, tantôt il se fait de la chaleur et du froid, attends les fièvres d'automne.

Per anni tempestates, quando eodem die, modo calor, modo frigor fit, autumnales febres expectato. » (Hippocrate).

Ainsi entrevues les fièvres intermittentes sont des *nécrobies* et des *Névroses* : c'est-à-dire des morts, des mortifications, des compromissions de molécules vivantes ; et des troubles considérables et profonds de la vie radicale, qui la mettent hors d'état d'entretenir la substance de notre corps, fraîche et vivace. Les mouvements contraires, les transitions subites qui frappent le système nerveux l'étonnent, l'abrutissent, l'affolent en lui faisant indéfiniment reproduire la scène de chaleur et de refroidissement et font éclater la maladie.

Les sujets qui sont envahis par ces fièvres perdent leurs forces, leurs chairs, leur couleur, leur vivacité et montrent cet aspect languissant, jaunâtre, navrant, de demi-mourants que les peintres nous exposent dans leurs tableaux lorsqu'ils nous représentent les fièvreux des marais pontains, de la *Malaria* de la campagne de Rome et du Mexique, de l'Afrique, des Tropiques.

Les fièvres intermittentes hantent les pays plats, les bassins bas, sablonneux, les déserts, le voisinage des rivières diffuses, débordant pendant les pluies, se desséchant dans les chaleurs. Elles épargnent les altitudes, les montagnes fraîches. Toutefois, quand la période de la canicule est venue, que l'étoile de Sirius brille d'un éclat brûlant, *cum Sirius ardet*, que le soleil, entré dans le signe du Grand Chien, lance ses rayons les plus chauds, le nord et les plateaux supérieurs cessent d'être épargnés, et les fièvres intermittentes s'étendent plus ou moins à toutes les latitudes : *sub cane aut ante canem febres expecta* (sous le chien ou avant le chien, attends les fièvres). Hippocrate.

On les remarque principalement, elles foisonnent dans les marais et à leurs pourtours, tellement qu'on les appelle aussi fièvres *Marémateuses*. On les attribue alors à des miasmes palustres, maintenant à des nuées de microbes qui s'élèvent dans l'air et que disséminent les vents. Ces miasmes, ces microbes proviennent de la décomposition de tout ce qui vivait naguère dans ces marécages, plantes, mollusques, têtards, vermiceaux, etc., qui est mortifié par la chaleur, qui entre en fermentation et en putréfaction..... Cette théorie est séduisante et accréditée......... Mais...... sur les plateaux élevés il ne manque pas d'étangs, de flaques, de creux, de grandes étendues d'eaux croupissantes, desséchées les étés. Elles sont aussi remplies de résidus, de terreaux que les cultivateurs ne craignent pas, nus jusqu'à la ceinture, de fouiller, d'entasser sur les rives et de ramasser comme engrais. Semblablement on cure tous les ans des kilomètres de canaux et on laisse ce curage sur les berges, des journées, des semaines, s'évaporer, se dessécher avant de l'enlever. Eh! dans ces campagnes, dans ces parages, ces boues, ces fumiers infects n'engendrent pas toujours les fièvres paludéennes! La chaleur y est pourtant suffisante pour putréfier et vaporiser ces détritus? — N'y a-t-il pas là un des facteurs de la fièvre intermittente qui manque ou qui est atténué? Et la chaleur à un plus haut degré, plus permanente dans les bassins, les plaines basses, n'est-elle pas plus nocive encore que les miasmes marécageux ???

LES MARAIS.

Nous ne quitterons pas les marais sans exposer les impressions qu'il nous ont laissées. Un marais est une étendue de terre incomplétement recouverte d'eaux, qui se dessèche les étés, où la végétation est languissante et la culture nulle. Ce sont des espaces sans arbres, sans ombrages, sans habitations, sans médiateurs entre le ciel et le sol. La chaleur diurne y tombe avec toute sa crudité, en soulève l'humidité, et la nuit ne peut plus la soutenir à l'abaissement de la température; les vapeurs retombent en brouillards, en rosées blanches, en givres, et on y ressent un manteau de glace, un froid extrêmement sensible. C'est cette intermittence de la chaleur et de la fraîcheur qui m'a frappé souvent et qui m'a mis sur la voie de l'origine des fièvres intermittentes manifestes.

Eh! les preuves : c'est que les marais séchés, cultivés, bâtis, cessent d'en être les foyers! Témoins Venise, le quartier du Marais à Paris, la Hollande, etc. — Que s'est-il passé dans ces mises en culture, ou en constructions? Par les rigoles, les fossés, les drainages, les conduits, les collecteurs, les remblais, la terre a été séchée, puis labourable, défonçable, perméable. Elle a été vêtue, recouverte d'herbes, de céréales, de légumineuses, de buissons, d'arbres. Elle a été protégée, ombragée; l'air y a été criblé, filtré à travers les plantes, les feuilles, les branchages; la température a été atténuée, rendue plus uniforme. — Dans les villages, les villes qui y ont été bâties, les constructions, les toitures, les cheminées, les murs ont prêté des ombrages, des écrans, et à la fois des condensateurs, des accumulateurs de calorique qui rayonnent les nuits et diminuent les fraîcheurs. Alors il n'y a plus eu ces transitions brusques, considérables et troublantes de nos fonctions.

Venise dans le principe a été une agglomération de cabanes de pêcheurs, puis un refuge, puis une ville extraordinairement située, sur des îlots, des marécages à fleur d'eau, coupée par des canaux constituant ses rues. Elle a été pauvre, malsaine, fièvreuse à ses fondations et graduellement elle est devenue une capitale, la reine de l'Adriatique. Elle a d'innombrables constructions, des palais, des dômes, des ponts, des masses d'édifices, et elle est aussi salubre que les autres grandes villes. Ces montagnes, ces entassements de murailles, tous ces médiateurs entre le soleil et les lagunes font parasols, ombrages, brisent les courants d'air froid, et atténuent à la fois les ardeurs du jour. Ils constituent des calorifères, des accumulateurs de l'insolation des journées qui diminuent les baisses thermométriques des matinées, des soirées, des nuits, des changements de temps, et ils entretiennent une situation plus fixe, plus uniforme. — C'est l'histoire des villes élevées sur des terrains marécageux, et elles sont nombreuses.

Dans les champs conquis sur ces terrains, ce sont les cultures, les arbres, les buissons qui constituent ces médiateurs. — Il semble que les anciens les aient ainsi compris. Lorsque Numa Pompilius sacra l'unique bois qui était auprès de Rome *(et prope lucus erat quem sacravit)* n'a-t-il pas eu la pensée hygiénique qu'il était un purificateur, un correctif, un crible de la *Mala aria* de sa cité naissante et déjà infectée, soit qu'il décomposât les miasmes paludéens, les microbes d'à présent, soit qu'il tempérât l'air en le tamisant à travers le feuillage?

L'idée que je cherche à faire prévaloir sur les fièvres intermittentes est qu'elles résultent plutôt des passages subits, intenses, répétés, alternatifs du très chaud au très frais. — Je ne repousse pas absolument le miasme paludéen, mais ce miasme chargé de putridités, d'animalcules, devrait plutôt produire des fièvres putrides, typhoïdes, muqueuses, tandis que les intermittentes viennent en plus grande quantité dans des pays sans marais, dans des plaines, des déserts brûlants, qui en définitive sont plus étendues, plus communs que les vrais marécages.

ASSAINISSEMENT DU MARAIS DE BLANZAT

Tant que nous parlons marais, racontons de suite, sur le fait et par expérience, comment on les assainit. Une partie de notre ville d'Outre-Cher, de 6,000 âmes, s'est élevée autour et au centre du marais de Blanzat, de trois lieues de circonférence. Nos premières constructions avaient été improvisées à proximité des usines, sur les bords de la rivière et du canal, puis elles se sont étendues jusqu'au fond du marais. Elles ont été faites en plein champ, de la terre creusée sur place et cuite en briques grossières. Les rues n'étaient ni tracées, ni empierrées. Par les pluies, les verriers, les chauffeurs, les forgerons, les ouvriers de tous genres, mal vêtus, mal chauffés, sortant bouillants de leurs halles, de leurs fours, de leurs ateliers, s'enfonçaient dans la boue jusqu'à la cheville, le jour et les nuits surtout. Aussi le choléra a-t-il surgi parmi nous, dans ces quartiers de préférence, en 1854 et 55. — Dans cette épidémie je me suis rendu auprès de l'adjoint, de l'édile d'alors, le comte Palamède de Montaignac, homme d'intelligence et d'initiative, qui s'empressa de faire charrier du gravier et du sable dans ces rues défoncées et qui le premier mit nos ouvriers à pieds secs.

Encouragé par ce succès, je lui exposai ma théorie sur les marais et il commença aussitôt le dessèchement du nôtre, qui constituait en effet la partie la plus insalubre de notre ville nouvelle. L'opération était difficile en raison du défaut de pentes. Cependant par des lignes brisées, des rigoles, de petits, de grands fossés, un collecteur parallèle au canal; par des remblais de laitiers, de cendres, de scories, de crasses des usines, de décombres apportés de partout dans les trous, les excavations, nous sommes arrivés au dessèchement et au nivellement de ce grand cirque marécageux. De nombreuses constructions y ont été risquées, élevées; des routes, des places, des rues y ont été tracées, aménagées ; des jardins, des champs, y ont été faits, conquis. Maintenant notre marais est très cultivé, très habité, et les fièvres périodiques y ont à peu près disparu.

Voilà un exemple récent, comment s'assainissent les plaines, se conquièrent les marais : par des travaux patients, incessants, des constructions, des habitations, par des cultures progressives. — Eh ! savez-vous de combien a été notre expectation et notre assainissement continuel ? de quarante ans !

LES FIÈVRES INTERMITTENTES A MONTLUÇON.

Les fièvres intermittentes étaient donc endémiques à Montluçon et dans ses environs. Elles l'étaient très anciennement, mais elles l'ont été plus remarquablement à notre agrandissement, et elles nous ont causé des préjudices mémorables. Dans les premières années de l'établissement de nos usines, elles étaient si nombreuses, si récidivantes qu'on était obligé d'éteindre les fours et de restreindre les travaux du mois de juillet au mois de septembre. — Pourtant nous étions en veine ; notre situation au centre de la France, la richesse, la multiciplité de nos houillères à Commentry, Les Ferrières, Doyet, Bézenet, Lavernade ; notre rivière, notre canal du Cher, bientôt nos chemins de fer, nous avaient fait coter très avantageusement sur la place de Paris et dans le monde des affaires. Quand la vogue se porte quelque part, elle est entraînante ; mais le vent de la fortune est changeant, la mauvaise réputation de notre bassin fièvreux, la suspension du travail pendant deux mois chaque année devinrent un épouvantail et détournèrent de nouvelles entreprises. — Ainsi la ferblanterie, qui devait positivement s'établir chez nous, monta à Commentry, sur un plateau tourbeux qui n'est pas plus salubre, qui a son marais aussi, mais plus élevé de 170 mètres, et alors moins chaud et moins fièvreux. — Nous perdîmes semblablement une papeterie qui devait s'installer sur les bords de la rivière ; — et une manufacture de porcelaine, le kaolin venant d'Echassières et passant par Montluçon pour aller à Vierzon et à Paris.

Cependant, au bout d'une dizaine d'années, l'acclimatement d'un noyau d'ouvriers fixes se forma, nos frais de construction, d'installation commençaient à se couvrir, la vente de nos produits devenait rémunératrice, et l'aisance se répandait dans la ville et les campagnes. L'agriculture s'améliorait, les terrains, les propriétés prenaient de la valeur, les fermes augmentaient; les paysans, tirant meilleur parti de leurs denrées, s'enrichissaient, se nourrissaient, se tenaient mieux; les chemins vicinaux s'ouvraient de tous côtés, ces maudites fièvres diminuaient dans la ville, dans les faubourgs, les quartiers industriels et dans les campagnes. — Si bien que depuis vingt ans nous en sommes délivrés, ou à peine atteints, et nos travaux marchent et sont prospères.

CARACTÈRE DES FIÈVRES INTERMITTENTES.

Les fièvres intermittentes ne sont pas caractérisées tout de suite. Elles débutent sans montrer aussitôt ce qu'elles seront ? comme les fièvres éphémères, de courbature, de fatigues, d'insolation, muqueuses, typhoïdes, éruptives ou autres. Ce n'est qu'au bout de quelques jours que l'intermittence est manifestement prononcée ; ou bien on les devine parce qu'on tient compte de la constitution médicale du pays et de la saison qui domine. — Elles commencent en général par un frisson, 1er stade ; auquel succède la période de chaleur, 2e stade ; et la période de sueur, 3e stade. Ces trois stades constituent un accès, et un accès se répétant plus ou moins régulièrement et pendant plus ou moins longtemps.

Le frisson consiste dans un refroidissement véritable, un tremblement pénible, à faire claquer les dents, et une sensation de froid profond, jusque dans les os, qui persiste, qui fait encore grelotter alorsque le pouls se relève, que la peau se réchauffe manifestement. Ni le poids, ni le moëlleux des couvertures, ni les bassinoires, ni les bouillantes, ni les sinapismes, ni l'éther, ni le thé, ni l'eau-de-vie, ni les sudorifiques ne l'arrêtent immédiatement. Il faut le subir une heure ou deux avant qu'il se dissipe ; c'est une souffrance, un des temps de ces accès de fièvre.

Après vient la période de chaleur : la figure rougit, s'anime, les yeux sont brillants, le mal de tête est une tension à fendre le crâne et il va s'y déchaîner une tempête dont on ne peut prévoir l'issue. Le malade tout pelotonné s'étend, s'allonge, il s'agite, il rejette ses couvertures, il est dans une chaleur extrême ; il demande à boire, il éprouve une sécheresse aride de la bouche et de la gorge et une soif inextinguible.

Puis au bout de 6, de 24 heures, il y a ordinairement une période de sueur qui doit terminer l'accès, sueur fumante, profuse, épuisante ou modérée.

Le frisson n'est pas seulement un malaise : c'est une période algide et quelquefois dangereuse à traverser. — La fièvre en chaud qui est le stade le plus redoutable va jusqu'au délire, à une agitation folle, ou à l'accablement, au coma mortels. Le cerveau congestionné fortement exhale et filtre des échappements de sang par le nez, par la lame criblée de l'ethmoïde ; et la circulation est si rapide qu'elle s'embarrasse de toutes parts et compromet les fonctions du cœur, du poumon et va jusqu'à l'étouffement, la cyanose, l'asphyxie cardiaque et pulmonaire.

L'estomac est soulevé, convulsé dans des nausées, des efforts, des vomissements incoërcibles excessivement pénibles. — Du côté de l'intestin il y a constipation ou des coliques et des évacuations bilieuses ou dyssentériques et hémorrhagiques même.

Le foie est congestionné, malgré son calme apparent, pris de spasmes dans ses canalicules, ses ampoules, ses granulations qui interceptent la circulation de la bile et produisent des jaunisses très marquées. — Dans ce reflux du sang à l'intérieur, une partie se refugie, s'accumule dans le diverticule de la rate, l'engorge, la tuméfie et s'y établit en obstruction ténace. — Enfin les reins eux-mêmes submergés, troublés, laissent passer des urines foncées, boueuses, sédimenteuses, excrémentitielles, sanguinolentes ; — ces scènes se reproduisent tous les jours, avec une simple rémission, c'est le type quotidien, la fièvre rémittente, — ou d'un jour à l'autre, c'est la vraie intermittente ou tierce ; — ou tous les quatre jours, c'est la fièvre quarte, qui en général s'hiverne.

Si ces accès ne sont pas trop intenses, et ne se répètent que pendant un ou deux septenaires, le malade pourra en être quitte pour la souffrance, l'inquiétude, la contrariété et une convalescence égale à l'état aigu. Mais ils sont parfois si violents, si pernicieux, que la mort s'ensuit. — Le fiévreux tout désorganisé, extrêmement affaibli, hors d'état de rentrer dans ses fonctions normales, languira chroniquement l'hiver et au-delà. — Dans les cas très forts la vie a été atteinte jusque dans ses foyers, les viscères, les fonctions, le système nerveux, tout le corps. L'estomac ne peut se remettre, digérer et refaire, réparer les altérations de substances. Le système nerveux perverti ne peut se régulariser, se rassurer franchement. Il reste étonné, et pour un rien, fatigue, intempérie, émotion, il retombe dans son égarement et reproduit la scène du frisson, de la chaleur, de la sueur et suscite des rechutes indéfinies.

Les fièvres intermittentes sont donc aiguës ou chroniques. Celles-ci comprennent la durée, la pâleur, la maigreur, la décomposition du corps et la névrose ou l'état nerveux qui répète longtemps les accès. C'est ainsi que s'établit la cachexie intermittente qui réduit à la langueur et à l'incapacité pendant des mois et des années.

Traitement.

Le traitement radical, définitif des fièvres intermittentes est donc l'assainissement progressif du sol où elles sont endémiques et que l'on a besoin de conquérir. Il importe pour cela de vêtir les plaines, d'y faire venir des plantes et d'y disséminer des arbres. Quant aux marais dont on ne peut se passer, qui sont près des villes, il faut à tout prix, par des travaux constants, les gagner à la culture, malgré leur stérilité nue, malgré le limon et les joncs qui les couvrent.

> ..... *Quamvis lapis omnia nudus,*
> *Limosoque palus obducat pascua junco.*

Simultanément on y ouvre des chemins, on y fait des jardins, on y bâtit des murs, des maisons. — Mais en attendant cette transformation d'un pays, l'organisation confortable d'une colonisation ; en attendant le retour dans leurs foyers de tant de soldats abîmés par les chaleurs, les intempéries, l'intermittence, voyons comment on peut les traiter, quelle qu'en soit la cause.

Les paysans, les faucheurs, les moissonneurs surpris par ces accès de fièvre se couchent à l'ombre, sur le foin, sur les gerbes, puis regagnent leur chaumière, la ferme. — Les soldats, eux, se forcent tant qu'ils peuvent, jusqu'à la mort, *usque ad mortem*, en face de l'ennemi, dans le péril. Quand ils ne peuvent aller plus loin, ils s'affaissent sur la terre et se recouvrent de leur capote, jusqu'à ce qu'ils puissent se relever, ou être transportés et atteindre à leur tente, à l'ambulance. — La cessation des causes principales, l'abri de la chaleur, le lit, le repos, les boissons tempérantes suffisent quelquefois, pour les faire revenir, à la disparition de la fièvre. Mais la plupart des sujets ne tombent pas à une première atteinte ; ils étaient préparés par des fatigues accumulées, des souffrances, des indispositions antérieures. Un mauvais levain les avait pénétrés, ou s'était développé en dedans d'eux. Leur sang, leurs humeurs étaient tranchés, la substance de leur corps était altérée, leur système nerveux troublé, leur vitalité atteinte. Ces fièvres sont rarement essentielles, simples, mais des maladies complètes, généralisées, à traiter à fond.

Purgatifs.

Nous avons dit que dans ces circonstances il y avait nécrobies, c'est-à-dire des molécules mortifiées, grillées, devenues impropres à une bonne constitution. Parfois, comme dans les fleurs simplement fanées, desséchées et qui sont arrosées, abritées à temps, elles peuvent revenir; mais le plus souvent elles ont perdu leur vitalité et elles doivent en grande partie être éliminées, telles que des corpuscules étrangers. Cette élimination s'opère naturellement par des vomissements, alors fréquents, par des diarrhées, des urines boueuses, et dans les lavages à grande eau de la peau par les sueurs si abondantes de l'intermittente. — Le médecin appréciera si ces émonctoires ont assez fourni ou laissent trop perdre.

Les molécules nécrosées ne résultent pas seulement de l'insolation, elles proviennent autant de la perturbation nerveuse, du malaise général, de l'atteinte portée à la nutrition, à la vie par la chaleur sombre, couverte et par les changements de temps brusques et intenses qui compromettent, qui font mourir quelques particules de nous-mêmes. Les campagnes cultivées, ombragées, les villages agglomérés, les châteaux avec parc, les faubourgs, les villes elles-mêmes ne sont pas absolument protégées et préservées. L'organisme est en lutte perpétuelle avec l'atmosphère et les saisons : l'hiver lutte avec le froid et l'humidité et alors rhumes, bronchites, maladies de poitrine de toute espèce ; l'été, lutte contre la chaleur, la sécheresse et fièvres fréquentes, de gravités variées.

Par l'insolation et à la fois le trouble jeté dans le système nerveux, il y a donc production, développement en dedans de nous de molécules mortes ou mourantes. Du temps d'Hippocrate, de Galien, de Celse, de Sydenham, de Rivière, c'étaient des miasmes, des sucs viciés, des matières peccantes ; de nos jours, par les progrès du microscope, ce sont des sporules, des bactéries, des animalcules, des microbes, des atomes remuants? qu'importe, vivants ou morts, ce sont quand même des corps étrangers, autrefois des ferments, une pourriture, maintenant une espèce de vermine dont il est essentiel de se débarrasser. — Eh! le meilleur moyen c'est la médication purgative : — les purgatifs sont donc indiqués dans les fièvres intermittentes.

Si l'embarras gastro-intestinal est très marqué on administrera un ipéca-stibié, ou un éméto-cathartique : 30 grammes de sulfate de magnésie et 10 centigrammes d'émétique; — la limonade au citrate de magnésie additionnée de 10 centigrammes d'émétique ; ou les eaux laxatives rendues stibiées. — Quand les premières voies sont à peu près libres, qu'il y a peu de tendance aux vomissements, on se contentera des purgatifs simples, proportionnés à la force, à la résistance de la maladie, à la constitution du sujet.

Quinquina et quinine.

Depuis l'importation du quinquina en Europe

par la comtesse Del Cinchon en 1649, et la découverte de la quinine, par Pelletier et Caventou
en 1820, la considération et le traitement des
fièvres intermittentes a été tout à leur spécificité.
On s'est dit : ce sont des maladies qui cessent et
qui reviennent à intervalles, il n'y a qu'à leur opposer l'antipériodique trouvé. Cette explication
et ces deux découvertes ont été si séduisantes que
tout le monde s'y est rallié. Les médecins de partout ont ordonné le quinquina et la quinine à qui
mieux mieux, et les fièvres périodiques ont été
baptisées fièvres à quinquina. Depuis lors chacun
va chercher le spécifique chez le pharmacien, et
beaucoup de maîtresses de maison ont chez elles
un flacon de sulfate de quinine pour leur famille,
leurs gens et leurs pauvres. Sur des conversations
avec leur docteur, la lecture de quelques articles
de journaux, elles en distribuent, à la campagne
surtout, des doses plus ou moins élevées, parfois trop minimes, d'autres fois exagérées. Ainsi,
d'une médication de premier ordre l'emploi du
quinquina et de la quinine est devenu un traitement banal, populaire et en réalité très utile,
quoique souvent insuffisant.

Je suis loin de dénigrer la quinine, je la prescris tous les jours, elle est un de mes remèdes favoris, pourtant je ne l'administre pas seule, je ne lui demande pas plus qu'elle peut donner? Tout en lui réservant le principal honneur dans les fièvres d'accès, je ne la considère pas comme la médication complète, je crois qu'elle a besoin du concours des autres auxiliaires. — On en a tant usé et abusé qu'on craint l'épuisement des salutaires forêts d'Amérique, et l'Académie des Sciences a plusieurs fois mis à ses concours la question des succédanés de la quinine? J'en ai essayé quelques-uns, mais je n'en ai pas rencontré qui la puisse égaler. Devant cette rareté, cette cherté des vrais quinquinas et ces cris de détresse, dans nos pays pauvres, j'ai dû l'employer à des doses restreintes et j'en ai obtenu néanmoins les bons effets. Si j'avais eu le temps de traiter cette question, je l'aurais présentée au point de vue de doses plus modérées. J'y aurais exposé l'économie bien entendue du précieux fébrifuge qui bientôt pourrait nous manquer, la baisse de son prix, la possibilité d'en avoir pour longtemps et pour tous, et, avantages non moins sérieux, de ménager les estomacs, les oreilles, le cerveau des pauvres fiévreux, qui ne sont pas plus avancés avec des doses massives, dont quelques-uns meurent ou en arrivent à cette répulsion, cette horreur bien connue qu'on a érigée en quino-phobie, tant l'abus en inspire le dégoût, tandis qu'avec des doses moyennes on atteint l'effet antipériodique possible, sans préjudice au commerce, à la récolte intensive des bienfaisantes écorces, et sans faire de mal aux malades, sans porter atteinte à leur situation, à leur organisation.

Mes doses dans les cas communs sont de cinquante centigrammes par jour, vingt cinq centigrammes matin et soir ; — un gramme dans les cas graves, chez les sujets robustes, — trente à quarante centigrammes dans les cas bénins et chez les personnes délicates. — Je l'associe en général à un calmant, un à deux centigrammes d'extrait d'opium. Je formule des pilules de quinze centigrammes de sulfate de quinine avec un centigramme d'extrait thébaïque, à prendre d'une à trois pendant deux ou quatre jours ; sauf à y revenir s'il y a nécessité et convenance ; —à la quinine et à l'opium j'ajoute, suivant les cas, la digitale, le musc, la valériane, l'assa fœtida. les antispasmodiques.

Le repos.

Le repos n'a pas l'air d'un remède et pourtant c'en est un bien grand, préventif et curatif, — quand on peut se le procurer.

Mon maître, le célèbre physiologiste Magendie, arrivé aux honneurs, à la fortune et en prenant alors à son aise, après avoir monté, un peu essouflé, les deux étages de notre service à l'Hôtel-Dieu, un jour accablant du mois de juillet, à trente quatre degrés, nous lança cette boutade : « Par un temps pareil que voulez-vous que l'on fasse? Il n'y a qu'à s'étendre à l'ombre et à ne rien faire, comme les sauvages; c'est l'état physiologique, naturel des pays et des temps chauds. » La chaleur est ce qui énerve le plus les hommes, les écrase, les annihile, les rend incapables. C'est ce qui nous les fait assez facilement subjuguer avec quelques régiments sous leurs tropiques brûlants, où ils sont sans forces, sans énergie, sans provisions. — Dans un genre moins scientifique, moins autoritaire, mais plus suave, Virgile nous apparaît dès son premier vers, pensant versifiant, causant, étendu à l'ombre d'un hêtre touffu.

Patulæ recubans sub tegmine fagi.

Ménager l'ombre et le repos à ses ouvriers, à ses soldats, est d'une tactique très habile de la part des colonisateurs et des commandants. A notre fondation, quand nous étions pauvres et nécessiteux, nous travaillions tant que nous pouvions, et davantage. Nous allions jusqu'au bout, jusqu'à tomber et le lendemain nous étions sans ressources. Nous recommencions, dès que nous avions recupéré un peu de force, la nécessité, *dura necessitas* nous poussant et nous retombions ! c'est ainsi que nous avons langui dans les rechutes et les cachexies de la fièvre intermittente, et que nos fondateurs et nos premiers actionnaires ont été induits en pertes... A présent que nos efforts soutenus sont enfin devenus productifs, que nos bases ont été édifiées, nos brèches, nos déficits comblés, que nous sommes relativement riches, la situation de nos ouvriers actuels s'est considérablement améliorée. — Nous avons des avances et nous pouvons nous donner quelques adoucissements, la tranquillité du lendemain, le repos des tristes jours de maladie. Nous avons des caisses de secours bien organisées, à dix mille, dix-huit mille francs de fonds de réserve, et une retenue mensuelle qui nous permettent de payer la moitié ou le tiers de la journée du malade, pendant tout le temps nécessaire, sans l'affamer, sans l'épuiser, lui et sa famille. — Aussi, avec l'assainissement de notre sol, nos maisons plus convenables, plus suffisantes et nos ressources matérielles, nos provisions devant nous, sommes-nous délivrés de nos maladies endémiques, de nos fièvres intermittentes ruineuses. — La quinine, le quinquina, les toniques, les purgatifs, les médicaments y ont sans doute contribué, mais dans mes observations je fais une large part à l'aisance acquise, au repos devenu possible!!!

Nos fièvres d'à présent ne sont en général que des cas bénins et mon traitement est bien simple. Nos hommes sont surveillés, entretenus, comme nos machines, réparés, soignés à leurs plus petits dérangements, nettoyés, purgés, reposés, refaits, tenus, comme nos rouages, le corps aussi net que possible et traités aussitôt dans les maladies qu'on ne peut éviter. — Pour ce qui est des fièvres périodiques nous avons à notre pharmacie une masse de pilules de quinine opiacées, nous en administrons d'une à trois, par vingt-quatre heures ; c'est un fébrifuge et un calmant. — Nos fiévreux ont-ils été refroidis, courbaturés, ont-ils des frissons trop pénibles? potion sudorifique, ammoniacale et laudanisée ; — ont-ils de l'embarras gastro-intestinal, la langue saburrale, le ventre tendu, des urines sédimenteuses? purgation, majeure ou minorative ; — sont-ils affaissés, affaiblis? vin de quinquina, sirops généreux, cordiaux, réparateurs, tisanes amères appropriées, huile de foie de morue ; — ont-ils perdu leurs forces, leurs chairs, leur convalescence se prolonge-t-elle ? une suspension de travail si elle est jugée, certifiée nécessaire!

Ce n'est pas là un traitement de luxe, mais qui est suffisant en général, qui n'est pas trop coûteux non plus pour les compagnies et qui nous assure un bon état sanitaire dans nos usines.

FIÈVRES PERNICIEUSES.

De tous côtés on parle de fièvres pernicieuses et on les dit fréquentes, ascendentes, funestes du 2ᵉ au 4ᵉ accès et *prévues*. J'ai souri aux récits de beaux messieurs racontant dans le monde qu'ils avaient été merveilleusement sauvés par de très fortes doses de quinine très habilement administrée d'emblée ; et des médecins répétant les mêmes miracles ? comme si des doses de quinine excessives dans les fièvres positivement pernicieuses, c'est-à-dire dans des atteintes si profondes, si subites de toutes les fonctions, pouvaient arrêter en 24 heures de pareils désordres *à elles seules* ? et comme si on pouvait les prévoir ? Pour moi qui ai passé ma vie au milieu des fièvres intermittentes, je ne les ai pas rencontrées telles. Mais j'ai eu à lutter, dans des circonstances mémorables, contre des fièvres intermittentes trèsgraves, pendant les périodes, torrides des étés et sous les constitutions médicales, dans les épidémies de ces fièvres. — La perniciosité m'a paru résider dans la *violence* de ces fièvres et dans leurs *complications*. — Quant à la prévision, on aurait pu tout au plus la tirer des intensités des chaleurs des journées et des refroidissements des nuits, des ataxies, des perturbations, du temps ; des fatigues accumulées, des émotions, des positions compromises, inquiétantes, des mauvais régimes, des mauvaises conditions hygiéniques ; et des tempéraments, pas assez tempérés, trop nerveux, trop sanguins, trop bilieux, trop faibles, pas assez élastiques ; des atteintes antérieures déjà portées à l'organisme, d'existences entamées.

Les complications qui font les fièvres pernicieuses sont les exagérations des frissons, les intensités du stade de chaleur, les perversions du stade de sueur ; les troubles du cerveau, des organes de la respiration, des viscères abdominaux.

Les frissons dépassent les proportions ordinaires. Ils sont plus douloureux, plus prolongés : un supplice. Ils se multiplient, ils reviennent à la réaction, qui ne se maintient pas, avant l'accomplissement de l'accès entier. Ils constituent une période algide où le malade brûle et tremble, rougit par ondées et pâlit, où le visage devient bistré, défait, reflète déjà un grand péril. La voix est rauque, cassée, caverneuse, sépulchrale ; le pouls fuyant, petit, râlant. La peau est véritablement froide et pénible au toucher ; comme dans le choléra, et les évacuations cholériques, vomissements abondants et selles déprimantes ne manquent pas. Les assistants sont stupéfiés et les plus habiles médecins surpris d'une invasion et d'une marche aussi rapide qu'ils n'avaient pu prévoir et annoncer.

In febribus acutis si partes externæ sint frigidæ, internæ vero urantur et siti vexantur, lethale est (Hippocrate).

Dans ces fièvres aigues si les parties externes sont froides, mais que les internes brûlent, et que le malade soit tourmenté par la soif, c'est mortel.

Dans cette forme adynamique, le passage au stade de la sueur se fait sans transition, sans que celui de la chaleur ait pu se former. Au lieu de la peau douce, chaude, haliteuse des fièvres normales au déclin, c'est celle des cholériques, froide, glacée, gluante, des approches de la mort ;

et si la cruelle n'arrive pas, elle sera venue bien près :

Sudores frigidi cum febre quidem acuta oborti mortem significant (Hippocrate).

(Les sueurs froides survenant avec une fièvre aiguë signifient la mort.)

Mais où la fièvre pernicieuse se révèle le plus communément, c'est au stade de chaleur. Cette chaleur devient ardente, à 38, 40, 42 degrés même; le pouls lancé bat de 120 à 140. La face est colorée, vultueuse, tuméfiée, cramoisie, cyanosée. La peau est brûlante, fumante ; les yeux sont gonflés, injectés, brillants, la pupille resserrée ; les narines agitées, rougies, sanguinolentes, fuligineuses. La bouche, la langue sont sèches, la soif inextinguible et la déglutition difficile. — Le mal de tête? à la fendre, à éclater, à crier, à être stupide, inconscient, à ne plus s'appartenir! — Les troubles les plus aigus du cerveau se déchainent, délire, agitation, instabilité, spasmes convulsifs; ou bien accablement, coma, état subparalytique. — Le délire se traduit par de simples paroles peu suivies, peu compré-

hensibles, de travers, mal articulées ou un bre-
douillement, des soupirs plaintifs, un marmotte-
ment, ou un dévergondage de mots, de gestes,
de chants, comme d'ivresse, des éclats de rire
navrants, des grimaces, des crachottements, une
gesticulation macabre des bras et des mains,
le tronc et les membres inférieurs restant déjà
engourdis, affaiblis, peu sensibles, en voie d'a-
mortissement ; la conscience de soi-même se perd,
le malade n'est plus *compos sui*, en état de tes-
ter, de recevoir les sacrements complets ; un
voile sombre l'environne ; il ne fait plus attention
à ce qui se passe, ce qui se dit autour de lui. —
Ou il tombe dans l'accablement, l'absorption,
l'assoupissement, le stertor, il touche à l'asphyxie,
à la paralysie. — La poitrine, le cœur, les poumons sont en congestion, en oppression, en
étouffements.

Ubi in febre difficultas spirandi cum delirio contingit le-
thale.

Dès que dans la fièvre survient la difficulté de respirer,
avec le délire. — Mortel.   (Hipp.)

L'estomac a été soulevé par des vomissements
de bile, les intestins ont fourni des matières

brunes, sanguinolentes. Les organes abdominaux sont envahis et englobés dans la tempête; car il s'établit pendant quelques heures un soulèvement des perturbations les plus considérables, une lutte terrible, très incertaine entre la vie et la mort? et si cette lutte se prolonge, si une détente providentielle ne survient promptement, les chances de retour s'évanouissent. — Eh ! ce sont des hommes jeunes, forts, robustes, précieux à l'humanité qui sont ainsi enlevés!!

La fièvre pernicieuse en un mot est le rendez-vous subit de tous les symptômes aigus les plus compromettants.

Traitement.

La fièvre étant très aigue, cérébrale, congestive, inflammatoire, phlogistique, on pensera d'abord aux antiphlogistiques et à l'antiphlogistique par excellence, à la saignée? Si le sujet est robuste, surpris dans l'abondance de son sang, la plénitude de ses éléments et que les symptômes soient aussi sérieux que nous venons de les exposer, on n'hésitera pas, malgré les idées contraires d'à présent. Que s'il y a plus de bruit que de mal, qu'il s'agisse d'un peureux, d'un intolérant, d'un exagéré, on pourra temporiser : pour un feu de paille, de cheminée, on n'a pas tout de suite recours aux pompes, au fléau de l'eau ; mais quand la toiture, les chevrons et les poutres sont envahis, c'est bien un incendie et il faut chercher à l'éteindre à tout prix. — Je regarde donc la saignée comme un devoir dans ces conjonctures suraigues, quand la vie est compromise dans ses foyers. — Il n'y a pas à délibérer si on va affaiblir le malade, l'essentiel c'est de l'empêcher d'abord de mourir !!!

J'ai besoin de dire, dans les temps de système où nous sommes, que je ne suis pas un fanatique : j'ai composé de bonne heure ma science à la manière des abeilles qui composent leur miel du suc choisi de toutes les fleurs. Sans doute la saignée était en pratique à l'époque de mes études, mais elle commençait à tomber en désuétude. — J'ai assisté aux dernières leçons du vaillant Broussais, à ses efforts désespérés pour soutenir sa doctrine défaillante. J'ai suivi les hôpitaux militaires du Val-de-Grâce, du Gros Caillou, des

Invalides. J'ai fréquenté la Charité au moment où florissait le bouillant Bouillaud, le plus grand saigneur d'alors. J'ai visité le hôpitaux de Milan, de Rome, de Naples, et j'ai été frappé de la pâleur des malades. L'enseigne des barbiers italiens avec un bras ligaturé et un beau jet de sang retombant en arcade dans une cuvette m'a fait comprendre que la saignée était d'un usage populaire. J'ai pensé qu'il y avait là une exagération. — J'avais lu Brownn, le précurseur de la médication tonique, en si grande mode de nos jours et Guy Patin le *Laudator* de la *dive saignée*. J'ai passé sous bien des maitres, j'ai été interne à l'Hôtel-Dieu dans un service illustre où l'on ne saignait *jamais*.—Mais quand je me suis trouvé seul au milieu d'une clientèle active et suractive, que j'ai eu charge d'âmes, que j'ai été moi-même, j'ai dû saigner quelquefois, pas mal souvent, par éclectisme..... Non pas dans les fièvres intermittentes bénignes, mais dans les graves, cérébrales, congestives, pernicieuses. Il faut bien du temps, bien du recueillement pour arriver à la vérité et à la déposer dans un livre posthume ; c'est ici un testament de ma part. —

J'ai vu bien des gens pâlis, affaiblis par les saignées, j'en ai vu peu en mourir; tandis que j'en ai noté un plus grand nombre perdus par des congestions et par défaut de saignée.

Mais la saignée lorsqu'elle est indiquée et acceptée ne suffit pas dans ces périls multiples. On appellera à son aide les auxiliaires de toutes ces complications. — On entoure le malade des soins les plus empressés, les plus affectionnés. On cherchera à lui procurer le plus grand repos physique et moral; un bon lit, une bonne assistance, comme dans les moments les plus critiques. — On lui offrira les boissons les plus abondantes, les plus humectantes, les plus tempérantes, les apéritives pour rouvrir les capillaires, les cellules, pour laver le sang et les humeurs échauffés, épaissis, pour rafraîchir les chairs desséchées, pour délayer, liquéfier les boues spléniques, hépatiques, rénales, pour rétablir les circulations, l'élasticité, le jeu des organes.

Le système nerveux est tellement troublé qu'on s'évertuera à le calmer dans les limites du possible. Ma potion commune alors est la potion ammoniacale, laudanisée, renforcée des teintures de digitale, de musc, d'éther, et des antispasmodiques les plus actifs, suivant les occasions. On invoquera, on combinera les opiacés des anciens, et on risquera, dans ces cas désespérés les calmants nouveaux si nombreux, si variés de nos jours, quoique bien insuffisamment sanctionnés par le temps.

Lorsque la maladie se prolongera et permettra un traitement plus complet, on aura recours, le matin de préférence, à la médication purgative, dérivative et dépurative, suivant les règles les plus connues et que nous avons rétablies d'après notre expérience.

Enfin dans ces naufrages imminents, l'ancre de salut devient la quinine! le fébrifuge reconnu depuis cinquante ans, et partout, comme le plus puissant, le plus sûr entre tous. On choisira pour l'administrer une rémission. Pourtant s'il n'en vient pas, en raison de l'urgence, on la donnera néanmoins pendant l'accès même en chaud. On la donnera à des doses plus fortes que dans les fièvres bénignes communes, mais on se gardera des doses massives, désespérées, affolées, qui restent sans effet salutaire quand elles n'en produisent pas de nuisibles. — Un gramme, un gramme et demi, deux grammes par vingt-quatre heures m'ont paru suffisants. La quinine, comme l'opium, comme la saignée, comme la purgation, comme nos plus grands remèdes, est une puissance. Elle a une vertu antifébrile indéniable, mais non absolue, non toujours plus forte que le mal et capable d'arrêter, de prévenir le cours, les retours d'accès pernicieux au-dessus de nos moyens, lorsque la substance du corps est compromise, altérée, et le système nerveux atteint jusque dans ses foyers les plus profonds, *sedibus imis*.

Dans les formes ataxiques, adynamiques, cholériques, algides, bien entendu on ne songera pas aux antiphlogistiques. C'est aux ressources de la médication réchauffante, cordiale, tonique, qu'on s'adressera pour ranimer, pour prolonger une vie qui hélas! nous échappe, c'est le tour des couvertures chaudes, des bouillantes, des frictions stimulantes, spiritueuses, balsamiques. Le vin chaud d'Hippocrate, le thé au rhum, le punch de Magendie, les infusions aromatiques, quelques gouttes d'eau sur les lèvres, sont nos refuges ultimes, notre extrême intervention, sans torturer nos agonisants, sans les déchirer inutilement sous les durs décrets du destin, sans les arracher par lambeaux des dents, des gorges de la mort, *a faucibus orci.*

Forme délirante.

Mon camarade de première communion avait échoué deux fois à son baccalauréat. Il s'en consolait en allant chasser dans les domaines de son père et bravait les insolations et la fatigue. Dans les premiers jours de septembre, il revint avec une forte fièvre qui prit aussitôt les caractères pernicieux. Il avait des vomissements fréquents et pénibles, des selles biliaires, le ventre tendu et sensible, un grand mal de tête, de l'insomnie, des paroles égarées, et du saignement de nez — au troisième jour on fit une assemblée des cinq médecins de la ville, et comme ils me connaissaient tous, que j'étais étudiant en médecine et intime de la maison, on me chargea de faire exécuter la consultation : — vingt sangsues à l'épigastre, lavements laxatifs, compresses d'eau froide et d'eau de Cologne sur le front, sinapismes, frictions sur les membres avec de l'eau-de-vie camphrée, potion de quinine et calmante. — Malgré cela la fièvre montait toujours. Mon pauvre camarade avait surtout un délire gai, bien contrastant avec le danger de sa position, et qui m'est resté à jamais gravé dans la mémoire. Sa figure était changeante, enluminée, jaunâtre, surexcitée. Ses yeux roulaient en oscillations dans leurs orbites, brillants, égars. Il poussait sans cesse des éclats de rire désespérants ; il essayait de se mettre sur son séant, mais il retombait aussitôt, et gesticulait extraordinairement des bras, il me portait des pointes comme s'il faisait des armes, il cherchait à empoigner, il m'appelait Toto, farceur ; il crachait sur ceux qui l'entouraient, et il ne pouvait boire.... ces scènes déchirantes se terminèrent par la mort au cinquième jour. — Sa mère mourut de chagrin dix-huit mois après. Son père a survécu vingt ans, souvenant et toujours bienveillant pour moi.

Forme comateuse.

Un autre de mes camarades en mil huit-cent quarante huit, qui avait donné dans la révolution, fut pris d'une fièvre pernicieuse comateuse ! — Il était devenu lieutenant de la garde nationale, dont j'étais moi-même chirurgien-major. Il fréquentait les clubs, il était de toutes les plantations d'arbres de la liberté, des banquets, des libations, de promenades aux tambours, à la musique, des danses populaires, où il avait beaucoup de succès.... Il avait été nommé à une recette, mais il était sur le point d'y renoncer parcequ'il ne pouvait trouver son cautionnement. — Dans ces conditions de surexcitations et de fatigues, il est pris de fièvre intermittente, au mois d'août. Comme il était robuste, que sa fièvre paraissait légère, je me contentai de chercher à la lui couper par de la quinine, vingt cinq centigrammes matin et soir dans une cuillerée de café noir. — Je l'avais revu le matin, je n'étais pas inquiet, quand le dimanche, à dix heures du soir, on vint me chercher précipitamment au spectacle, mon ami se mourait? — En effet, je le trouvai étendu sur le dos, à peine couvert, le corps brûlant, la figure rouge-brun, sans parole, sans connaissance, presque sans mouvements, oppressé, étouffant, incapable d'avaler une goutte d'eau? — Sa cuisinière me donna aussitôt sa jarretière de lisière, déchira un mouchoir pour des compresses, et nous lui fîmes sur le champ une saignée de deux assiettées! on lui entretiendra des compresses d'eau froide vinaigrée sur le front, on lui appliquera des sinapismes (qu'on ne laissera pas trop longtemps), on lui fera des lotions sur le corps avec de l'eau-de-vie camphrée, et dès qu'il pourra avaler, on lui donnera de l'eau de sedlitz. — Le lendemain je retrouvai mon homme retourné, blotti sur le côté, encore sous le coup de la stupeur, pourtant en voie de prolongation. — Le jour suivant je lui fis prendre de l'eau de sedlitz pour le purger, continuer les pilules de quinine et d'opium. — Le troisième jour il reçut la bonne nouvelle qu'un ami lui prêtait son cautionnement, ce qui le calma et le reposa beaucoup! — Mon camarade s'est sauvé de cette attaque pernicieuse et a parcouru sa carrière.

Forme ataxique.

Simon, 29 ans, retour du service militaire, après ses sept ans, se marie, contre le gré de son père, vieux richard de campagne, avec une jolie vigneronne de Marmignoles. Il s'embauche comme ouvrier à notre glacerie, et tous les jours il faisait matin et soir une marche d'une heure, lorsqu'il ne pouvait traverser la rivière, pour aller à son travail et en revenir, ce qui était un surcroît de fatigue. Il était content d'un côté, sa femme lui avait donné un enfant, sa nouvelle famille était très bonne pour lui, mais son père toujours boudeur. — Au mois de septembre il fut pris comme beaucoup de nos ouvriers d'une fièvre intermittente grave, ardente, congestive, délirante dès les premiers accès, et bientôt ataxique, au 4ᵉ. — Je l'avais saigné aussitôt, purgé, soumis à la quinine, j'y avais joint l'opium, le musc, le camphre, la digitale. Je lui faisais prendre mes paquets de poudre tempérante et dérivative au calomel, la scamonée et la scille. — Mais les frissons se répétant, il avait de l'algidité, des vomissements obstinés, qui résistaient à la potion de Rivière, au thé alcoolisé; il délirait, il tombait de syncopes en syncopes..... Et il fallut succomber et laisser une orpheline et une veuve qui mourut, elle, de vrai chagrin.

Forme adynamique.

Un cultivateur se marie au mois d'août, il s'est fatigué pendant la moisson et surtout dans beaucoup de courses de jour et de nuit pour aller voir sa fiancée et sa nouvelle famille. — On fait une grande noce, mais le jour même il tombe de la fièvre, et je vais le voir.—Il se relève néanmoins, sa fièvre se règle en tierce irrégulière avec des accès ordinaires, d'autres très forts, ataxiques et avec adynamie, une grande prostration; dont toutes les préparations de quinquina, de quinine, les calmants, le repos, les toniques, les antispasmodiques n'ont pu le tirer. Ce mariage a été brisé dès les premières jours, — et la jeune femme a été atteinte d'une névrose des plus tenaces, des plus pénibles.

Forme congestive.

Un cultivateur m'envoie chercher pour son fils de 21 ans qui s'est forcé à faucher au grand soleil, et qui a depuis deux jours une fièvre avec frisson, chaleur, sueur et un *énorme* mal de tête. — Je l'ai saigné et depuis il m'a répété plusieurs fois que je l'avais guéri aussitôt, comme si j'avais emporté son mal dans ma voiture.

Forme paralytique.

Une jeune fille, de Bizeneuille, âgée de vingt ans, avait une fièvre tierce, que la petite sœur Marie lui avait coupée et atténuée à plusieurs reprises. — Comme dans ces fièvres, comme le font alors, en se traînant, les paysans, elle allait quand-même garder son troupeau. Un jour de septembre elle est extraordinairement prise de son accès au champ, tellement qu'elle se décide à retourner à la maison, mais elle s'affaisse sur la route, sur un mètre de gravier et y reste paralysée de la moitié du corps. — La sœur la frictionne, lui met des vésicatoires aux jambes, la bourre de quinine, d'arnica et m'envoie chercher pour une affection aussi grave ? Je constate la paraplégie subite, surprenante, l'insensibilité, la perte de mouvements des jambes, des cuisses, du tronc, la constipation, la rétention d'urines ! — Je n'avais pas de sonde, j'imagine de tailler un tuyau de plume, je la sonde ainsi, je retire une grande accumulation, et j'apprends la sœur à lui rendre ce pieux service, quelques jours plus tard cette jeune fille était morte !

A Beaumont j'ai été appelé pour une autre fille de même âge qui avait eu quatre accès de fièvre et qui était tombée hémiplégique, frappée de paralysie de la moitié du corps d'un côté, le bras, la jambe, la face. Son affection à elle était récente, elle n'était pas épuisée, je la saignai, je la purgeai, je lui administrai de la quinine, un vésicatoire sur la nuque..... Elle mourait aussi, rapidement et à mon grand étonnement!

Forme dysentérique.

Un confrère très inquiet m'envoie chercher

dans le mois d'août pour sa femme qui a eu plusieurs accès de fièvre tierce qu'il a combattus par de la quinine seule. Maintenant elle a des vomissements obstinés, des selles sanguinolentes des épreintes, elle ne peut plus se tenir sur le vase, elle se refroidit, tombe en syncope et elle est dans un état alarmant. Je constate une teinte ictérique, des urines briquetées, la bouche sèche, le ventre volumineux, tendu et sensible. — Je dis à mon confrère qu'il y a là un embarras gastro-intestinal considérable qui domine, en complication de la fièvre intermittente : Il faut avoir le courage d'un *éméto-cathartique;* puis des boissons abondantes, humectantes, des lavages; après des petites purgations minoratives et reprendre l'usage de la quinine, en pilules opiacées? — Madame prit une bouteille de limonade au citrate de magnésie additionnée de 10 centigrammes de tartre stibié, en 4 verres, de demi en demi-heure, qui produisit des évacuations abondantes par le haut et par le bas, et qui décida de la crise et de son salut! Les petits moyens complétèrent sa guérison.

Forme pneumonique.

Un rustre, *solidis fondatus ossibus*, cylindrique, gros et large de poitrine et de ventre, vivait avec son fils de trente ans dans son petit domaine de la commune de Givrette. Cette plaine est basse, humide et fiévreuse, brûlante dans les grands jours ; froide les nuits, les vapeurs y retombant en brouillards et en *givre* dès le soir, les trois quarts de l'année, de septembre à juin de la saison suivante. — Chacun a son moment, son tribut à payer tôt ou tard. Tout acclimaté qu'était bien notre homme, il fut atteint d'une très forte fièvre intermittente. Je le saignai, malgré ses 60 ans, je le purgeai et je lui donnai mes pilules de quinine et d'opium. Mais je ne pus arrêter court sa fièvre violente, ni éteindre l'incandescence qui le brûlait. Ce sauvage, passez-moi cette critique, ne gardait pas le lit, il rôdait en chemise dans ses bâtiments, dans ses petits chemins autour, il s'échappait tout seul sur les bords de son ruisseau à sec, mais conservant quelques flaques d'eau sous les saules et les vergnes, et il s'y étendait, il s'y vautrait ni plus ni moins qu'un de ses animaux ! — Si bien qu'il en rapporta une fluxion de poitrine. — L'ayant saigné au début, je le traitai par le kermès, les potions sudorifiques à l'ammoniaque, au laudanum et à la digitale, par les vésicatoires et la quinine. Comme il était très solide il se sauva, mais il resta profondément atteint et hiverna ses fièvres en tierce et en quarte, passant et le reprenant irrégulièrement. — Son fils, qui est resté un de mes amis de la campagne, en venant me payer au bout de l'année, m'a raconté qu'il avait acheté une bonne pièce de vin nouveau, qu'il l'avait installée dans sa chambre et que pendant tout l'hiver il avait bu de cette tisane jusqu'à se griser! C'est ainsi par le repos de l'hiver et l'expectation que se passe la cachexie intermittente dont il nous reste à parler.

Cachexie intermittente.

Lorsque la fièvre intermittente a été très forte ou longue, rebelle à couper, elle porte une atteinte profonde à la constitution et le sujet tombe dans la cachexie paludéenne, disons plutôt intermittente. Les Grecs appellent ainsi κακὸς ἕξις, κακὸς χυμὸς la mauvaise manière d'être, la mauvaise habitude, les mauvais sucs, la mauvaise composition du corps. Cette cachexie et cette cacochymie résultent de l'intensité de la fièvre aiguë qui tout d'un coup a tué, mortifié un grand nombre de molécules en dedans de nous, ou qui à coups répétés, par la ténacité, la multiplicité des accès a produit les mêmes nécrobies des particules demi-mortes, intercalées aux vivantes, et introduites dans l'économie, l'habitude de la scène, frisson, chaleur et sueur.

Considérez en effet ces fiévreux ? Ils ne sont pas toujours alités, mais ils sont particulièrement frappés : leur figure est pâle, languissante, sans vivacité, sans énergie ; leur port chancelant, leur démarche traînante, leurs mouvements ralentis, affaiblis, impuissants. Leurs joues sont creuses, leur nez allongé, leurs lèvres amincies, décolorées, leurs membres fondus, ramollis, décharnés, exsangues, sans nourriture. Interrogez leurs fonctions ? Ils n'ont plus d'appétit, ils voudraient manger par raison, mais ils ne le peuvent pas, et quand ils se forcent ils ont des dérangements, des vomissements, des diarrhées, des indigestions; leur estomac, leurs entrailles n'en peuvent pas faire.

Vivez en commun avec eux : la fièvre les reprend tous les trois ou quatre jours, ou irrégulièrement. Ils ont huit jours de bons, on les croit en voie de guérison ? par un temps plus chaud ou plus froid, pour le plus petit écart, pour rien elle revient obstinément. — Ils se décident à l'hiverner, on espère dans le printemps ? des accès, des rechutes se répètent et dans l'été et dans l'automne suivant et pendant un an ou deux.

Quartanæ et erraticæ ætivæ plerumque breves existunt, autumnales vero longæ, præsertim vero quæ hyemen attingunt.

Les fièvres quartes et erratiques estivales pour la plupart sont de courte durée, mais les automnales sont longues, surtout celles qui atteignent l'hiver.

Devant ces fièvres ruineuses de la santé et de la bourse, voyez ce qui se passe dans la nature parmi les hommes des champs qui sont le plus exposés aux fièvres? Ils se procurent d'abord des remèdes, puis ils s'en dégoûtent, puis ils n'ont plus le moyen d'en acheter.. Les paysans sont solidaires entre eux ; amis ou ennemis, ils vivent à peu près en commun, en voisins forcés. La terre est bonne mère, elle les nourrit à peu près sans travail, ils se prolongent en mangeant tout de même un peu de pain, et après avoir langui des mois, des années, pour la plupart ils se relèvent : ou ils n'auront traversé que quelques mauvaises années.

Cette observation collective est décourageante et consolante à la fois. Elle démontre que si le remède définitif est difficile à trouver, au fond de cette langueur il reste l'espérance qu'avec assez de temps, et quelques moyens d'existence et de prolongation, on peut en guérir. Tandis que la tuberculose et le cancer ne comptent que quelques cas exceptionnels de salut, dans la cachexie intermittente le plus grand nombre s'en tire. — Nous avons pris pour point de départ les hommes primitifs, en lutte ouverte avec le sol et l'atmosphère ; mais les gens aisés, riches, les ouvriers, les employés des villes, des administrations, du gouvernement, les soldats eux-mêmes si exposés dans les pays chauds, ceux qui ont entrée dans les hôpitaux, ceux qui sont secourus à domicile par les compagnies, les municipalités, les associations de bienfaisance, sont beaucoup mieux partagés. Ils sont sujets comme les autres à la durée de la cachexie, à des rechutes interminables, il leur faut de longs congés, une assistance inépuisable, une tolérance persévérante ; mais ces efforts généreux, ces sacrifices sont en général récompensés ; et toutes les fois qu'on répare à peu près ses désastres c'est une consolation.

Le traitement de la cachexie intermittente est de la prévenir autant que possible par les précautions hygiéniques, par des temps de repos, par une nourriture suffisante pour entretenir les forces et la résistance et par un bon traitement les premiers jours. Lorsque cette chronicité s'est établie quand même, on continue la lutte contre la persistance de la fièvre et les lésions et les troubles généraux qui sont survenus, mais avec moins d'acharnement, par des moyens mitigés ; ce sont des purgatifs minoratifs, de loin en loin on boira de la quinine, de temps en temps des calmants, et à cette période les toniques associés aux fébrifuges, les sirops, les décoctions, les vins de quinquina, les amers..... et beaucoup de ménagements, de temporisation, d'égards, de pitié, de petits secours pour les indigents, les braves gens que la maladie indéfinie a fait tomber dans la misère ou dans la gêne.

Il est si difficile de se débarrasser des fièvres intermittentes chroniques une fois enracinées en dedans de nous, qu'on se rend à cet effet aux efforts les plus désespérés. Ces moyens sont les uns violents, répugnants, coûteux et presque tous empyriques. Mais les gens se les procurent et les avalent quand même, tant ils sont ennuyés et lassés de ces retours indéfinis. Ces remèdes maintenant sont en général à base de quinquina, de quinine, de gentiane, des amers les plus forts; de canelle, de girofle, de rhubarbe, de jalap, de scamonée. Ils sont en bols, en tablettes, en pâte, en poudre, en préparations thériacales; en vins, en sirops, en élixirs. Là c'est le remède d'Orléans, d'Aurillac, de Marcillat,.... et ici, plus autorisés, l'arsenic, l'iode, les iodures, les ferrugineux combinés de cent manières; plus récemment nous

aurons l'antipyrine, l'anti fébrine, les salicylates,
etc., etc. — Les uns insignifiants, et ce sont les
moins mauvais, agissent sur l'imagination et
rendent l'espoir et la patience ; les autres sont
suractifs et il est bon de s'en défier et de les surveiller. — Je les ai vu prendre et j'ai dû même
les administrer à des généraux, des colonels, des
militaires, des directeurs, des employés de nos
usines ; parmi le peuple crédule et dans toutes
les conditions, ces préparations m'ont paru avoir
quelques effets, avoir reculé, dérangé les accès ;
mais chez la plupart ils reviennent obstinément
après une certaine suspension, de sorte que les
plus enthousiastes, leur expérience personnelle
faite, les abandonnaient et ne les recommandaient
plus aux autres ; c'était bien décourageant, mais
il fallait en passer par le temps, par une longue
attente, et une évolution d'un an à dix huit mois,
dans les cachexies complètes, jusqu'à ce que
l'harmonie soit rétablie dans les fonctions, le calme dans le système nerveux, les molécules fié-
vreuses éliminées, remplacées à nouveau et la
substance du corps refaite,

Le changement d'air et de pays est bien un

excellent moyen ; mais à moins de rentrer chez soi ou de porter atteinte à sa propre position c'est un parti difficile à prendre et à ordonner. Pour les soldats qui passent alors d'un état pire à un état très atténué, c'est certes le meilleur ; ils retrouvent le repos du corps, de l'esprit, l'air natal et le foyer paternel. Mais déjà pour les officiers et les gens en place, c'est un préjudice. Eh! dans les cachexies profondes ne comptez pas sur une réparation rapide.

Aux changements d'air se rattachent les eaux. Eh bien! tous ceux qui ne sont pas trop épuisés et qui le peuvent s'en trouvent mieux ! Et même de toutes les eaux, celles qui agissent particulièrement sur la peau et celles qui atteignent les viscères, celles de Néris dont les Romains se trouvaient si bien qu'ils y avaient bâti une ville, celles de Vichy, de Bourbon, de Bourbonne, de l'Auvergne, des Pyrénées, etc., en bains, en boissons pour celles qui se boivent aussi. J'en ai vu des avantages très marqués, et si elles ne guérissent pas complétement et rapidement, c'est une bonne étape vers la réparation. . . . . .

. . . .

Les fièvres intermittentes font partie des fléaux qui s'appesantissent sur nous, qui s'atténuent, se suspendant certaines années, puis reviennent avec une nouvelle intensité, une plus grande extension, comme tous les fléaux. Elles sont vieilles comme le monde, elles nous ont envahis lorsque nous avons peuplé la terre : du moment qu'il y a eu des plaines nues, arides, marécageuses, chauffées, grillées par les ardeurs des journées d'été, refroidies pendant les nuits par l'absence des rayons du soleil et par la chute des vapeurs retombant en brouillards, en rosées givrées, glacées, ou par la mobilité du temps et des vents. — Le père de la médecine en parle comme étant très connues à son époque, et il les décrit avec les stades et les types qui sont arrivés jusqu'à nous, et que nous maintenons. Il les dénomme πυρετοι διαλειποντες fièvres lâchant (quittant) ; à intervalles, c'est bien dire intermittentes καθημεραν, de chaque jour, quotidiennes τριταιοι, de 3 en 3 jours ; τεταρτοι de 4 en 4 jours, πλανητες erratiques. — Les Latins qui se rapprochent plus de nous les ont traduites en *febres intermittentes, quotidianæ, tertianæ, quaternæ, erraticæ*.

Les fièvres intermittentes ont quelque chose de si spécial, que dans tous les siècles on a cherché des spécifiques à leur opposer. Cependant les bons praticiens n'ont pas cessé de considérer les exagérations, les complications, les troubles de fonctions et de substance constituante qui les accompagnent et qui sont plus graves que l'intermittence elle-même. Dans l'impossibilité de les couper, de les arrêter sûrement, ils en reviennent pour la plupart à la médecine fondamentale, physiologique, générale. Ils tâchent d'agir sur le sang, par les émissions sanguines et ses modificateurs, sur les humeurs qui abreuvent le corps par les purgatifs, les dépuratifs, les apéritifs; sur le système nerveux par les calmants, par les amers, les toniques, les reconstituants, par le repos ; et sur l'ensemble de la constitution, par l'expectation. — L'expectation bien entendue, bien appliquée qui est notre médication la plus précieuse dans les maladies à long cours, dans les cachexies ; — Eh ! voilà pourquoi, sous ce texte, dans la troisième partie de ce livre j'ai introduit l'étude des fièvres intermittentes.

ACCOUCHEMENTS

Faut de la patience, pas trop n'en faut.

Mais l'application de l'expectation la plus grande entre toutes, la plus fréquente, la plus journalière, est celle qui convient dans les accouchements. Savoir attendre et faire attendre alors est un tact, un don inappréciable, à la condition de ne pas en abuser. En effet elle suffit dans l'immense majorité des cas, 90 ou 95 fois sur cent, avec les simples précautions hygiéniques, et même sans elles chez pas mal d'imprudents. Ce n'est pas trop s'avancer, je crois, que d'évaluer à 3 ou à 5 pour cent les occasions dans lesquelles il y a lieu à une intervention forcée. Mais sur un million par an d'enfantements en France, et des millions dans le monde entier, c'est une proportion assez respectable, et faut-il être à la hauteur de ces exceptions, y être préparé à l'avance et savoir s'y conduire lorsqu'elles nous surprennent. Il importe incontestablement d'attendre, de ne pas se presser, de surveiller l'état naturel, ses retards, ses caprices, mais à la condition de comprendre le moment où commence l'état contre-nature et où survient l'opportunité, la nécessité d'agir. — Quelques exemples nous démontreront mieux ces distinctions que les règles formulées, hélas ! remplies d'irrégularités.

Expectation forcée. — Un 31 décembre, un jeune homme très attristé se présente chez moi et me presse de venir secourir sa femme en mal d'enfant depuis quatre jours, et qu'il ne voudrait pas laisser mourir sans qu'elle ait été accouchée. Il est déjà venu à la ville, il y a deux jours, chercher un autre médecin qui n'a pu se rendre sur les lieux, et qui sur sa réponse, à lui, que c'était la tête qui se présentait, avait dit qu'elle s'accoucherait toute seule avec la sage-femme de campagne? Mais les choses ne sont pas plus avancées et la pauvre patiente s'épuise...... Nous partons par un temps rigoureux, de neiges qui siègent depuis dix jours, par les côtes du Cher, pour Sainte Thérence. Je laisse ma voiture sur la rive gauche de la rivière, au domaine de Prat, nous descendons et nous remontons le ravin après avoir traversé le torrent sur des plateaux de glaces relevés et formant un pont à jour. Nous arrivons à la nuit dans une maison de cultivateurs, où il y a seulement du feu dans une grande pièce, et pas même de cheminée dans la chambre des nouveaux mariés, un appentis.

La femme a 23 ans, primipare, robuste, bien constituée. Elle pousse des cris plaintifs, elle accuse des coliques, des efforts, mais improductifs. Sa peau est peu chaude, son pouls petit, sa figure anxieuse et altérée. Le ventre est sensible au toucher, les eaux se sont échappées, le col est assez dilaté, mais la tête reste obstinément haute, au détroit supérieur. — J'entre en rapport avec ma malade, je la fais réchauffer avec des couvertures chaudes, avec des bouteilles aux pieds, et je lui fais prendre une infusion de tilleul vineuse, pour la préparer au grand travail qu'elle aura à accomplir. — J'avais fait apporter de la pommade de belladone, du seigle ergoté et une potion calmante. Je frictionne le col avec de la pommade, je le soulève, je l'élargis avec les doigts pour le stimuler et réveiller ses contractions, et celles de toute la matrice ; mais je ne réveille pas grand chose. — Alors je tente l'application du

forceps; trois fois il glisse entre la tête et le cercle
pelvien et n'amène rien. — Cependant je m'a-
nime, je quitte mon habit malgré le froid, je fais
relever mes manches jusqu'au dessus des
épaules et je me mets énergiquement à la Version,
qui est laborieuse, l'utérus étant à sec et contracturé. Néanmoins à force, à force d'efforts, j'amène
l'enfant violacé, ecchymosé, mort-né depuis plusieurs jours; et je procède à la délivrance immédiatement. — Nous prenons tous du vin chaud,
un petit verre pour l'opérée, je recommande pour
elle de la chaleur à l'extérieur et à l'intérieur,
du tilleul, du bouillon, sa potion calmante, une
cuillerée de deux en deux heures; de surveiller
la montée du lait, de ne la purger que plusieurs
jours après, et de revenir me consulter. — Hélas!
elle mourut cinq jours après.

Ici l'expectation forcée par la rigueur du temps,
les neiges, la glace, les chemins dangereux, avait
été trop prolongée. — Il est probable que si cette
forte femme avait été accouchée deux ou trois
jours plus tôt, elle aurait pu se sauver; — car les
accouchées aux fers, après des manœuvres, des
foulures effrayantes, ont le plus souvent des suites

de couches aussi et plus heureuses que bien d'autres après des enfantements spontanés et des plus bénins.

2ᵉ *Expectation raisonnée mais exagérée.* — Une de nos intimes me raconte souvent la couche de sa fille. Elle a duré *cent heures*, qu'elle a cruellement comptées. C'était dans une ville assez considérable et dans les meilleures conditions d'aisance et de précautions. Il y avait deux médecins et une sage-femme. Le travail était lent, douloureux. La mère s'inquiétait et voulait me faire venir, mais à plusieurs reprises on lui répliquait : il faut douze heures, six au moins, pour arriver et d'ici là ce sera fini. La présentation est normale et il n'y a qu'à attendre. Le travail était intermittent, à retour de douleurs pénibles et qui n'aboutissaient pas. — Enfin on se décida à appliquer le forceps et on amena asphyxié, violacé, mort-né, un *garçon*, ce qui augmenta la désolation. — Les suites de couches furent longues, maladives, sub-inflammatoires. Madame se remit néanmoins ; mais depuis douze ans elle n'a pu en avoir de nouveau, malgré les eaux les plus accréditées et les médications, les opérations, les sondages, les cautérisations, les raclages, les injections spéciales, désespérées des gynécologistes les plus renommés. — On suppose qu'il y a eu inflammation de l'utérus, dépouillement de sa muqueuse interne, cicatrisation vicieuse et obstruction des orifices et des conduits des trompes de fallope. — Chaque année on se résigne, on perd l'espoir de ne plus avoir d'enfant, de ne pas transmettre un beau nom, une belle fortune, et c'est un chagrin profond, difficile à surmonter. — Ici l'expectation avait été exagérée.

3º *Expectation suffisante.* — J'ai été choisi dans une famille considérable d'une petite ville de nos environs pour assister une jeune femme dans ses couches. Le moment est arrivé, les eaux sont rompues, les douleurs se manifestent, mais elles ne se suivent pas ; elles s'arrêtent, reviennent et ne chassent pas. Tout le segment inférieur de l'ovoïde utérin est dur, contracturé et retient. La matrice entière est dans un état rétif, d'étonnement, d'appréhension, ne veut ni faire, ni laisser faire, ni pousser énergiquement, ni permettre de la dilater, d'empoigner et d'extraire. — Ni le seigle ergoté, ni le bain de siège, ni le grand bain, ni la pommade de Belladone, ni la potion calmante ne rendent à l'utérus ses contractions expultrices normales.

Nous attendons deux jours et deux nuits; c'est une certaine expectation pour une famille anxieuse, une pauvre patiente, et pour un médecin très occupé.. Cependant, d'un commun accord, nous nous décidons à agir. Nous appliquons le forceps au détroit supérieur? Bien entendu il glisse, et à trois reprises. — Alors je me mets à la Version, j'amène les pieds, les bras, le tronc, mais la tête ne veut pas franchir le cercle de coarctation des zones inférieures de l'utérus... Eh! nous sommes précisément dans la rue où dix-huit mois avant un fœtus a été détronqué, la tête abandonnée dans la matrice et la mère morte des suites de cette couche funeste. — Je suais de fatigue et d'émotion, cependant, à force de patience, de tractions bien ménagées, le doigt dans la bouche, un crochet dans l'oreille, je finis par amener l'enfant en entier.

Malgré toutes ces manœuvres violentes, les suites ont été bonnes. — L'année suivante, Madame est redevenue enceinte, on m'a continué la confiance, j'ai insisté sur la saignée de précaution à mi-terme ; on y a consenti, à la condition que je viendrais la faire moi-même. J'ai retiré de cinq cents à six cents grammes de sang, j'ai recommandé une alimentation modérée et nous sommes arrivés à un bon résultat.

Deux ans après, nouvelle grossesse, même précaution et nouvelle couche heureuse ! Madame a le bonheur d'avoir deux beaux enfants.

4° *Défauts d'expectation, dramatiques.* —

D'un de mes bons confrères de l'arrondissement, sympathique entre tous, je reçois cette dépêche : Venez vite, château de... apportez forceps. J'arrive dans une famille en émoi, déjà impatiente et où on tient passionnément à un héritier. — On me presse d'examiner. Je dévore mon souci et je balbutie diplomatiquement que rien n'est encore avancé et qu'il faut attendre.

Nous sortons dans le jardin avec mon excellent confrère et je lui déclare qu'il y a un applatissement latéral du côté droit du bassin et que l'enfant ne passera pas en entier. Il est très étonné, il me raconte que Madame a un oncle médecin, qu'il l'a examinée et fait vérifier par un confrère accoucheur, et qu'ils ont permis le mariage. — Il est vrai, m'avoue-t-il, qu'elle est boiteuse d'enfance. Si ce n'est pas de coxalgie, elle peut l'avoir été de convulsions subparalytiques qui ont atrophié, diminué, raccourci ce membre et arrêté le développement du cercle pelvien de ce côté de l'os des îles.

Le mari presse son médecin familier de lui faire connaître mon appréciation....... Il exhale un profond désespoir, il pleure, il entre en fureur, il ne peut croire à un si dur destin, il veut me renvoyer et mander un autre accoucheur. Mon doux confrère le calme et nous demeurons en temporisation le jour et la nuit. Toutefois, la mère et le frère font comprendre la position à la malade. — Et c'est elle qui, le lendemain, à onze heures, se résigne et me demande de faire mon devoir, l'indispensable. — J'ai appliqué le forceps à plusieurs reprises, en serrant la tête, inutilement. — On me demande la Version ; je m'y refuse : ce serait nous exposer à une opération honteuse, à ne pouvoir retirer la tête !

Enfin toutes les résignations prises, le petit

baptême administré, avec le perce-crâne j'ouvre les fontanelles, je vide le crâne, je l'écarte, je casse les os, je cramponne mes crochets, dans les oreilles, à la voûte palatine, sur les rochers, sur l'occipital, aux risques de mes pauvres doigts tout écorchés et j'amène la tête écartelée, couverte de cervelle, horrible à voir, à la grande émotion de mon sensible confrère.

Avant de quitter cette famille désolée, je crois pouvoir laisser cette consolation: que Madame redeviendra probablement enceinte, qu'alors on pourra songer à la diète, lactée ou non, au *cura famis*, la cure par la faim, par une grande privation d'aliments, et par les saignées qui rendent la mère plus souple, un peu plus large et dilatable, et l'enfant plus petit, la tête cartilagineuse, compressible, comme j'y suis parvenu dans une famille que ces dames connaissent parfaitement; — ou bien à l'accouchement anticipé, à huit mois, — ou bien, tout bas au mari, à l'opération césarienne???

Madame redevint en effet bientôt enceinte! on avait manqué de précaution dans la première

grossesse; dans la deuxième on ne sut pas attendre.
On s'adressa à un autre médecin qui entreprit
l'accouchement anticipé à sept mois, l'enfant ne
fut pas viable; — la mère mourut de métro-péritonite; — et quelques mois après, le mari fut
pris de fièvre cérébrale congestive!!!...

*Cinquième observation. — Expectation
heureuse.* — Un très honorable confrère de l'arrondissement était en faction depuis deux jours
auprès d'une de ses clientes les plus affectionnées
et croyait que c'était un cas de forceps, mais il
n'osait pas l'appliquer seul. Il nous envoie chercher deux confrères et nous partons en poste. —
A notre arrivée, Madame n'a pas le pouls élevé
ni fréquent, ni la peau chaude, ni la figure colorée, animée, elle ne marque pas, elle n'a pas les
grandes douleurs, violentes, concassantes; et c'est
la tête qui se présente. — Elle a 33 ans, elle est
primipare, à cet âge le travail est ordinairement
plus lent! En ma qualité de plus ancien, du *cunc-
tator*, j'opine pour attendre. On nous demande
si nous voulons déjeuner avant ou après l'opération; je m'écrie avant (pour gagner du temps).
— Nous fîmes prendre à madame une petite po-

tion calmante, nous la rassurâmes de notre mieux et nous la laissâmes tranquille, seule avec sa garde, pendant trois heures. — Nous déjeunâmes longuement, nous causâmes beaucoup, comme entre confrères amis, sans rivalité, nous fîmes force tours de jardin....... Et on vint nous chercher, Madame souffrait davantage. Les douleurs se succédèrent normalement, et en une demi-heure elle mit au monde un garçon vivant ; puis la délivrance ne se fit pas attendre.

Combien cette dame s'est trouvée heureuse et nous est reconnaissante de l'avoir fait échapper aux fers effrayants, et à la Version infanticide, trop souvent, hélas! par la compression des vaisseaux nourriciers conducteurs de la circulation materno-fœtale, pour peu que la tète tarde à suivre le tronc et à franchir le bassin.

DÉLIVRANCE.

Mais lorsque l'enfant vient d'être mis au monde, naturellement ou artificiellement, l'accouchement n'est pas fini. Il y a encore un temps à accomplir, le petit, l'accouchement secondaire à parfaire, temps qui est aussi traversé par des irrégularités et des dangers. C'est la *Délivrance*, c'est-à-dire l'expulsion spontanée ou l'extraction forcée de l'arrière-faix, du dernier fardeau qui surchargeait la femme enceinte. L'arrière-faix comprend tous les annexes du fœtus dans la vie intra-utérine, le placenta, les membranes de l'œuf et le cordon ombilical.

Le placenta, étymologiquement, eu égard à sa forme, est un gâteau de chair cellulo-sanguine qui relie le fœtus à sa mère, qui assure à la fois sa nutrition et prépare son indépendance. C'est un médiateur, un plastron, une éponge, un réservoir de sang, qui est placé, plaqué sur les parois utérines. Il est composé de lobes, de lobules, de cotilédons qui entrent, qui s'enchassent dans les anfractuosités, des empreintes, des loges superficielles des parois. C'est une construction temporaire en vue de la construction du produit de la conception jusqu'à son édification complète ; une sorte d'échafaudage, mais qui n'a pas sa raison de subsister, qui doit disparaître, être rejeté ou enlevé dès que le fœtus est parvenu au jour.

Les membranes sont les lambeaux déchirés de la poche hermétique, close de toutes parts, qui contenait les eaux où l'homunculus flottait, ballottait, nageait, essayait ses mouvements à l'abri des résistances, des compressions, des chocs, où il était dans une chambre de sûreté.

Le cordon est cette torsade à trois brins des vaisseaux ombilicaux, la veine et les deux artères, reliées par du tissu lamineux, de la gélatine et une doublure, une gaine de l'amnios, qui établit la communication la plus essentielle entre la mère et le fœtus. Il a de 40 à 60 centimètres de longueur et la grosseur du petit doigt. Il est blanc, azuré, brillant, satiné, très souple, très glissant et a beaucoup de tendance à sortir prématurément, ce qui constitue un danger. Il conduit le sang vivifié de la mère au nouvel être et le ramène, après que tout son petit corps en a été abreuvé, pour être rafraîchi, renouvelé dans le placenta comme dans une espèce de poumon, un organe d'hématose.

Mais quelque admirable et important que soit

tout cet appareil fœtal, il n'est que provisoire, exclusivement de la vie intra-utérine; l'accouchement fait, il n'est plus nécessaire et il importe essentiellement qu'il soit rejeté en entier. Eh! il arrive quelquefois qu'il est retenu en totalité ou en partie. Tantôt il est trop adhérent et n'a pu être décollé, tantôt la matrice coarctée par des spasmes, des contractions, l'empêche de sortir, l'emprisonne, par un étranglement, comme dans le fond d'une gourde. Tantôt c'est l'inertie des couches musculaires qui ne se froncent pas et qui ne chassent pas. D'autres fois il y a des lobes trop adhérentes, ou bien le placenta est friable et se déchire en morceaux qui restent engagés.

Lorsqu'il demeure en entier, c'est une préoccupation inquiétante et un danger véritable, et lorsqu'il reste en morceaux profonds, fichés, collés, peu saisissables, la position n'est pas moins grave. Ils empêchent la fermeture du col qui a déjà acquis beaucoup d'étroitesse. Ils restent engagés comme des coins d'écartement qui entretiennent la matrice entr'ouverte, qui l'irritent et qui appellent le sang. Ils constituent un stimulus morbide, une grosse épine qui maintient la matrice en efforts, en ténesmes, en hémorrhagies, en coliques, en troubles locaux et généraux, qui ôtent le sommeil, l'appétit, empêchent la montée du lait et sa sécrétion, déterminent une maladie, une mauvaise suite de couche.

Non seulement ces morceaux de placenta sont des épines, des noyaux, des corps étrangers, mais des amas de gangrène, de pourriture, des foyers d'infection. En effet, l'air parvient jusqu'au col utérin et décompose ces morceaux de chair qu'il peut atteindre, particulièrement la partie inférieure, mal abritée de ces bouchons. Il en résulte une putréfaction, un ramollissement de l'extrémité vaginale et une puanteur, une fétidité extraordinaire. Sous cette influence, cette inoculation putride, la matrice souffre, entre en inflammation, sa muqueuse perd son intégrité, les orifices des trompes peuvent être obstruées et une affection organique s'en suivre. Enfin une pareille infection est dangereuse aussi pour l'état général.

Pourtant il y a des médecins et des accoucheurs qui n'en prennent pas tant de souci. Je me suis même laissé dire qu'il y avait des auteurs qui professent que ces morceaux de placenta finissent par être expulsés spontanément ou résorbés; — que le placenta lui-même pouvait être résorbé en entier et abandonné ??? — Sans doute le destin, souvent si cruel, accorde des chances miraculeuses et permet des survivances aux plus grands désastres : (*Un* sur les 300 Spartiates des Thermopyles; un Horace contre trois Curiaces, des débris de notre campagne rigoureuse de Russie.....) La vitalité est telle, la fortune si capricieuse, qu'il y a des sujets qui se tirent des plus grands dangers, des maladies, des blessures les plus fortes. Il y a les corps étrangers les plus étonnants qui sont usés, fondus, résorbés ou logés en dedans de nous d'une manière surprenante : mais ce sont là les exceptions les plus exceptionnelles auxquelles il n'est pas prudent de s'exposer. — Pour moi, quelque porté que je sois vers le naturisme et l'expectation, je n'ai jamais pu rester inactif devant ces accidents de la délivrance, et j'ai toujours extrait le placenta entier, ou tout ce que j'ai pu saisir des morceaux compromettants qu'il m'a été possible d'atteindre, — comme les exemples suivants en feront foi.

1re observation.—Délivrance au 11e jour.—Stérilité. — Un jardinier, près de l'hopital, me demande pour sa femme, âgée de 23 ans, primipare, accouchée depuis onze jours, et qui ne se remet pas. Elle est toujours dans le sang, en coliques, en efforts, en fièvre, sans appétit, sans sommeil. La montée du lait ne s'est pas faite, et ils ont dû mettre leur enfant en nourrice. — En raison de ses pertes continuelles je la vérifie?..... Je tombe sur une masse de chairs mollasses, qui remplissent le col, et mon doigt en rapporte une odeur infecte, caractéristique, qu'il suffit d'avoir sentie une fois pour s'en souvenir toute sa vie. — Je dis qu'elle n'a pas dû être délivrée complétement et je me mets en devoir de la débarrasser.—Je ramène une masse pyriforme, compacte, rouge, enduite de sang à la base, ramollie à la pointe, frangée, gangrenée, en pourriture repoussante. — Je recommande des injections aromatiques, des préparations de quinquina, des boissons vineuses; et cette malade se remet si bien que ces braves gens m'ont voué une reconnaissance et une affection qui ne se sont jamais démenties depuis 48 ans.

Toutefois, la femme est restée désormais *stérile* : plus de conceptions, malgré leurs désirs d'une plus nombreuse famille ! — Leur enfant meurt à 25 ans ! ! — Et ces honnêtes et simples gens m'ont, souvent répété : sans cet accident de délivrance nous aurions pu avoir d'autres enfants, et à la fin de notre existence nous ne nous trouverions pas dans la tristesse et la solitude ! ! !

Manuel opératoire. — Pour opérer ces délivrances tardives, je mets l'habit bas et je prends position pour longtemps, d'une demi-heure à une heure. J'introduis un seul doigt, puis deux, puis toute la main, si c'est nécessaire. Je dilate le vagin lentement, doucement, graduellement, puis le col, sans déchirer, sans entamer le tissu de l'utérus. Je fais mon chemin petit à petit. Je m'efforce d'arriver derrière, au dessus de la poire ; je recourbe mon doigt ou mes doigts ou ma main lorsque j'ai outrepassé et je ne ramène que lorsque j'ai pu faire crochet, empoigne au-dessus du corps étranger, sans l'écraser, l'entamer autant que possible, la masse du placenta comprimé, d'urcie par les efforts, les contractions de l'utérus et l'obtenir en entier; ce qui est une grande satisfaction et une preuve manifeste, matérielle de l'obstacle qu'il y avait et de la difficulté vaincue.

La plus célèbre de nos accoucheuses m'a souvent appelé pour des enchatonnements et m'a répété qu'elle admirait ma patience, mes efforts et mes succès.

2ᵉ *Observation*. — Un soir de février un exprès vient me chercher pour Mme ***, en hémorrhagie. — Nous partons la nuit en voiture découverte, pour quatre lieues dont moitié traverse, par une forte gelée, des glissades, des ornières et des croûtes de terre faisant grosses pierres et cahot à chaque pas. — A peine arrivés, Madame, que je connaissais, que je rencontrais dans le monde, est prise de scrupules et ne veut plus me voir ni se laisser examiner. Elle a une certaine expérience, elle a eu deux enfants, son accoucheuse lui a assuré qu'elle était bien délivrée et elle espère n'avoir pas besoin de soins extraordinaires. — On était si troublé dans cette bonne maison qu'on ne donnait ni une avoine à mon cheval, ni un verre de vin à mon domestique et qu'on ne m'offrit pas un verre d'eau chaude.

Cependant les hémorrhagies se répétèrent. M. le curé, les religieuses de l'endroit intervinrent, imposèrent ses devoirs à Madame et on me renvoya chercher le lendemain. — C'était bien un reste de placenta, engagé, fiché dans le col comme un coin et tenant l'utérus écarté, en efforts et en hémorrhagies. — J'en fis l'extraction lentement, laborieusement, en dilatant l'utérus, en faisant arriver mon doigt très haut, derrière la masse placentaire.

Depuis ce service manifeste, nous sommes restés dans les meilleurs termes de clientèle et d'amitié.

3°. La nièce d'un membre de l'Institut, venue dans une de ses propriétés de nos environs, s'y accouche en temps de vacances, sous la direction d'une de nos meilleures sages-femmes. — Pourtant elle ne se remet pas, elle souffre, elle est agitée, elle a de la fièvre, des pertes extraordinaires, fétides et un écoulement de sang continu. — Sa mère, une parisienne, se tourmente, se plaint d'être échouée dans un pays arriéré, où il n'y a pas même un accoucheur ?..... Mille pardons, Madame, vous en avez un devant vous, et le camarade, l'ami de plusieurs membres de l'Institut, Gosselin, Claude Bernard, Nélaton, Richet....... Je ne m'étais pas pressé d'examiner localement Madame, par respect, par pudeur. — Mais à mon 2me voyage, je réclamai une exploration complète ? Je rencontrai un bouchon placentaire, et après un travail long, fatigant, minutieux de dilatation, de pénétration profonde du doigt, de deux doigts en crochets, j'amenai une masse rouge de chairs et de caillots feutrés que je déposai sur le marbre blanc de la commode, pour me débarrasser et justifier la longue et pénible manœuvre que j'avais exécutée au fond des parties sexuelles de cette jeune femme délicate et distinguée.

Ce coup de maître, avec le corps du délit, la pièce de conviction, me valut le retour de la mère, qui dès lors me combla de politesses. — Mais sa fureur se reporta sur l'accoucheuse. Elle monta même, je le suppose, son gendre qui refusa les honoraires de la sage-femme. On alla en justice de paix, et je perdis les bonnes grâces de cette charmante confrèresse qui affirmait n'avoir jamais fait une délivrance incomplète.

4°. Une femme, belle comme Vénus sortant de l'écume des flots, vient d'un autre continent, *multum jactata*, jetée çà et là, ballottée par bien des évènements sur mer et sur terre, *mare et terras*, échouer à Néris. Elle était partie pour l'Europe et la France afin de se faire traiter d'une métrite, une de ces maladies à la mode dans toutes les parties du monde. — Après un traitement spécial et deux mois de cautérisations à Paris, par les plus célèbres gynécologistes, elle est envoyée en août à nos eaux sédatives et cicatrisantes, de Néris. — Elle prend bains et douches intérieures! Sa métrite augmente, se complique d'hémorrhagies torrentielles, à en mourir! On télégraphie son mari, bien loin, on prépare l'embaumement..... Toutefois, en désespoir de cause, on m'appelle? on me prie d'être très sérieux : (sans doute parce j'ai dans mes livres un chapitre sur les affections vénielles de l'utérus et contre les cautérisations dans ces cas). — On écarte aussitôt la possibilité de la grossesse, la conception ayant été impossible ? ? ?

— Dans les affections utérines, mon renseigne-
ment est surtout le doigt, le toucher. Je rencontre quelque chose, une masse, une poire d'an-
goisse à travers le col de l'utérus..... Nous
sommes dans une ville d'eaux, au fort de la saison, en quelque sorte dans un beau quartier de
Paris, je suis un peu en toilette, la malade de-
mi-morte, sans connaissance, je demande la permission de quitter mon habit, de relever mes
manches au milieu de ces écoulements de sang,
je me poste solidement, je travaille et, au bout
de trois quarts d'heure, j'amène une masse piri-
forme, placentaire, tassée, comprimée, cellulaire
à l'intérieur, vernissée, enduite de sang coagulé!
que je dépose sur une assiette blanche devant
deux très honorables confrères, que j'aime et honore, tous les deux décorés de la Légion d'Honneur.

L'épine hémorrhagique, le coin, le bouchon,
le corps étranger enlevé, — je propose, comme
pour mes autres femmes en pareil cas, des boissons vineuses, du vin, des aliments graduels;
une certaine expectation pour réparer le vide du
sang.....

Et cette femme splendide, d'une blancheur marmoréenne, d'un corps sculptural, académique, s'est rétablie peu à peu et est repartie pour son continent lointain, sans que je l'ai revue, sans qu'elle sache qui lui avait sauvé la vie.

5°. La femme d'un cabaretier, sur la route de Néris, accouchée depuis *dix-sept jours* par une sage-femme répandue et depuis traitée par un médecin, me fait appeler *in extremis*. Elle est pâle, exsangue, sans bien sa connaissance, incapable de se soutenir sur son séant, demi-cadavérisée. — Dès l'ouverture de son lit, je sens cette odeur de placenta en pourriture ! Je suis aussi à la minute, on sait ce que c'est qu'un médecin très occupé et pressé. — Sans préambule, je mets aussitôt l'habit bas et je travaille dans cet utérus, avec patience, avec ménagements, avec la résignation pieuse à un cas gravissime d'une femme à sauver ? ? ?

En effet, je la délivre, elle revient à la vie par le vin qui lui refait du sang, mais elle en avait tant perdu, qu'elle reste deux années décolorée, pâlie de ses hémorrhagies à fond. — Aussitôt qu'elle peut marcher, elle s'empresse de venir me remercier et me payer. Elle m'apporte treize francs en pièces de vingt sous et de dix sous pour mon opération et mes visites réitérées. — Mais souvent quand je passe, elle se précipite à sa porte et elle me salue du corps, de la figure et des yeux comme une intime.

6°. Un artisan court à ma voiture, nous fait un grand signe d'arrêter et monte à côté de moi.... Il n'a qu'une fille de 28 ans. Ils ont perdu leur enfant unique du croup, il y a trois ans. Elle s'est accouchée d'un enfant vivant, qui leur rend l'espérance. Mais, depuis *deux jours*, elle n'est pas délivrée, et les deux médecins et la sage-femme qui l'assistent disent que ce n'est pas *nécessaire*??? — Le train va partir dans un quart d'heure : Je vous en supplie, venez avec moi... Je laisse ma voiture et je me jette en chemin de fer.

Aussitôt arrivé, par convenance scrupuleuse, je cours chez mes deux confrères : ils sont en tournée. — Je rentre et, sur les instances du père, de la mère, de la jeune femme et du mari, j'explore. Le placenta entier est bien dans la matrice. Ces braves gens me pressent de l'extraire, en vue de mon retour. — Les manches relevées jusqu'aux épaules, je me mets à genoux sur le lit et je commence mon travail de dilatation du vagin, à passer la main entière, puis du col à outrepasser le bras jusqu'au fond de l'utérus, jusqu'à l'épigastre.

Au bout de trois quarts d'heure, mes deux confrères arrivent. — Ah! je suis d'abord allé vous chercher chez vous, mille pardons, je suis en fonction? Parbleu, si nous eussions pensé que l'opération fût nécessaire nous l'eussions faite. Mais dans ce cas, chez cette jeune femme très délicate, nous n'avons pas voulu la fatiguer davantage, l'exposer à des hémorrhagies. Tels et tels auteurs en crédit professent et écrivent qu'on peut laisser le placenta et qu'il est résorbé à la longue!!!

Je ne discutais pas, je travaillais sans relâche malgré les murmures derrière moi, inspiré de la mémoire du bon *Dionis* qui, dans ses opérations longues, incertaines continuait quand même, malgré les chuchottements, les blâmes, les haussements d'épaules des braves confrères de l'entourage. — Enfin, couvert de sueurs et de sang, j'apportai mon placenta tout entier et ses annexes que je déposai aux yeux de tous sur un grand plat.

Mes confrères retournèrent à leurs occupations et me laissèrent me débarbouiller. — Ces braves gens me servirent une soupe, un œuf et une pomme, — et de la meilleure grâce, sans marchander, me donnèrent pour honoraires cinq pièces de vingt francs que je fus heureux, en rentrant, d'offrir à ma jeune belle-fille en cadeau et en souvenir.

7°. La femme d'un savetier, Giraud, rue des Serruriers, dans une vieille maison, une ruche de pauvres gens, accouchée depuis huit jours, est mourante d'hémorrhagie, suite de fausse couche. La comtesse de *** lui envoie du vin et lui fait dire d'appeler le docteur Dechaux. Je monte dans un galetas, traversé par une poutre surbaissée à laquelle je me suis heurté plusieurs fois. J'aperçois une femme exsangue, couverte de haillons trempés d'eau froide sur un grabat tout mouillé, à laquelle on pousse des injections phéniques, et qu'on accable d'antiseptiques, sous la direction d'un médecin de la nouvelle école.

J'ai senti l'odeur de la gangrène et je me mets

aussitôt à l'œuvre ; je travaille à la dilatation, à l'introduction de la main, quand survient une trèsjeune sage-femme, une débutante de la maternité de Paris, pourquoi ne la nommerais-je pas? Mlle Béchet. Elle me relève mes manches, elle presse sur l'hypogastre pour m'aider. Enfin, enfin j'apporte encore et j'étale sur une assiette mon débris feutré, comprimé, ensanglanté de placenta, dont la partie vaginale est frangée, ramollie, gangrenée. — Sentez cela, jeune fille, prenez cette leçon d'un simple praticien : ne glacez jamais vos malades en hémorrhagies, d'eau froide. Pensez que lorsqu'une accouchée de 8, 10 et 17 jours continue à perdre beaucoup, c'est qu'il reste probablement un placenta ou quelques cotylédons. Tâchez, chez les femmes pauvres, d'introduire votre main effilée au fond, derrière le corps étranger et de l'extraire, ou bien faites appeler un médecin et inspirez-lui la recherche, l'opération que vous venez de me voir faire.

La bonne comtesse, les sœurs de charité, les dames de la miséricorde sont venues voir la femme Giraud, lui ont donné du vin, de la viande, du linge....., Et les locataires de cette grande et vieille maison m'ont dit: « Ah ! celle-ci vous l'avez bien sauvée, nous en sommes tous témoins. »

HERNIES ÉTRANGLÉES

Sero medicina paratur cum malum per longas invaluerit moras.

Dans les hernies étranglées il convient d'une certaine expectation, de deux à cinq jours, pour s'assurer si elle est simplement engorgée ou véritablement étranglée ; mais, suivant l'aphorisme ci-dessus, il faut se garder de trop attendre. Depuis 12 ans, depuis la mort de mon père qui était son chirurgien, toute la contrée de Montluçon vivait et mourait sans une seule opération de hernie étranglée. A mon retour, ma réputation se répandit et j'ai eu l'occasion d'en faire de temps en temps, de loin en loin, comme se présentent ces graves accidents dans lesquels le chirurgien apparaît comme un sauveur, comme

ayant incontestablement rendu la vie à son semblable. J'avais été préparé par mon père qui, dès
mon enfance, m'avait emmené dans trois cas
pour voir, me frapper et aider un peu. Puis
j'avais été en effet aide de mes professeurs dans
les grands hôpitaux de Paris.   .   .   .   .   .   .

.   .   .   .

.   .   .   .

1°. Au cinquième jour d'étranglement, avec
mon confrère Courthaudon, j'ai opéré le coque-
tier Perché, dûment administré, son testament
passé, la nuit à 10 heures à la lumière, Il s'est
sauvé, il survit depuis 48 ans , et a fait sa fortune.

2°. La même année, au quatrième jour, j'aiopé-
ré, avec mes deux confrères Pracros, père et
fils, un jeune homme de St-Priest de L'Harpe,
dont la hernie inguinale s'était étranglée en
fauchant : *Je le pansai et Dieu le gayrit*. Cet
homme est devenu petit propriétaire et le sacris-
tain d'Arpheuilles.

3°. La femme Brunot, cloutière sous la porte
de ville de St-Pierre, étrangle sa hernie cru-

rale, en tendant ses draps un jour de Fête-Dieu pour le passage de la procession . — Sauvée.

4°. Un métayer du vicomte de Montaignac, au Plaix de Chamblet, a sa hernie inguinale bien positivement étranglée depuis quatre jours. Mon confrère Pangaud que j'avais emmené pour m'assister, et qui ne pouvait croire à mes opérations, passa deux heures, impatientantes, à forcer la réduction. De guerre lasse, et les parents et le malade réclamant finalement l'opération, je dis à mon confrère : Je vais vous montrer l'empreinte de vos doigts sur l'intestin que vous avez foulé par votre taxis forcé. En effet le sac ouvert, il vit, tous virent deux empreintes, deux ecchymoses de la grandeur chacune d'une pièce de 20 sous sur l'anse intestinale. Le boyau meurtri demeura paralysé trois jours, sans contraction, sans laisser passer les matières, dont la circulation se fit attendre tout ce temps. Néanmoins le salut fut encore obtenu.

5°. A Néris la femme d'un tisserand était en étranglement depuis cinq jours. Je l'ai opérée avec le vieil officier de santé Forichon. — Heureusement.

6°. A Néris encore, sur la promenade en face des moulins, au mois de **juillet**, au fort de la saison, alors qu'il y avait bien des médecins qui prenaient les eaux, un cas de hernie étranglée se présenta chez un jeune homme de 18 ans. Plusieurs savants confrères s'empressèrent auprès de cette famille peu aisée et firent des tentatives considérables de réduction, dont les échos se répandirent parmi les baigneurs. L'inspecteur de Laurès s'écria : « Il n'y a qu'à aller chercher Dechaux qui est compétent dans ces cas-là. » Je fis l'opération avec lui, à six heures, au moment où tout le monde dînait. Nous trouvâmes l'anse intestinale violacée, ramollie, sifflant par échappement de gaz. — Nous réduisîmes tout de même, en n'enfonçant pas trop l'intestin au-delà du canal inguinal. Le rétablissement partiel des selles s'effectua. Toutefois il s'établit un abcès et une fistule séro-stercorale qui fournit pendant trois mois. — Pourtant la cicatrisation s'effectua, la canalisation se rétablit et s'élargit. — C'est actuellement un des forts mineurs de la houillère des Ferrières, et un père de famille.

7°. Dans la commune de Néris, à Bourdessoule,

la femme d'un mineur fut prise d'étranglement et m'appela. Je demandai l'opération et la permission de revenir le lendemain avec un confrère ; un exprès vint me prier de venir seul, qu'on aurait pour m'aider, sans frais, le médecin de la mine, chargé de soigner les ouvriers gratuitement. — J'allai deux jours de suite à Bourdessoule sans le rencontrer au rendez-vous. — Alors, sur les supplications de la pauvre patiente, je l'opérai seul avec mon fils, collégien de 12 ans. — A peine le sac ouvert, l'intestin était percé dans tout son calibre, il se précipita à torrent un seau de matières accumulées depuis 10 jours au-dessus de l'étranglement. — Cette brave femme survit avec un anus contre nature. *Sero* trop tard.

8". J'ai été mandé, par les deux confrères Pracros, père et fils, à Marcillat, pour une vieille dame, bienfaitrice de l'église. — A mon arrivée elle expirait—Trop d'expectation.

9". Par les mêmes Pracros, j'ai été appelé auprès de M. le curé de Virelet. Par excès de pudeur, seul de lui-même, il s'était foulé, meurtri, ecchymosé pour rentrer sa hernie de force. — Il finissait à mon arrivée. — *Sero, serissimo*, bien trop tard.

10°. A Montaigut, Puy-de-Dôme, j'ai opéré un meunier avec l'assistance d'une tante du célèbre ministre de Napoléon III, Rouher. — Ce malheureux avait été maintenu deux jours à la glace à l'intérieur et à l'extérieur sur sa hernie. Lorsque j'eus dégagé l'intestin, il était violet, froid, il avait dû être paralysé, il ne se contracta pas, la circulation des matières ne se rétablit pas, et il succomba. — J'ai accusé la glace dans ce cas.

11°. J'étais parvenu trois fois, péniblement, à réduire la hernie crurale de Mme Binon, à intervalles d'un an à 18 mois. La 4°, je n'ai pas pu. Elle était devenue adhérente. — Nous l'avons opérée avec mon jeune confrère Besson. L'intestin était complétement adhérent au sac. Nous avons eu bien de la peine à décoller, dédoubler, disséquer minutieusement les deux feuillets, sans perforation. Mais nous avons eu bien de la satisfaction : elle s'est sauvée, elle vit, et la cure est radicale, en ce sens qu'elle n'a plus besoin de bandage.

12°. Les vieilles hernies, souvent engouées et réduites laborieusement, contractent des adhérences qui deviennent des complications graves. J'ai opéré à la campagne, avec un jeune confrère, une femme dont la hernie ancienne s'était étranglée. Je crois que nous nous sommes trop pressés, que nous n'avions pas, comme dans le fait précédent, rompu toutes les brides, toutes les adhérences. Les vomissements, la constipation ont persisté, et cette opérée a succombé. — Ici pas assez de précautions.

13°. Un de nos plus honorables confrères de nos environs nous envoie de la campagne une femme de 46 ans, d'une constitution magnifique, bonne mère de famille, en étranglement de hernie crurale, pour l'opérer à l'hôpital et la mieux soigner que chez elle. A son arrivée il y a une rémission des symptômes ; le hoquet, les vomissements, les coliques cessèrent à peu près. La tumeur devint molle et moins douloureuse. Nous donnons des bains prolongés, des calmants et nous attendons ainsi cinq autres jours. Nous pratiquons néanmoins l'opération... L'intestin apparaît comme une prune violette, et ramolli. Le lendemain cette bonne femme était morte, à nos grands regrets ! — A l'autopsie, nous constatâmes que l'intestin s'était crevé dans le ventre et qu'il y avait une péritonite.

14°. Dernièrement, 11 novembre 1889, je viens d'opérer, à mes 75 ans, *manu secura*, le fils Chabot, imprimeur, agé de 23 ans, au 4° jour de sa hernie inguinale étranglée, avec l'assistance de mon honorable confrère Besson. L'opération s'est bien faite, il y avait entero-épiplocèle. Le ventre n'a pas tardé à faire entendre des borborigmes, des gaz sont partis en avant-coureurs, puis les matières sont descendues et ont repris leur circulation. — Nous avons ôté les épingles de suture le 3° jour. — J'avais intentionnellement avivé, entaillé tout le canal inguinal et l'anneau pour obtenir des adhérences, une occlusion et la cure définitive de la hernie. Il y a bien eu inflammation et suppuration, mais l'occlusion ne s'est pas effectuée. Ce jeune homme est guéri, mais porte encore son bandage.

15°. *Hernie ombilicale.* — Mon ami Demarquay a écrit que la hernie ombilicale étranglée était plus dangereuse à opérer que les inguinales et les crurales et qu'il fallait faire tout notre possible pour les réduire.

La comtesse de ＊＊＊ a la sienne étranglée depuis quatre jours avec les symptômes locaux et généraux. Deux confrères avaient épuisé leurs moyens, leurs efforts, leurs remèdes et maintenaient leur noble malade à la glace *intus* et *extra*, en attendant un chirurgien de Paris qui devait venir le soir.

— Cependant on m'appelle le matin. J'examine, j'essaye, je n'arrive pas du premier coup. Cependant je demande la liberté d'agir de toute ma persévérance et de toute ma force, au milieu des plus grands ménagements. Je quitte mon habit, je monte à genou sur le lit, devant la famille et mes deux confrères. Je refoule doucement, obstinément, de mes deux mains, de mes avant-bras, de mon genou de ma *tête* ; je sue sang et eau, mais j'arrive à la réduction !

— Je me fais apporter une petite soucoupe de vermeil que j'avais remarquée en entrant ; j'y place deux mouchoirs fins en attendant un coussin de ouate que me font les femmes de chambres et nous passons une serviette en ceinture.

Le soir, quand arriva le maître, j'avais dû repartir ; mais l'affaire était faite, et il n'eut qu'à envoyer de Paris un bandage ombilical bien confectionné.

Les domestiques ayant répété que, dans mes longs efforts, j'avais maintenu la hernie, qui s'échappait sans cesse, avec ma *tête*, la légende se répandit dans le pays que j'avais *planté le poirier* sur le ventre de Madame la comtesse.

DES PLAIES DES DOIGTS ET DE LA MAIN.

Les doigts sont ces colonnettes extrêmement sensibles, mobiles, flexibles, profondément séparées, opposables entre elles, qui rayonnent du centre de la main. Ils sont un des apanages de l'homme et le distinguent des animaux. L'embrasse de la main avec ces crochets, ces pointes, ces pinces, ces empoignes, peut exécuter les œuvres que Dieu lui a départies et qu'il apprécie du haut descieux. Les doigts sont des tentacules, des avertisseurs, desexplorateurs, et des conducteurs de l'innervation. Le main est l'organe du toucher qui nous donne tant de renseignements, tant de connaissances, qui est le plus positif des sens, celui qui redresse les notions que les autres nous ont fournies.

Lorsque la main n'est pas assez forte, assez fine, assez résistante, notre génie lui fait fabriquer des instruments très déliés ou très forts ; mais elle reste toujours *l'instrument des instruments*, la maîtresse qui les fait aller aux besoins de nos conceptions. — C'est par la main que nous surmontons notre faiblesse native, notre nudité, que nous savons nous vêtir, nous loger, nous nourrir, que nous nous défendons, que nous nous protégeons contre tout ce qui nous menace et nous environne. C'est par elle que nous nous illustrons dans les arts et que nous exécutons les opérations, les travaux, les monuments dont les sciences nous ont donné les idées et les moyens.

Les doigts et la main font donc partie de nos organes, de nos membres les plus importants et on nous pardonnera, après 50 années passées au milieu des fabriques, des usines, des blessures quotidiennes de ces extrémités sans cesse en jeu et en périls, d'en parler avec quelque enthousiasme et d'appeler l'attention, la pitié, la plus grande sollicitude sur leurs blessures, leur conservation et l'expectation nécessaire à leurs réparations.

La main est constituée par la peau, les ongles, du tissu cellulaire et du tissu fibreux, des vaisseaux sanguins et lymphatiques, des nerfs, des tendons et une charpente osseuse.

Les ongles sont ces lames cornées, transparentes, rosées qui servent d'armature à la première phalange, qui la soutiennent, qui la fortifient. Ils sont implantés solidement dans un repli du derme, où ils prennent racine ; ils adhèrent à leur partie moyenne, par leur face interne, à la couche mince de chair au chorion qui tapisse le dos des phalangettes, et fixés, cousus, sur les côtés, par un ourlet qui les maintient bien appliqués. Destinés à la lutte, au travail, à s'user, à se casser, à se déchirer, ils poussent et se renouvellent sans cesse. Par leur bord libre, ce sont des tranchants, des couteaux, des ciseaux, des pinces, des poinçons, des burins, nos premiers instruments, nos armes natives, les appuis, les griffes rudimentaires des animaux. Leurs blessures sont donc sérieuses et leur conservation importante.

La peau de la main est serrée à sa face palmaire, lâche à la face dorsale, simplement plissée dans la jeunesse, ridée, lâche, élargie dans la vieillesse, à force de mouvements qui l'ont distendue et ont épuisé son élasticité. A la face palmaire, elle est sillonnée de raies, de reliefs, de coutures, de piqûres profondes qui la retiennent au niveau des articulations et des plicatures qu'elle devait subir dans la flexion. Suivant le genre de vie des personnes, elle est épaisse, rugueuse, calleuse, brunie, chez les ouvriers, ou fine, blanche, rosée, chez celles qui ont le privilège de la vie oisive ou des occupations délicates.

Elle est doublée de tissu cellulaire lamelleux à larges mailles, à la face dorsale pour l'aisance et l'extensibilité, tandis qu'à la face palmaire ce tissu est dense, fibreux, cordonné, adhérent à la charpente osseuse. Toutefois il est séparé par des écartements, des loges où sont intercallés des capitons de graisse pour procurer des coussinets, des tampons, de la bourre, afin d'amortir les pressions et les chocs. Ce tissu cellulaire gras et ferme entretient la souplesse, la malléabilité de la main, sans compter que les glandes sudoripares qui l'humectent lui donnent sa fraîcheur, son moelleux, la douce onctuosité sous-épidermique nécessaire à ses papilles sensitives pour leur netteté.

Les artères de la main s'élancent de la brachiale, droites, directes, courantes jusqu'aux arcades palmaires profondes et superficielles, qui s'anastomosent largement entre elles pour bien y assurer la circulation. Et de leurs demi-cercles partent comme des traits deux artérioles pour chaque doigt, une de chaque côté, jusqu'à leur pointe. — Les veines sont surtout dorsales, pour éviter les pressions de la flexion et ne pas gêner le retour du sang. — Cette arrivée du sang rectiligne, sans encombre, rapide, abondante, réchauffe la main, l'anime, favorise sa vitalité et ne la fait pas trop souffrir de son éloignement du cœur. Cette circulation active, cette abondance de sève, de chair coulante, nous donne la raison du saignement des doigts à une piqûre, une coupure à leurs blessures de tous genres, de tous degrés et de la possibilité, avec de tels apports de matériaux, de limon, de lymphe plastique, de réparer leurs atteintes.

Les nerfs sont tendus comme des fils électriques du plexus brachial à la main, où ils arrivent en gros cordons et où ils se ramifient à l'infini envoyant un rameau à chaque muscle et en un filet imperceptible qui s'épanouit en houpe, en frange, en pointe dans chaque papille sensitive pour y répandre partout, en nappe, à profusion, le fluide nerveux et y établir le sens du toucher.

En effet, la main entre le *censorium commune* et le monde extérieur est comme un rhéophore, un plateau électrique qui transmet les volontés, les impressions du cerveau et qui lui renvoie les dépêches, les notions qu'elle reçoit. Elle se moule, se modèle, s'applique sur les objets ; elle les enlace, elle les embrasse, elle les presse, elle en perçoit les qualités et elle les reporte au centre nerveux. — A ce point de sa nervosité, elle est aussi un langage, un sentiment, un plaisir, une volupté, une consolation. La mère, la nourrice, tient avec jouissance la main de son enfant, et à sa satisfaction, à lui, à son contentement, elle lui promène la sienne sur son petit corps.

En retour, l'enfant lui en fait autant sur son sein, sur son visage, sur celui qui le chérit, qui le caresse. On se dit bonjour, adieu de la main. Le salut de la poignée de main est si amical, si fraternel, si universel, qu'il en est devenu banal. Qui n'a frémi à l'effleurement, à l'abandon de la main aimée? Dans ce moment de ravissement, toutes les papilles nerveuses s'animent et sentent, même à travers le gant. Et à l'éternel adieu n'est-ce pas une consolation de se quitter à jamais la main dans la main?

La force de la main ne réside pas dans elle-même, elle n'a, elle, que des petits muscles pour l'incliner, l'accommoder aux objets, dévier et diriger les mouvements aux besoins de ses rapports. Ses muscles puissants, effectifs, viennent de plus haut, du bras et de l'avant-bras. De trop près ils eussent été gênants, encombrants, ils en eussent fait une patte, tandis qu'avec les tendons, des cordons minces, très tenaces, qui viennent de loin, les empoignes sont plus faciles. Ces tendons admirables, si longs, si forts, d'une vitalité si extraordinaire, à sang blanc, nacré, resplendissant, qui semblent avoir été faits une fois pour toute à la naissance, au développement lent, aux réparations si difficiles, jouent un grand rôle dans les fonctions de la main. Ils font suite à des muscles cramponnés, enracinés aux os de l'avant-bras et du bras pour aller s'attacher aux osselets du poignet et des doigts. — Ils glissent dans des gaînes, des coulisses fibreuses ou fibro-osseuses avec des synoviales et des huiles exceptionnellement, vitalement fines qui leur assurent la plus grande liberté et la plus grande rapidité. — C'est d'eux que dépend, au point de vue mécanique, la mobilité et la ténacité de la main. Leurs lésions sont donc bien regrettables, puisque leurs réparations sont si laborieuses, et si problématiques?

Et l'ossature de la main, quelle charpente étonnante ! au poignet un massif en voûte, le carpe, contre lequel vient s'arquebouter, en éventail, un barreaudage enchevêtré par une extrémité, et par l'autre à têtes renflées qu'on appelle le méta-carpe ; au bout duquel sont étagées, liées, les phalanges. Les phalanges articulées en ginglimes, en charnières par des capsules fibro-synoviales, des ligaments latéraux et un surtout fibreux, un gant très étroit, redoublé à une infinité de couches pour constituer un tout extrêmement solide. Ces os, ces phalanges courts, épais, arrondis au dos, canelés à leur face palmaire pour le passage des tendons fléchisseurs. Leurs bouts encroutés de cartilages épais, disposés en poulies pour la plus grande et la plus hermétique mobilité. — La structure des os du carpe est spongieuse et celluleuse, vascularisée, un réservoir, un dépôt de sang pour la chaleur, la nutrition, l'entretien ; tandis que les os des phalanges sont durs, éburnés, comme des dents, comme de l'ivoire presque. Cette densité, cette compacité expliquent le poids, la masse de la main ; le coup de poing qu'elle fait et sa résistance dans les travaux, les chocs, les pressions. Elles expliquent aussi dans les fractures, les écrasements, la peine des phalanges à reprendre ; combien une carie, une nécrose s'y évoluent, s'y éliminent difficilement, combien leurs lésions sont longues à guérir.

Quelque sommaire que soit cette revue anatomique, n'oublions pas de mentionner les petits vaisseaux capillaires, peu visibles, à sang blanc, lymphatiques, si nombreux, si susceptibles, si sympathiques, qui vont de la pointe des doigts et de la masse palmaire au réseau si ramifié de l'avant-bras et du bras, jusqu'aux ganglions de l'aisselle : vaisseaux qui souvent s'enflamment, s'engorgent, s'obstruent et amènent des complications d'angyoleucite, de tuméfaction des glandes, de phlegmons et d'abcès plus ou moins compromettants.

Plaies.

Les plaies de la main sont des piqûres, des coupures, des écorchures, des froissements, des pincements, des contusions, des foulures, des brûlures à des degrés graves, ce sont des blessures fortes, étendues, qui intéressent profondément les chairs, qui atteignent les tendons, les artères, les nerfs; des écrasements affreux de toutes les parties constituantes et des os.

La main a une telle vitalité que ses blessures ont beaucoup de tendances à la cicatrisation. Cependant il ne faut pas trop les contrarier par des mouvements ininterrompus, des tiraillements qui rouvrent les solutions de continuité, qui dérangent la lymphe plastique, qui redéchirent les fibres, ne leur donnent pas de trève, pas le temps de se reprendre. Il ne suffit pas en effet des baumes, des emplâtres, des pansements, ce qu'il importe surtout c'est d'accorder au doigt blessé, au point lésé, un repos relatif d'un instant, de quelques heures, de quelques jours. Quoiqu'il y ait des occasions, des urgences, des entraînements où l'on ne peut suspendre ses services, où l'on force quand-même; mais alors on court risque de complication, d'inflammation consécutive, de cicatrisation secondaire.

Dans les blessures légères, piqûres, coupures, brûlures, pincements, il y a un recours sur le champ, instinctif, à la bouche ! on baigne, on inonde la partie surprise de sa salive, qui est le premier baume; on l'humecte, on la lave, on l'embrasse de ses lèvres, des dents, on la réapplique, on la presse, on la lèche, on la suce. C'est le premier pansement de soi-même par soi-même. Dans ces bobos cuisants on comprime son pauvre doigt, on le remoule, on le façonne, on le tient, on le console, on aspire, on suce le sang pour le faire sortir, pour empêcher qu'il ne s'extravase, et pour l'attirer pour la réparation, le cimentage, le recollage qu'il doit opérer entre les deux lèvres. Si la piqûre est virulente, suspecte, telle que celle d'un serpent, d'une vipère, d'un insecte, un coup de dent d'un chien enragé ou douteux, on suce encore en rejetant sa salive, en la faisant affluer pour le lavage de la plaie et celui de la bouche, comme le 1er préservatif, le 1er dépuratif. — Est-ce une piqûre anatomique, une coupure chirurgicale ? on se conduit de même. — Hier encore, 12 novembre 1889, j'étais en opération de hernie étranglée ; en débridant au tréfonds du canal inguinal, sur la pulpe de mon index, le tranchant du bistouri m'atteignit dans l'étendue de 4 centimètres. Je n'en continuai pas moins la réduction, les sutures et le pansement. Ce n'est qu'après que je me lavai avec soin et que je m'essuyai avec une serviette fraîche. Alors je suçai ma coupure et je reposai ce doigt dans mon gant. Le soir, je continuai à l'insaliver à chaque instant et la nuit je l'étendais sur ma poitrine, sur mon ventre, sur ma peau qui sont alors les meilleurs épithèmes, les meilleurs cataplasmes. A mes blessés je recommande la main dans la poche ou dans le gilet, à notre température, à notre contact, à notre influx bienfaisant. Ainsi les mères, les nourrices instinctives, pressent dans leurs bras, sur leur poitrine, sur leur figure, sur leur corps, leur nourrisson piqué, blessé, irrité. Notre propre peau, celle de la mère, du père, est l'application la plus calmante, la plus vivifiante, la plus réparatrice dans ces bobos qui constituent la moitié de nos blessures.

Si la plaie est une incision d'un à six centimètres, on la rapproche et on la maintient fermée par les autres doigts, avec son mouchoir jusqu'à ce qu'on ait pu se procurer une bandelette de linge, un carré de taffetas gommé, de timbre poste, de diachylon, d'un agglutinatif. Dans les atteintes moyennes, on cherche à faire le pansement le plus contentif, le plus protecteur et à la fois le plus léger, le moins entravant, car on ne s'arrête pas pour une blessure médiocre.

Si la plaie est plus considérable, étendue à toute l'épaisseur des chairs, le pansement devient de plus en plus complet et la suspension des mouvements de voisinage obligatoire.

Dans les plaies communes, celles des usines, plaies saignantes, contuses, à bords déchirés, on rapproche les lambeaux, on refaçonne le doigt et on l'enveloppe ; si on a du cérat, de la pommade camphrée, de l'axonge, de l'huile, on met à même une petite pièce graissée pour prévenir l'adhérence, pardessus de courtes compresses en croix pour couvrir le tout et autour une bande circulaire étroite pour maintenir le tout. — Puis vient la question des baumes dont le peuple est très avide, et qu'il s'imagine faire repousser les chairs, baume du commandeur, teinture de lavande, d'arnica, aromatiques de toutes espèces ; ces vulnéraires, préparés à l'alcool, ont l'avantage de réchauffer la partie, de l'assainir, de coaguler le sang, la lymphe, et ils méritent d'être maintenus ; mais à condition de ne pas être employés à profusion et trop répétés. Autrement ils dessèchent, ils brûlent, ils durcissent les chairs tendres entr'ouvertes et ne font que retarder la cicatrisation, de primitive possible la rendre forcément secondaire. Ces préparations sont en général trop fortes, il faut les couper d'eau, ou bien le pansement fait très simplement, s'il est assez épais, l'humecter d'une petite quantité pure, deux ou trois fois par jour. De la sorte les linges forment un filtre parfumé et préservatif de l'atmosphère à la plaie, et de celle-ci à l'extérieur, si elle arrive à suppuration.

Dans nos blessures moyennes de nos usines, j'ai instruit des contre-maîtres, nos bonnes sœurs à proximité, pour les premiers secours qui sont très *importants*. Ils rapprochent aussitôt les parties divisées, fraîches, humides, saignantes. Ils les maintiennent par des compresses, des bandes, de la charpie, et ils les arrosent d'eau rouge vulnéraire, à petites doses, ou affaiblie. Je vérifie la blessure, je régularise l'adaptation des franges, des lambeaux. Je remets l'appareil, je recommande d'attendre deux ou trois jours pour le lever; je fais ensuite quatre ou cinq pansements méthodiques et j'apprends les parents à les continuer eux-mêmes. Lorsque la cicatrice est à peu près suffisante, je délivre un bon de rentrée à l'atelier avec recommandation d'un doigt ou d'un gantelet de peau pendant les premiers temps.

Mais ce sont les écrasements des doigts et de la main sous des poids énormes, entre des presses, des engrenages, des machines à vapeur qui constituent réellement les plaies les plus graves. A ces écrasements se joignent les plaies déchirées, fracturées, par armes à feu, balles, charges de plomb, les explosions à bout portant, celles des mines, des scieries mécaniques, etc., etc., etc. Quand les ongles sont arrachés, les chairs meurtries, frangées, décollées, écartelées, les tendons à découvert, effilochés, les os broyés en fractures comminutives, la main ensanglantée de partout, couverte de caillots, la peau noircie de terre, de cambouis, d'huile à graissage, de grain de poudre... ce sont des blessures extrêmement sérieuses, d'un aspect pénible, navrant pour le présent et pour les conséquences. Elles soulèvent aussitôt la question d'amputation immédiate, ou le problème d'une réparation énigmatique et très lointaine. C'est une des plus graves conjonctures dans ces accidents, et là que se révèlent le tact, la générosité, l'intuition du médecin sur le parti à prendre, plein de perplexité des deux côtés.

Pour moi, je l'avoue, je suis avare d'un doigt, et quant à la main je suis en général pour la conservation. Pourvu que je n'arrive pas trop tard au premier pansement, que les extrémités ne soient pas trop refroidies, déjà mortifiées, que les artères nourricières fournissent encore un peu, je tente le sauvetage. — Je ramasse tout ce magma, je remets en place les os encore périostés, les tendons, les lambeaux de peau. Comme un mouleur, je reforme la main, je la maintiens mollement rapprochée par un grand linge cératé, des couches de charpies, des compresses carrées et longuettes, je la dépose précieusement sur une palette, puis sur un coussin; je recommande d'entretenir sa chaleur par des linges chauffés, et je m'apprête à la gangrène; la gangrène que je maîtrise souvent par mes antiseptiques, mes pansements à fond et réitérés, et qui opérera elle-même les amputations partielles, infinitésimales et le triage l'élimination de tout ce qui est mort ou mourra.

EXEMPLES. — LES FAITS.

Res et non verba.

1° Joseph Dargier, conducteur de roulage, de

Limoges à Montluçon, a la main étranglée à la naissance du carpe. Désespéré, il ne parle que de suicide. Je le console, je le retiens en lui promettant de lui conserver le pouce, et qu'avec ce maître-doigt, il pourra accrocher la bride, le collier et continuer son métier de charretier. La gangrène devient envahissante, je l'envoie à l'hôpital. Là on veut absolument lui couper l'avant-bras. — Il sort violemment : plutôt la mort que la mendicité ! — Il se loge chez un petit épicier de ses amis. J'achève au talon de la main l'amputation des quatre méta-carpiens et des quatre doigts correspondants. Je le soigne bien et il se sauve.

Ses patrons lui donnent une indemnité de 800 francs, qu'il sait ménager. Il achète un cheval, puis deux, puis un renfort, deux tombereaux et il roule de la houille pendant vingt ans. — Il a prospéré, il a acquis maison, grange, étable, 4 hectares de terre, au pont de la Belette. On l'appelle le manchot. — Et quand il passe devant moi, il me présente les armes de *son unique pouce*.

2° Victor Rivière, mon premier cocher, entré

sur ma recommandation à la Glacerie, dans une fausse manœuvre, a la main entière écrasée sous la grande et grosse table, en fer battu, de la coulée des glaces, de 8,000 kilog.

> Alors ce n'est plus qu'un horrible mélange
> D'os et de chairs meurtris et tout souillés de fange.

Le directeur Berlioz, et les nombreux chauffeurs réunis pour le déplacement de cette table monstrueuse, me regardent en hochant la tête ; cependant je rassemble tout ce hachis, je traite assidûment la gangrène durant six semaines. Des lambeaux, des os, des esquilles, des tendons sont éliminés pendant un an et plus. Les trois doigts du milieu restent crochus. Pourtant cette main reprend vie, une certaine circulation nourricière s'y rétablit. La sensibilité y revient à la longue, tant les nerfs sont ici nombreux, anastomosés, ont de la tendance à retrouver leurs bouts et à se reproduire. — Soutenu par l'administration pendant 18 mois, Victor finit par être écoulé et tombe dans la misère publique. Il est incorporé parmi les balayeurs, les infirmes de la municipalité, de la voirie, après *trois ans de réparations lentes.* — Mais il s'habille seul, il peut tenir un manche, un bras de brouette, il se suffit à peu près, et depuis 42 ans, il survit, — humble témoin de ma pratique conservatrice.

3° Nicolas est pris sous un bloc de rocher, qui lui écrase la main d'un bord à l'autre et lui fracture les deux os de l'avant-bras, et le bras, l'arcade sourcilière, les os du nez avec plaie à lambeaux du front et de la pommette !!! Je lui délivre un billet d'hôpital, mais il ne veut pas s'y laisser porter ; — je le soigne dans une petite mansarde, mais avec tous les remèdes payés par son généreux entrepreneur, Marien Aucouturier. Après le délirium tremens, la gangrène, les fièvres traumatiques au plus haut degré, les plus compliquées..... au bout de trois ans, il se remet au travail comme goujat. — Maintenant il a un âne et il conduit du charbon de chauffage pour la ville. — Je le croise souvent, chacun dans notre voiture, et il me salue toujours de bonne grâce et d'intimité. (Voir mes mémoires sur la conservation des membres en cas d'amputation, — et sur les plaies pénétrantes des articulations.)

Si tous les ouvriers auxquels j'ai conservé des doigts étaient réunis et alignés derrière l'état-major de mes cinquante grands blessés d'élite, auxquels j'ai sauvé la main entière, l'avant-bras, le bras, le pied, la jambe, la cuisse, ils formeraient un régiment qui me porterait au rang des chirurgiens les plus *conservateurs*.

BLESSURES DE L'AVANT-BRAS.

L'avant-bras est si intimement lié à la main, qu'il est difficile d'en faire la délimitation et de parler de l'un sans toucher à l'autre. Pour s'articuler au carpe il se diminue, il se resserre au poignet, au bracelet et se transforme en une espèce de manche, de coulisse sur laquelle glissent les tendons, les nerfs et les vaisseaux sanguins, les parties les plus essentielles. Le poignet et l'avant-bras sont donc solidaires avec la main et exposés aux mêmes accidents.

Les blessures des tendons sont formidables et compromettent considérablement l'intégrité de la main. Ces blessures ne sont pas essentielles, c'est-à-dire qu'il n'y a pas un seul tendon de coupé franchement. Le plus souvent la plaie est compliquée de tout ce qui recouvre le radius et le cubitus et remplit l'espace interosseux jusqu'aux deux apophyses styloïdes. Ce n'est pas une plaie régulière, chirurgicale, mais bien contuse, déchirée où toutes les parties constituantes et avoisinantes sont abîmées plus ou moins. — Lorsqu'on fait la section du tendon d'Achille ou de tout autre et qu'on laisse les bouts en place, la gaîne intacte, il se secrète une lymphe plastique qui les relie, qui amène la réparation. — Mais lorsque les tendons sont à découvert dans une grande longueur, qu'ils sont écharpés, dilacérés, leur reprise est problématique et leur suture difficile et incertaine. Aussi le pansement en est-il réduit dans la plupart des cas à un rapprochement approximatif, à mettre les bouts dans la meilleure direction possible. La nature médicatrice, la bonne chance feront le reste, une réparation hazardeuse ; car il y a des plaies désespérantes qui se cicatrisent au mieux d'une manière étonnante et d'autres où il y a des mouvements qui restent gênés, perdus.

PLAIES DES ARTÈRES.

Mais les plaies les plus émouvantes, les plus affolantes du poignet et de l'avant-bras sont celles dans lesquelles les artères sont ouvertes perdant le sang à flots continus ou intermittents, récidivant et menaçant de mort par hémorrhagie. — Elles surviennent chez les bouchers, les charcutiers, les cuisiniers, dans des coups malheureux par des tranchants très affilés ; dans des explosions d'armes à feu qui crèvent entre les mains ; dans des plaies contuses, déchirées, quelconques, très variées ; dans des scieries mécaniques, des ateliers, des usines, dans toutes les manœuvres des instruments qui portent à faux ; dans les manipulations du verre. — J'en ai soigné et observé beaucoup à notre Glacerie où elles sont particulièrement fréquentes et résultent du genre de travail. L'accident se passe souvent ainsi : Six, huit hommes juxta-posés, épaulés deux à deux, portent avec des bricoles un grand volume de 4 à 5 mètres carrés de verre brut et marchent bien d'ensemble, la glace entre eux. S'il y a un faux mouvement, un tournant pris trop brusquement, un balancement, un coup de vent, elle se fend et la partie supérieure tranchante, pesante, tombe et taille le cou, les reins, la poitrine, les épaules, les bras ou l'avant-bras de préférence, en le raclant jusqu'aux os. En achevant le polissage, en tournant et retournant la glace, en examinant, en cherchant les dernières imperfections, l'accident se reproduit également. Ces blessures ont été communes, surtout à notre fondation, à nos débuts. Mais depuis, l'expérience des ouvriers s'est formée et sous des directeurs scrupuleux par humanité et pour ne pas tomber sous la lourde loi des responsabilités et des grosses indemnités, elles deviennent moins fréquentes.

Ces ouvertures sont donc une section transversale, nette de l'artère, ou très oblique, ou bien une partie du tube seulement entamée comme à l'emporte pièce, laissant un œillet rond ou ovale béant et incicatrisable. Ou bien elles sont déchirées dans des plaies contuses, la tunique externe effilée, tordue et ralentissant la perte de sang.

Quand l'ouverture est franche, le sang s'é-

chappe en jet rutilant, quelquefois très loin.
Quand elle est compliquée, mâchée, il coule en
nappe, en ondulant, plus ou moins abondamment.
J'ai donné cet avertissement dans mes ateliers et
tout le monde doit le savoir, d'empoigner aussitôt l'avant-bras de sa main ou avec son mouchoir en cravate, une lanière de blouse, de sa
chemise, et de lier et serrer sur la plaie et au dessus, jusqu'à un pansement plus méthodique. Les
pansements provisoires suspendent en général
l'hémorrhagie et dissuadent trop souvent du
pansement définitif, de la ligature à laquelle il
faut en venir plus tard. Il est vrai que dans les
plaies écrasées, déchirées où l'artère est effilée,
la formation d'un caillot et l'occlusion peuvent
quelquefois s'accomplir avec un peu d'aide, semblablement lorsque la compression est bien faite,
de manière à ne pas étrangler, à n'arrêter que l'artère lésée et à ménager une arrivée suffisante du
sang par les collatérales, la guérison peut être
obtenue. Mais il faut beaucoup de délicatesse et
de surveillance pour serrer assez et pas trop, et
ne pas s'exposer à la mortification de la partie
située au-dessous.

Des deux artères du poignet, la radiale, qui bat au pouls sur la surface plate du radius, est la plus fréquemment ouverte; la cubitale plus profonde protégée par le tendon du long supinateur est moins exposée. Lorsqu'on établit la compression, il importe de la faire par des compresses graduées superposées, en étage de deux à quatre centimètres sur une moitié de l'avant-bras, radiale ou cubitale, pour suspendre la circulation seulement d'un côté, et la respecter à peu près de l'autre.

Dans ces étonnements du blessé, des assistants et du sang, qui s'échappe obstinément, des médecins ont recours aux hémostatiques, au perchlorure de fer et simultanément à la compression. J'ai trouvé que ces pansements ne font souvent que suspendre, ajourner les hémorrhagies qui reviennent après, et qu'ils forment des croûtes, des cuirasses difficiles à détacher et causent des tiraillements compromettants à ce moment. J'ai recommandé à mes sœurs de ne plus y recourir, autant que possible. Les compresses, la charpie, les bandes bientôt agglutinées par le sang font un mastic assez solide lorsqu'il peut suffire.

Mais il y a des cas où rien ne peut exempter de la ligature, au moins aux pansements consécutifs, lorsque l'artère se rouvre à plusieurs reprises.

1° Cantat, dit l'empereur à cause de sa ressemblance avec Napoléon III, portait à six un grand volume de glace qui s'est fendu et dont la moitié supérieure lui est tombée sur l'avant-bras. Elle lui a fait à la partie moyenne au bracelet, au petit bras, une plaie contuse de huit centimètres de long sur quatre de large et dans laquelle l'artère radiale a été ouverte. Les camarades lui ont passé autour un mouchoir en cravate et, le tenant à poignée, ils l'ont conduit à la pharmacie des sœurs qui lui ont appliqué une compression régulière. On m'a rencontré chez moi et je suis accouru. Après avoir préparé ce qui était nécessaire pour la ligature, j'ai enlevé la bande et le sang est reparti en jet rutilant et vigoureux. J'ai posté un camarade pour comprimer au-dessus, j'ai disséqué et isolé l'artère, je l'ai pincée et la religieuse a passé le fil et l'a serré. — Je n'ai lié que le bout supérieur. — J'ai rassemblé les lambeaux, recouvert les tendons mis à nu et établi un pansement modérément contentif pour soutenir la ligature et prévenir l'hémorrhagie en retour par le bout inférieur. — Les suites de cette blessure et de l'opération ont été régulières.

Depuis trente ans, Cantat continue de travailler à la Glacerie, il a une cicatrice semi-lunaire bien formée ; — on ne sent plus le pouls de ce côté. — Mais la nutrition de la main se fait bien chez lui, il n'y a pas d'atrophie ; nous sommes en droit de penser que la circulation supplémentaire s'est refaite aussi bien que possible.

2° La même année, Regrin a eu, dans les mêmes conditions, une blessure analogue, avec lambeau rabattu, plus large et plus long, et dans laquelle la radiale a été également ouverte. J'en ai fait la ligature, j'ai rapproché les lambeaux, bien dirigé et recouvert les muscles et les tendons, et la guérison s'en est encore suivie.

Ce cas est remarquable, en ce sens que, quatre ans après, cette main était devenue plus mince, atrophiée, *à barreaux*, les os du métacarpe saillants, les intervalles interosseux creusés ! — Et cependant Regrin avait repris son travail et était à peu près aussi fort de ce côté que de l'autre ? parce que la force ne vient pas de la main, mais bien des muscles de l'avant-bras et que les tendons ne sont que des cordons de transmission.

3ᵉ Trois ans plus tard, Chevalier est atteint, dans les mêmes manœuvres, d'une blessure formidable avec lambeau raclé jusqu'aux os et ouverture des deux artères radiale et cubitale. — Son hémorrhagie, jusqu'aux syncopes, est effrayante, eh! je suis en course à la campagne. — Dans cette occurrence, les sœurs appliquent une première compression qui n'arrète pas. Alors elles entassent de la charpie humectée de perchlorure de fer, des compresses, des bandes et les arrosent encore de perchlorure.

Le lendemain elles me racontent la scène émouvante dans laquelle elles se sont trouvées ; mais pour la responsabilité elles ont envoyé chercher un autre médecin qui n'a pas touché à l'appareil ; — et elles ne me conseillent pas de le lever si je ne veux pas me remettre dans le même embarras de la veille ? — Alors je surveille, je tâte matin et soir les doigts pour m'assurer s'ils sont chauds, roses et vivants ? Je dessère les premiers tours de bande qui sont les plus étroits ; chaque jour je défais quelques feuillets, le troisième jour, la cuirasse étant très compacte, cartonnée, je la fends sur la région dorsale pour donner un peu de jeu à la circulation, pour ne pas étrangler et j'attends que la sérosité et la suppuration décollent la croûte longtemps adhérente ! — ce qui s'est réalisé, et nous n'avons pas eu à pratiquer la ligature. Mais j'ai entretenu plusieurs semaines un pansement contentif, en me tenant sans cesse sur le quivive.

Les suites ont été la cicatrisation, la reprise des tendons, reprise incomplète, avec perte de certains glissements et diminution de la force d'empoigne. Chevalier, après son accident, est rentré deux ans à la manufacture, puis il s'est placé garçon de magasin chez un quincaillier, — et sa main s'est aussi sensiblement atrophiée.

4° Gomichen, de la commune de Désertines, éprouva le même accident de la glace fendue et taillant l'avant-bras et l'artère radiale. Les sœurs établissent la compression, si bien qu'étant allé le voir le lendemain, je ne l'ai pas levée. — Mais dans la nuit l'hémorrhagie revient et on se précipite à ma sonnette. Je pars et je remets la com-

pression. — Deux nuits après récidive et nouvelle alerte. Toutefois je suis seul, mal éclairé,
mal entouré, au milieu de cris affolés et irritants :
je remets le bandage compressif. — Enfin trois
jours plus tard, le sang repart, à deux heures de
l'après-midi, en plein jour. Je croise la bande des
collégiens en promenade où se trouvait mon fils,
âgé de 14 ans, et je le prends dans ma voiture, pour
m'aider et faire définitivement l'opération. —
Un homme du village fait la compression, je dis-
sèque, je sépare l'artère, je la saisis dans ma pince
et mon petit Charles la lie, comme j'ai fait dans
mon enfance avec mon père. — Dès lors, je suis
tranquille, les hémorrhagies et les alertes ne se
renouvellent plus.

Cette plaie contuse, à bords déchirés, écrasés,
sanieuse, avec atteinte des tendons, est longue
à guérir ; — et le blessé, rusé, plus long à reprendre son travail. — Il était sur le point d'in-
tenter un procès à la compagnie qui lui accorda
à l'amiable une assez forte indemnité. Il passa
deux ans à rôder, à faire le mort ou l'infirme
mais son affaire réglée, il rentra dans une de nos
usines à fer, où il est encore, et dans le rang des

bons ouvriers, les plus rangés, les plus aisés. — (A quelque chose malheur est bon).

5° Aumaître, de Chezelles, même accident; compression par nos sœurs. Le sang repart trois jours après. Je fais descendre ce jeune homme à Montluçon et dans ma remise nous l'opérons, suivant toutes les règles, avec mon confrère Besson. — Lorsque nous avons eu lié l'artère, que le sang ne donne plus, en épongeant à fond, nous voyons très nettement sur l'artère ininterrompue un trou, un œillet ovale, à placer un grain d'orge, la moitié du calibre subsistant intacte. — Ici la perte de substance et la reproduction impossible d'une pièce rendaient la ligature indispensable. —, Deux mois après, il survint une tuméfaction à l'endroit de la ligature, dont je fus très inquiet? Ce n'était qu'un abcès, le fil de catégut qui voulait être éliminé.

6° Une bouchère foraine, la grosse Saulnier, se coupe l'artère radiale en détaillant sa viande. Elle entre chez moi, conduite par une voisine, son bras ruisselant. — Je procède aussitôt à la ligature. En cherchant, l'artère, en agrandissant la plaie, elle crie, s'agite, se lève et arrose toute ma cuisine, tables, chaises et batterie, d'un jet ascendant extraordinairement impétueux. — Elle a guéri rapidement.

7° Pierre Fallut, très honnête boucher, qui saignait tous les ans mon cochon, malgré son habileté et sa prudence, se donne un mauvais coup à l'abattoir et m'arrive entre un compagnon et son fils. Il me dit : « l'artère est coupée et le sang va loin, descendons dans votre jardin. » J'agrandis la plaie, je sépare l'artère, je la pince et nous la lions, — Pierre se ménage pendant un mois et reprend bientôt son travail.

8° Laurent, placier, en tirant des moineaux sur la neige, a son fusil qui lui crève dans la main et lui fait une blessure profonde, dans laquelle la radiale est ouverte. Mon honorable confrère, M. Duché, père, chirurgien de l'hôpital, arrivé le premier, a mis un bandage compressif, et il me dissuade de le lever et de tenter la ligature immédiate. Nous surveillons, nous desserrons de jour en jour graduellement, et nous laissons tomber, se décoller d'elle-même, la croute hémostatique, sans ligature. — La compression, dans les plaies déchirées, suffit donc quelquefois à la guérison. Laurent vit encore.

Les blessures des doigts, des mains, de l'avant-bras, l'ouverture des artères radiale et cubitale, leur ligature ou leur compression, sont-elles des plaies, des opérations, des pansements d'une importance secondaire ?

- 9° *Cas de mort à grand procès.* — C'est dans notre pays que s'est passée cette histoire qui a eu tant de retentissement dans le monde médical. Un de nos confrères, appelé dans un cas de blessure du poignet et d'ouverture de la radiale, par une bouteille cassée, ne peut décider son blessé, ni sa famille, à se laisser pratiquer la ligature, et en est réduit à un bandage compressif. — Cet homme était à la campagne, a-t-il été suffisamment surveillé??? Toujours est-il que sa main s'est noircie, refroidie, flétrie, gangrénée, mortifiée. D'autres confrères ont été appelés *et noluerunt tangere*, et ils n'ont pas voulu y toucher, parce qu'il était trop tard et pour n'encourir aucune responsabilité. La gangrène gagna tout le bras, se généralisa et ce blessé mourut. — En vue d'un procès déjà prémédité, des médecins éloignés avaient été appelés comme experts ou témoins à venir, et ils ont déclaré que la mort résultait d'une compression trop serrée. — Un jugement en première instance a condamné notre malheureux confrère à treize mille francs de dommages-intérêts et aux frais!!

Il en a rappelé, il s'est muni des certificats, des conseils, des recommandations des professeurs les plus autorisés, des présidents des sociétés scientifiques et d'assistance médicale mutuelle; des hommes les plus considérables; son affaire a été bien plaidée et il a été exonéré de son énorme indemnité. — La cour de Riom a cassé cette condamnation qui eût été un précédent fâcheux, une lourde épée de Damoclès sur tous les médecins qui se seraient trouvés en circonstances pareilles ou analogues.

Quelques chirurgiens sont, par principe, pour la ligature en toute occasion; cependant la compression est aussi un mode curatif; l'une et l'autre méthode a sa part de succès.

Paulo majora NOTEMUS.

Puisque nous en sommes aux plaies des artères, passons des moyennes à celles d'un plus gros calibre.

10° *L'artère axillaire.* — Le cocher du comte de*** accourt bride abattue, de 4 lieues, pour une ligature d'artère dans le creux de l'aisselle. On avait battu à la machine dans un grand domaine, un métayer des environs, était resté jusqu'au soir, avec deux bœufs attelés et qui étaient devenus très impatients. Le bouvier à peine sur sa charrette vide, ils s'emballent dans une traverse tortueuse et rocheuse, et il verse si malheureusement qu'une des pointes des échelles de chaque côté lui laboura le bras jusqu'à l'aisselle. Les autres métayers, pas bêtes, lui mettent le poing dans l'aisselle, leurs mouchoirs, des tampons, jusqu'à un petit chapeau, et un camarade à deux mains maintient la compression. La religieuse de la commune arrive avec des cordiaux et un flacon de perchlorure de fer, et fait entretenir la compression à la main par dessus les tampons, tant le sang s'échappe d'une manière effrayante.

Nous partons grand train avec mon jeune fils mon aide immédiat, et nous entrons dans une vaste chambre, au milieu de 25 moissonneurs, hommes splendides, animés par le travail et par le danger, le blessé au centre, étendu sur un matelas, un ami à son chevet maintenant la compression. La petite sœur Marie me crie : n'y touchez pas avant d'avoir tout préparé pour la ligature. Tout étant prêt, et beaucoup de lumières, j'enlève la masse des tampons, je prie le comprimeur de lâcher un doigt, un gros jet s'élance et éteint la première bougie. Je saisis l'artère à deux doigts et aussitôt, avec ma pince, et mon fils passe et serre le fil. Rien ne bouge plus, nous respirons tous et nous sommes contents. Nous achevons le pansement, et demain on transportera cet homme chez lui, à deux lieues, au domaine de la porte du château de Grandchamp, du marquis de Laroche. J'allais tous les jours, avec entraînement, *cum macte animo*, voir cet intéressant blessé que je tenais passionnément à sauver. J'ai tant guéri de gangrènes que j'espérais la combattre ici heureusement par mes pansements minutieux et mes antiseptiques externes et internes. Mais l'œdème survint, des phlyctènes, des eschares noires, des faiblesses, des lipothymies ; le bras n'étant pas seulement anémié, tout le corps l'étant aussi : cet homme avait perdu trop de sang et dix jours après il fallut succomber ; à l'épuisement, céder la victoire infidèle !!!

11ᵉ Deux ans après, dans la même direction, commune de Verneix, à la porte du château de Fragne du comte de ''', un jeune homme de 25 ans à le bras pris dans l'engrenage d'une machine à battre. Tout le membre est mâché, meurtri, ouvert de tous côtés, principalement en dedans saisi entre la bretelle et la roue tournante aux dents cruelles. Le médecin le plus proche a mis un bandage contentif, cependant je dois le lever pour vérifier l'état du bras ? Le faisceau des nerfs et des vaisseaux est écharpé, l'artère cassée, arrachée de la saignée au fond de l'aisselle et elle pend en un tube flasque, effilé, dans l'étendue de 15 centimètres. — J'en fais la ligature, le plus haut possible, pour être en garde contre le retour d'une hémorrhagie, et en vue de la désarticulation de l'épaule, que j'envisage comme indispensable. J'expose la gravité et le danger à ces gens et je les engage à conduire le lendemain à l'hôpital ce grand blessé, qu'ils ne peuvent soigner dans leur maisonnette et leur peu de ressources.

Nous le voyons aussitôt avec mon collègue en chirurgie, M. Danton, et nous nous apprêtons à la désarticulation de l'épaule pour le lendemain.— Elle ne sera pas difficile l'artère axillaire étant liée.

Brador a dû se trouver en des occasions semblables, lorsqu'il a érigé en principe de lier l'artère préalablement pour se mettre à l'abri de la précipitation, des embarras de l'hémorrhagie et qu'il a laissé dans la science sa méthode de Brador, ou de la ligature artérielle préalable.

En effet, nous avons opéré en toute sécurité, *tuto*, si non par un tour de prestidigitation. — Notre blessé s'est sauvé, il est facteur rural dans la commune de Commentry.

12ᵉ L'année d'après, on nous amène à l'hôpital un autre ouvrier qui avait été pris dans l'engrenage d'une batteuse, — l'usage des batteuses, très généralisé, avait besoin d'être amélioré et régularisé ? Le battage se faisait dans une espèce de fête, avec 20 ou 25 ouvriers inexpérimentés, qui riaient, se pressaient et buvaient. — Les malheurs les ont instruits.

Celui-ci nous a été amené au bout de cinq jours, sa blessure était grave, les chairs broyées, les os cassés, écrasés en plusieurs endroits. La gangrène violette, noire, bulleuse, avait commencé et s'étendait à la poitrine, à l'omoplate, au pectoral, en sphacèle?... Nous ne l'avons pas opéré, nous l'avons laissé succomber à sa propre mort. — *Sero, trop tard, trop d'expectation.*

13ᵉ Bouchet, 24 ans, de la Glacerie, à notre fabrique de produits chimiques, étant de nuit, un peu alourdi par le sommeil, peut-être par quelques gouttes cachées, tombe sur une petite machine à engrenage, pour monter un filet d'eau, qui lui ronge le bras de la saignée au fond de l'aisselle en lui taillant une longue et profonde tranchée de 35 centimètres, laissant voir à nu, tout dépouillé, le paquet des nerfs et des vaisseaux et l'artère brachiale complétement disséquée et détachée ; on la voit flotter, on la sent battre, elle est refroidie ; elle se mortifiera probablement, pourra se perforer, donner lieu à une hémorrhagie, et probablement ne plus nourrir le bras, l'avant-bras et la main ? ?

Moi, qui suis en général le plus conservateur, je demande la désarticulation ? Elle sera facile, par la méthode de Brador toute préparée. J'avais rallié mes deux collègues à mon opinion et les instruments et les pièces de pansement étaient prêts, — quand le blessé, sortant de sa torpeur, de son absorption hébétée, de son délire, crie et se refuse obstinément à l'opération ; et sa mère qui est dans le vestibule vient aussi s'interposer. Il fallait bien y renoncer, — Bouchet resta trois mois à l'hôpital, traversa le *delirium tremens* des grands blessés, une fièvre traumatique effrayante, la gangrène des bords mâchés de ses plaies, la suppuration prolongée, tint bon, immortel, et réalisa une large bande cicatricielle qui vient rattacher et recouvrir l'artère, les veines et les nerfs. Bouchet a guéri, il est rentré à à son poste à l'usine, avec une bonne assistance de secours, puis il nous a quittés, pour aller à

Paris où il vit de son travail. — Sa mère m'a dit que ce bras et sa main étaient plus petits, plus faibles que de l'autre côté, atrophiés.

Combien de blessés, à un degré désespérant, depuis les maréchaux de France de Faber, de Villars, de Suchet, duc d'Albufera, de Nélaton (après sa piqûre anatomique), de mon cousin du Teil, mon héroïque Joseph Dargier, mon Lafarge, mon Charrière, mon Boudaquin, mon Nicolas, mon Rivière, etc., etc., ont échappé à l'amputation par une *expectation* raisonnée ou forcée, obstinée ? ? ? ?

Mais ce ne sont là que d'heureuses exceptions, que je n'érige pas en principe.

LE QUATRIÈME POINT CARDINAL

Occident

———

L'OPIUM

———

L'OPIUM.

A notre 4ᵉ point cardinal, au couchant, nous placerons l'opium qui résume la médication calmante, l'opium *qui fait dormir*, qui est le premier de tous les calmants, le mieux connu, le mieux dosé, le plus ancien, le plus certain, le plus efficace, qui nous rend ou nous permet le sommeil alternatif et réparateur, sans lequel il n'y a rien ici-bas de durable, *nihil durabile sine alternâ requie.*

L'opium de οπος; suc, liqueur, s'extrait du pavot, *papaver somniferum,* qui croît en abondance dans l'Orient. Il a été appelé ὀπός, l'opos tout court, comme étant le suc par excellence. Il découle en lait blanc, coagulant des blessures accidentelles ou des incisions intentionnelles pratiquées sur les capsules. Ces larmes constituent la quintessence de la récolte et la réserve des riches propriétaires. La 2ᵉ qualité se prépare par écrasement, expression et évaporation des sucs de ces capsules ; et la 3ᵉ qualité s'obtient de la décoction des tiges, des têtes, de toute la plante et des marcs amenés jusqu'à consistance sirupeuse, puis solide.

Il nous arrive en Europe d'Égypte, de Smyrne, de Constantinople, en pains, en culots enveloppés de feuilles de Rumex, de tabac ou de pavots même. Il est de couleur brune, hépatique, de consistance ferme, cédant sous le doigt, d'une odeur forte, vireuse et d'une saveur amère, âcre, avec des nuances, suivant la provenance et le mode de préparation.

Le suc que le pavot distille à la douleur, — a dû nous être connu à la naissance de la souffrance et de l'insomnie. Il est si ancien dans le monde, que les auteurs font remonter sa découverte et son enseignement à Cérès. Il était connu bien avant Hippocrate. Les Grecs l'employaient sous le nom de νηπενθης, νη non et πενθης *affliction, deuil, souci, souffrance*) sans souci, sans souffrance, par conséquent calmant. C'était une composition, une thériaque c'est-à-dire une composition divine dans laquelle l'οπος entrait en combinaison, et qu'ils tiraient de l'Egypte où tout le monde était un peu médecin et faisait le commerce des drogues. — Il était déjà d'un usage séculaire et populaire dans la vieille Asie, berceau de l'humanié et des sciences. Les médecins de tous les temps, de tous les pays, l'utilisent et s'accordent à le proclamer. De leur côté les poëtes le chantent sur tous les tons et l'honorent des épithètes les plus reconnaissantes, les plus émues. Ils l'appellent doux, *mitis*, puissant opium, bienfaisant, sympathique, généreux opium, recours des affligés, baume consolateur, charmeur, paradisiaque; don précieux d'une déesse, ou plutôt de Dieu même qui a répandu à profusion, à graines innombrables dans notre jardin terrestre la plante *somnifèra*, et nous en a révélé les vertus dès notre origine.

Il n'empêche pas la mort, mais il l'arrête, la fait reculer quelquefois, en adoucit l'amertume, en écarte les affres et soulage souvent; il nous rend des services considérables, quotidiens, incontestés. On ne peut faire de la médecine sans opium : il suspend, il calme, il atténue les douleurs des blessures physiques et morales. Il procure l'oubli si nécessaire à certains moments. Il détend les nerfs, le cerveau, ou bien il le comprime, il empêche, il arrête l'explosion de la colère, de la surexcitation. Il ralentit, il diminue la violence des crises, il modère le cours des maladies; il relève du désespoir, il prolonge, il fait gagner du temps, il fait attendre, il impose quelques heures de sommeil, et au réveil l'harmonie des fonctions peut se rétablir. Il fait tant de bien qu'on voudrait toujours en prendre, en absorber davantage, qu'on glisse à son abus, qu'on s'en enivre, qu'on s'égare avec lui, qu'on s'épuise dans ses rêves, ses visions, ses hallucinations, qu'on touche à l'exaltation comsomptive, qu'on y égare, qu'on y dégrade son intelligence à force de tension et sa constitution physique ; qu'on dépasse et qu'on perd les bienfaits qu'il procure et que les personnes les mieux douées, les plus spirituelles, les plus fortes qui en abusent, arrivent à l'abaissement, à une cachexie analogue et pire que la cachexie alcoolique qui nous est plus connue en Europe.

Il est si actif, si puissant, il force tellement nos rouages, nos facultés, qu'il demande une direction savante et sévère, des hommes de l'art pour le le préparer, pour l'administrer, pour en régler les doses. Il ne saurait être d'un usage habituel, son intervention ne doit être que passagère, d'occasions, d'heures, de jours, de semaines au plus. — Si on oublie, si on se trompe, si on le donne à trop forte dose, il est un poison dangereux, tragique; si on l'accorde, si on en continue trop longtemps l'emploi, on arrête, on trouble les fonctions et on mine l'organisme.

En effet, il ne calme pas seulement, il est excitant, il lance, il exalte nos facultés comme l'alcool, le thé, le café, dont il résume les propriétés. Il nous épuise à sa manière, sans en avoir l'air, dans le sommeil, l'engourdissement, la stupeur, les rêves, les hallucinations. Il congestionne le cerveau et la moëlle, il en pervertit les nobles,

les puissantes fonctions ; il nous ôte les forces physiques, la rectitude de l'esprit, de la raison ; il nous conduit à la parésie, à l'atrophie musculaire, à l'impuissance, à l'émusculation et à l'émasculation par ses surexcitations progressives, répétées et continuées.

Il est si bien un excitant que les soldats Turcs, les Orientaux en prennent à la guerre, avant d'aller aux combats. Il exalte, il enflamme leur courage, il leur fait braver, mépriser la mort ; il leur prête du soutien, de la résistance. Il retarde la déperdition et l'élimination de nos éléments, il est un anti-déperditeur, un aliment d'épargne comme le café, le thé, le vin, l'alcool, le maté, la coka, la kola. — Aussi Brown, qui avait lu les histoires de l'Orient, qui connaissait, qui acceptait sans les avoir constatées par lui-même ces propriétés, les a-t-il exaltées et en a-t-il profité pour lancer son système exagéré de la médication tonique si démesurément exhumée de nos jours, et arborer sur son drapeau cette devise entraînante ; *Me Hercle opium non sedat*, par Hercule l'opium ne calme pas, il fortifie, *corroboral !*

Donc la blonde Cérès, un bouquet d'épis et de pavots dans sa chevelure, emblème du travail et du repos qui nous sont indispensables, a attiré l'attention des premiers humains sur les larmes brunes, brillantes, transparentes, curieuses qui coulent et se figent des blessures des têtes de pavots. Ils les ont regardées, goûtées, sucées, et ils s'en sont bien trouvés dans leurs douleurs, leurs agitations et leurs impossibilités de dormir. Et ils les ont recherchées dans leurs souffrances, qui déjà ne les épargnaient pas, et les pavots spontanés, d'aventure, leur ont bientôt fait défaut, ne leur ont pas suffi. Alors ils en ont semé des champs et le pavot est devenu une plante de culture, d'industrie, de commerce en Orient. La réputation de l'*opos*, du suc merveilleux, s'est répandue et il est devenu un objet de commerce par tout l'univers, *per orbem universum*.

Commerce étonnant qui dépasse 500,000 kilogrammes par an, pour une substance active et suractive, dont 5 à 20 centigrammes pourraient suffire par personne. La récolte étant de 500,000 kilos, et la population du monde entier de 1.427.000.000, la part de chacun sera de

35 centigrammes. Mais combien n'en prennent pas du tout, et combien d'autres en prennent trop ?

L'opium nous arrive de ses provenances brut, impur, avec un peu de terre, du sable, des graines, des débris de feuilles. Les pharmaciens le purifient, le nettoient, le lavent, le décantent, le tamisent, le préparent avec le plus grand soin. Ils en font des extraits, extraits secs, mous, aqueux, gommeux, et ils le tiennent à notre disposition selon nos ordonnances. — Il se donne en poudre, en boulettes, en pilules, en potion, en sirops, en teintures, en élixirs, en vins, en laudanum, c'est-à-dire en préparation digne d'être louée ; en électuaires (*electio*), en substances choisies, en *catholicum*, en remède saint, en Mithridate, en opiat. — L'*opos*, *le suc*, entre dans la composition de la plupart des remèdes, tel que le sel qui est le condiment universel de presque tous nos aliments. Il survit à toutes les nouveautés, à tous les analogues, aux succédanés qu'on lui a cherchés de partout pour le plaisir, la prétention d'innover, à toutes les découvertes de mode, d'engouement, de durée éphémère. Il demeure comme une base, un principe, une substance fondamentale, un bienfait réel, un don de Dieu, le pain de la douleur, un élixir de vie, lorsqu'elle n'est pas fatalement compromise.

Chez les sujets qui en sont vierges, qui n'en font pas usage, qui n'en ont pas abusé, qui n'en sont pas imprégnés, l'opium s'emploie avec beaucoup de délicatesse, à doses faibles, très modérées : un demi-grain à deux centigrammes suffisent souvent. 5 à 10 centigrammes sont des doses moyennes. De 15 à 20 centigrammes des doses fortes. Au-delà commencent les dangers et les abus. Les faits horribles que les auteurs citent d'extravagants, de maniaques qui sont montés à 20, 50 centigrammes, à un gramme et démesurément au-dessus, sont effrayants et à prendre en horreur. De prime-abord ce serait des cas d'empoisonnement aigu, d'accoutumance, ce sont des cas de dégradation physique et intellectuelle, ou des exceptions choquantes contre lesquelles les conversations, les lois, les convenances de la morale et de la science ne sauraient trop s'élever.

Il ne faut pas s'y tromper : l'opium, qui fait dormir, qui engourdit, n'apporte pas un sommeil paisible, une détente facile, la cessation de la douleur et d'une pensée obstinée, persécutante, inévitable sans une grande modification de l'organisme. Il est un genre d'excitant, un congestif, un enivrant. Il accumule le sang dans la tête, dans les vaisseaux de la pie-mère, dans les ramuscules, les capillaires de la substance cérébrale. Il l'insensibilise après l'avoir engorgée, exaltée à sa manière; il l'éteint, il l'arrête momentanément dans son inflamnation, son entraînement, son excitation, mais en la forçant; par une pression intérieure, en compromettant son organisation anatomique, en préparant son altération, son hémorrhagie, ses transudations sanguines, séreuses, son ramollissement. Ces congestions répétées produisent des dilatations, des compressions, des poussées, des écartements, des soulèvements, des dissociations qui font perdre aux fibres, aux cellules, aux molécules cérébrales, si délicates, si susceptibles quoique peu appréciables, leur élasticité, leur place, leur agencement merveilleux, et ne laissent plus l'appareil du cerveau intègre, ferme, frais et normal.

L'*opos*, le suc! a été employé d'abord à l'état

primitif, en larmes, en extraits grossiers, *brut,* puis raffinés, en solutions, en électuaires, en mélanges : — ça été le népenthés tiré de la vieille Égypte (le sans souci, le sans douleur, le sans chagrin, l'oubli), mentionné par Homère qui tenait l'Égypte en grande considération, neuf cents ans avant Jésus-Christ; et appliqué par le sage Hippocrate encore cinq cents ans après; plus tard le Mithridate, composition selon le fameux roi du Pont qui avait déjà expérimenté bien des poisons . . . .
. . . .
. . . .

Ce n'est que longtemps après, *longo post tempore,* que la chimie analytique a isolé et révélé le principe le plus actif de l'opium, entrevu par Deronne et Seguin et réalisé par Sertuerner, en 1815. On l'a appelé mythologiquement *morphine* de Morphée, ce ministre du sommeil qui endormait ceux qu'il touchait avec une branche de Pavot. — Ce fut le premier des alcaloïdes connu et celui qui a donné l'idée de rechercher à qui mieux, de tous côtés les autres, principes immédiats, innombrables, excessivement concentrés, qui nous surchargent et nous embarrassent. L'émulation des chimistes est devenue telle que, pour l'opium seul, ils n'en ont pas découvert moins de douze, et en proportion parmi les autres plantes et substances. — La morphine, la codéine, la narcéïne, produits concentrés suractifs, sur extraits des extraits, comparables à l'eau-de-vie distillée du vin, à l'alcool de celle-ci, et à l'éther de celui-là, sont réellement très efficaces et ont changé complétement la manière de préparer et d'administrer l'opium. — J'ai signalé la délicatesse avec laquelle il devait être ordonné, c'est bien autre chose des extraits des extraits! Les alcaloïdes en général ne doivent être prescrits qu'à dose infiniment petite, et toujours avec une certaine défiance — La morphine, la codéine la narcéïne sont encore des poudres, des sels, des petits cristaux usuels, maniables, facilement divisibles, tangibles, qui peuvent se donner par centigrammes. Mais il y en a d'autres si subtils, si violents qu'ils ne peuvent être administrés que par milligrammes, par poids insaisissables et par conséquent dangereux.

Comme l'extrait d'opium l'a emporté sur l'opium brut, les alcaloïdes, la morphine et la codéïne remplacent maintenant le plus souvent les extraits et les laudanum. Toutes les découvertes modernes s'enchaînent : celle de l'absorption par la peau dépouillée de son épiderme et par les piqûres sous-épidermiques a fait prédominer la médication endermique et les injections sous-cutanées

Cependant cette méthode a bien des inconvénients et n'est pas applicable partout ; dans les campagnes, dans les faubourgs, parmi le peuple. Elle demande en général un médecin et le médecin ne peut être là à chaque instant, à heure précise, et les ouvriers, les gens peu aisés ne peuvent payer trop de visites. Ces piqûres ne peuvent être faites que chez des riches ou des personnes qui n'économisent rien, par des médecins peu occupés ou dans des établissements hospitaliers. Il est vrai que ces opérations sont si simples qu'on peut les faire soi-même, mais précisément cette simplicité peut conduire trop facilement à l'abus. D'autre part on donne la dose tout d'un coup : tantôt elle est insuffisante et c'est à recommencer, tantôt elle est trop forte et donne lieu à une somnolence exagérée, à des troubles nerveux, des convulsions, un commencement d'un état d'empoisonnement. C'est un hasard si on rencontre la mesure précise pour chacun, chaque tempérament, chaque susceptibilité. Tandis qu'avec des potions, des sirops, des pilules, des gouttes que l'on prend à doses espacées, de quart en quart d'heure, demi en demi-heure, par heure, toutes les deux ou trois heures, vous n'êtes pas exposé à ces surprises, à ces accidents émouvants d'une crise, d'un danger de mort *posthoc*. — J'accorde que la piqûre est parfois plus efficace, plus prompte, *héroïque!* mais réservez-la pour certaines occasions, certaines personnes et n'en faites pas une pratique générale, à l'exclusion de la vieille méthode. — Dans les affections chroniques il y a beaucoup de névrosés qui se piquent eux-mêmes, et c'est là un des dangers : le soulagement est si grand, ils y croient tant, la tentation est si forte, le remède si bien sous la main, qu'ils récidivent trop souvent et ils tombent dans le morphinisme, la bascule de l'opium, qu', la balance dépassée, fait beaucoup plus de mal que de bien. Le morphinisme, en effet, est une des variétés de la cachexie opiacée, de l'*opiumisme*, aussi et plus compromettant que l'alcoolisme, une de nos grandes plaies pourtant. L'opium et ses alcaloïdes agissent sur le cerveau par absorption. Cette absorption se fait par les voies digestives, par la peau piquée et injectée, par aspiration et les voies respiratoires, la bouche, le pharynx, les bronches, en fumée. — Par ingestion, l'opium se mâche, se chique, se prend en boulettes, en pilules, en potion, en boissons narcotiques. Ceux qui se livrent ainsi à l'opiumisme ne sont pas très nombreux. — Au contraire, ceux qui se piquent ne se comptent déjà plus et constituent une partie notable du groupe des névrosés : gens de plus d'esprit que de raison, mal équilibrés, n'exerçant pas suffisamment leurs forces intellectuelles et physiques et débordant dans toute espèce d'exagérations. On a beau leur crier que ce système des piqûres est dangereux, les journaux leur narrer, dans les faits divers, la fin pitoyable de tant de personnes de bel esprit, de belle constitution qui sont devenues méconnaissables, incapables, dégradées de toutes parts ;

ils sont comme les ivrognes, ils ne veulent, ils ne peuvent pas entendre, *aures habent et non audiunt*, ils s'arrêtent quelques jours et ils retombent dans leur griserie insurmontable. Toutefois, il y a là chez les morphinomanes un motif avouable, le but de se soulager à tout prix, au risque d'un avenir pire, de la mort anticipée. Ce sont en général des malheureux, à la vie mal réglée, terrassés, troublés par des névralgies incoërcibles que, ni la raison, ni les conseils, ni le stoïcisme obligatoire dans toute existence ne peuvent leur faire supporter et amener à résignation. — Tandis que dans l'opiumisme par la fumée, c'est un enivrement, une débauche en pleine santé, par désœuvrement, par une imitation indigne, par la recherche de jouissances factices, de rêves, de sommeils forcés, alors qu'on devrait être debout, au travail, pour des hallucinations qui deviennent bientôt morbides, pervertissent à fond le système nerveux et détraquent toute notre belle organisation.

Quelle que soit la manière dont on abuse de l'opium, brut, en extraits, en alcaloïdes ou en fumée, le résultat final est toujours le même. Nous avions parmi nous assez de cas pour que la cachexie opiacée nous ait été connue et décrite depuis longtemps. Mais la relation est d'autant plus frappante qu'elle porte sur un plus grand nombre, sur des millions de victimes, sur toute une nation ; sous ce rapport nous donnerons la préférence pour nos emprunts au travail de notre contemporain, le docteur Libermann, médecin d'ambulance en Chine, officier de la Légion-d'honneur, qui a étudié sur les lieux l'opiumisme et la dégénérescence qu'il apporte. Nous ne croyons pouvoir rendre un hommage plus sincère à notre très honorable confrère qu'en déclarant, une bonne fois pour toutes, que nous puiserons largement et à maintes reprises pour ce paragraphe dans son mémoire si intéressant sur les fumeurs d'opium en Chine.

« L'usage de la fumée d'opium, nous apprend
« Libermann, n'est pas aussi ancien qu'on aurait
« pu le croire. Il ne remonte guère qu'au commen-
« cement du XVIIIe siècle. Vers l'année 1740,
« Wheler, vice-résident des Indes, et le colonel
« Watson eurent l'idée de l'importer dans ce

« pays et d'en dénaturer l'usage, en le faisant
« servir, comme cela existe déjà dans les Indes
« et dans la Perse, à la production de jouissances
« factices, au moyen d'une excitation délétère.

« Les premiers essais de Wheler furent cou-
« ronnés d'un plein succès, et l'usage de la fumée
« d'opium ne tarda pas à prendre une extension
« considérable.

« Telle qu'en 1798 l'importation était de
« 4,172 caisses, en 1859, elle atteignait le chiffre
« énorme de 70,180 caisses, chacune de ces caisses
« contient de 70 à 80 kilos d'opium et revient de
« 600 à 800 piastres.

« L'opium ne se vendait, avant la dernière
« guerre, que dans les cinq villes ouvertes au com-
« merce européen : Canton, Shang-Haï, Tout-
« Chao. Ning-Po, Sindao ; depuis le dernier traité
« de Pékin (1860) la vente s'en fait librement sur
« toute la côte de la Chine, et pendant l'hiver de
« 1861, que nous avons passée à Tien-Tsin, dans
« le Petchili, un bateau anglais en vendait pour
« 2,000,000, au su et au vu des autorités chinoises.

« La quantité énorme d'opium que fournit,
« chaque année, le commerce des Anglais ne

« suffit pas aux consommateurs. Depuiš plusieurs
« années, on cultive en grand dans les provinces
« méridionales de la Chine le papaver sommife-
« rum, et l'on est arrivé à un produit de bonne
« qualité, qui n'est fumé cependant que par les
« consommateurs de la dernière classe. L'opium
« arrivé en Chine, à l'état brut, en pain, en boule,
« les Chinois le réduisent, par coction, en extrait
« sirupeux.

La pipe à opium consiste en un tuyau long
de 40 à 50 centimètres, du diamètre d'un flageo-
let ordinaire, en bois ou en métal, quelquefois
en jade, selon la condition des fumeurs ; à la partie inférieure de ce tuyau se trouve une ouverture dans laquelle on visse la tête de la pipe ;
cette tête est creuse, de forme ronde ou cylindrique, ordinairement en terre, quelquefois en
métal, et porte à sa partie supérieure un godet
percé d'un trou sur lequel on dépose l'extrait d'o-
pium, et qui livre passage à la fumée.

Pour charger, on se sert d'un stylet de métal, qu'on trempe dans l'extrait, ou en prend de
10 à 15 centigrammes environ, qu'on arrondit et

qu'on approche de la flamme d'une lampe, jusqu'à ce que la matière se gonfle; puis on la place sur le petit godet que nous avons décrit, et on y met le feu, on aspire la fumée lentement, on l'avale et on ne la rend qu'après l'avoir conservée le plus longtemps possible. La durée d'une pipe, en moyenne, est d'une minute, 20 à 30 aspirations suffisent pour la terminer.

Les débutants, les modérés fument 2, 4, 6, 12 pipes par jour, chacune contenant une boulette d'opium de dix centigrammes. Les habitués, les endurcis vont à cent, deux cents pipes. Les premiers s'en tiennent à 20, 50 centigrammes, les autres atteignent le chiffre énorme de 32 grammes, et plus!

L'habitude de fumer l'opium a commencé par la classe élevée, ou des oisifs, qui, en Chine, plus que partout ailleurs, a besoin de chercher des excitations factices pour supporter le spleen, ce fléau du riche, parce que, dans ce pays, les arts, les sciences, l'amour de l'humanité, tous les nobles sentiments de l'intelligence dans les pays plus favorisés de l'occident, existent à peine, et, par suite l'esprit reste forcément engourdi dans l'oisiveté la plus odieuse, quand il n'a pas à lutter avec les difficultés matérielles de la vie. De la classe riche l'habitude s'est propagée à la classe la plus pauvre, plus misérable en Chine que dans aucune autre contrée de l'Europe, à cause de l'absence de charité publique et privée, et qui s'est malheureusement empressée de chercher dans l'engourdissement narcotique l'oubli de son esclavage et de ses maux.

La classe pauvre se livre à la fumée d'opium dans des boutiques ; une salle sombre, noire, humide, ordinairement au rez-de-chaussée, les volets et les portes hermétiquement fermés, ne recevant d'autre lumière que celle des petites lampes à opium ; le long des murs, noircis comme ceux d'une taverne du dernier ordre, sont suspendus, sur des rouleaux de papiers quelques sentences de Confucius.

Des lits de camp recouverts de nattes et portant des rouleaux de paille servent à recevoir les fumeurs, qui ont besoin de la position horizontale pour se livrer à leur funeste plaisir.

Dans ces boutiques il y a ordinairement quinze à vingt fumeurs, couchés sur un lit de camp, la tête appuyée sur un rouleau de paille, leur pipe à la bouche, ayant à la portée de leur main une tasse de thé : les uns paraissent étrangers aux choses du monde, les yeux hagards, le regard atone ; les autres, au contraire, d'une loquacité extraordinaire, comme sous l'influence d'une stimulation extrême.

Il existe d'autres fumoirs plus riches, dans les grands restaurants, où les négociants aisés se réunissent pour se livrer, en secret, à leurs débauches. Les personnes de la classe élevée, les lettrés, les fonctionnaires, les mandarins, les riches ont, dans leurs maisons, une chambre réservée à l'opium, décorée avec luxe, ornée de peintures lubriques et meublée de canapés ouvragés avec soin. — Les fumeurs se recrutent surtout dans la classe élevée et dans la classe pauvre, parmi les journaliers et les ouvriers. La classe moyenne compte beaucoup moins d'adeptes.

En général, ce n'est que vers dix-huit ou vingt ans qu'on commence à fumer l'opium. — *Les femmes ne fument jamais*, à l'exception de celles qui sont plongées dans les dernières fanges du vice.

A Pékin, il existe, dans presque toutes les rues, quatre ou cinq boutiques d'opium; on y fume et on y trafique toute la journée, — malgré les protestations sans cesse renouvelées des Empereurs, malgré les édits condamnant à *mort* tout homme saisi fumant et vendant l'opium! — Les marchands ambulants vendent publiquement, dans les rues et les carrefours, les pipes et les ustensiles à opium. — On peut avancer qu'un dixième de la population mâle et adulte fume l'opium en Chine; c'est-à-dire six à huit millions: l'élite et la force de la nation.

Ne stupele, ne vous étonnez donc pas si les médecins, les voyageurs observateurs crient contre les Anglais, ces insulaires modernes, non moins à craindre que les anciens Grecs, *dona ferentes*, qui, dans un mercantilisme peu digne, vendent à gros bénéfices, à fortes tentations, qu'ils ont provoquées et qu'ils entretiennent, un poison insidieux qui abrutit, corrompt et menace de disparition une nation considérable, célèbre, qui se vantait d'être la plus antique du monde et de durer, tandis que les autres passaient — et si, contre ce fléau envahissant, le gouvernement de Java, après des avertissements paternels, a permis, pour les exemples, aux agents de police de frapper dur et de *tuer* même, les enivrés, les extravagants, les affolés qui sortent dans la rue des boutiques à opium, ni plus ni moins que des *chiens enragés*.

(LIBERMANN).

EFFETS DE L'OPIUM

Nous avons dû adresser et réitérer nos actions de grâces à Dieu qui nous a fait le don de l'opium, et nos hommages les plus élogieux à celle de ses inspirées, à Cérès, qui nous a initiés à son emploi. En effet, administrés à la méthode européenne. à doses d'un à 5, 10, 15 centigrammes et *passagèrement*, c'est un bienfait divin, une découverte de premier ordre! Mais à doses exagérées, ou continuées, il devient un poison rapide qui nous fait passer de la pleine santé à la mort, ou bien un altérant progressif qui pervertit nos fonctions et dénature nos organes. — Son action porte sur le cerveau et l'ensemble du système nerveux, — et sur les organes de la digestion et leurs dépendances.

Sur le cerveau. — Chez les sujets qui succombent à l'opiumisme, ou à l'empoisonnement par l'opium à la période aiguë, on découvre aux autopsies, des suffusions, des extravasations de sang, des hémorrhagies; des vaisseaux forcés, gorgés, des accumulations de sang dans la pie-mère; et la substance cérébrale rosée, injectée, pointillée de rouge. Chez ceux qui ne finissent qu'à la langueur, à l'épuisement, à l'anémie, ces caractères sont moins reconnaissables. Pourtant les capillaires de la pie-mère sont encore dilatés, variculeux, avec une exsudation séreuse dans le tissu cellulaire lâche qui leur sert de trame : vestiges des anciennes, fréquentes et compromettantes congestions, qui se sont renouvelées maintes et maintes fois pendant des années. — Ces modifications peu sensibles ne satisfont pas les anatomistes pour expliquer ces morts plus nerveuses qu'organiques. En effet, lorsqu'on meurt par le cœur, par le poumon, par le larynx, l'es-

tomac, les intestins, le foie, les reins, les suppurations, nous constatons une cause flagrante, une
atteinte, une détérioration marquées. Nous en retrouvons une valable aussi dans les apoplexies,
les hémorrhagies cérébrales traumatiques. Tandis
que dans les affections qui sont particulièrement
nerveuses, latentes nous ne pouvons saisir la
raison déterminante, matérielle. — La cervelle
est si énigmatique, si incompréhensible qu'on la
considère, qu'on la fouille, qu'on l'interroge en
vain ? On a beau la regarder, la couper par tranches
habiles, du sommet à la base, des circonvolutions
hémisphériques au nœud vital, de la première à la
douzième paire des nerfs crâniens ; ouvrir avec
ménagement les ventricules, mettre à nu les plexus
choroïdes, les tubercules quadrijumeaux, la
glande pinéale, ce prétendu siège de l'âme et les
rubans qui lui servent de rênes, le pont de Varole,
la moëlle allongée etc., etc., ??? elle ne nous répond pas, elle reste comme une pâte demi-solide,
un plâtre fraîchement gaché, une chair molle,
blanche et grise, inerte, indifférente, pas jolie,
qui ne révèle rien de son organisation, de sa sublimité mystérieuse. Tandis que le cœur nous

parle, s'entr'ouvre franchement à nous, se fait
comprendre par ses parois agissantes, ses orifices
si bien combinés, ses valvules, ses soupapes admirables, ses cordonnets musculaires, le cerveau
nous demeure indéfinissable, désespérant. Sa
dissection, son analyse chimique et microscopique
ne nous disent rien ; il s'obstine à ne rien nous
avouer de son mécanisme, de son fonctionnement,
de son ensemble, de ses lobes, de ses lobules sé-
parés, de ses molécules, de ses granulations tangibles à ses atomes impalpables, qui cependant
doivent avoir tous un rôle, contribuer à nos facultés merveilleuses, siège de l'esprit, de la pensée,
du sentiment, de la mobilité, de la volonté, de
l'attentivité, de la mémoire, du génie, du feu sacré, de la vie sublime ; nous ne pouvons le deviner que par l'esprit qu'il nous prête, qu'il nous
élabore, qui vient de lui.

Les premiers troubles qu'occasionne l'usage
imprudent de l'opium sont analogues à ceux de
l'ivresse, du vin, de l'eau-de-vie, du tabac ; le
mal de tête, un malaise général, des nausées,
des vomissements, des crises de nerfs, des égarements de l'intelligence, une anxiété extraor-

dinaire qui nous envahit et nous avertit de nous défier; que nous avons pris quelque chose de dangereux? Toutefois, cette surprise n'est pas de longue durée, de quelques heures à deux jours au plus; et le lendemain, il ne manque pas de camarades pour rassurer et raconter que c'est l'apprentissage commun, qu'ils ont eux-mêmes passé par là, qu'on s'accoutume bientôt à cette fumerie si distrayante, et ainsi se propage la funeste habitude.

La tolérance établie, on revient chaque jour à la boutique à opium, et on monte à un plus grand nombre de pipes : quatre, six, vingt, deux cents, chacune de dix à quinze centigrammes à des doses effrayantes d'un gramme, trente-deux grammes par jour. — On éprouve bien encore pendant quelque temps, pendant la période d'initiation, de l'étonnement, du vertige, la sécheresse de la bouche, la soif, du dégoût; mais on entre bientôt en pleine accoutumance. On sent l'impulsion agréable du début de l'ivresse, on parle davantage, les idées jaillissent plus vives, plus nettes, plus hardies, plus abondantes; on a plus d'assurance, plus d'expansion, on est lancé, tout nerfs, tout cerveau, tout esprit, on savoure la finesse de sensation exquise, de l'imagination, de l'intelligence plus subtile, on nage dans le plaisir, le bien-être de l'excitation superactive du thé, du café, du cognac, du tabac: c'est là l'attrait du narcotique, — Puis une demi-heure, une heure après vous tombez dans le sommeil. Ce sommeil est le νηπενθές d'Homère, d'Hippocrate, le doux oubli, le non-penser, le sans douleur, le sans souci, l'indifférence, le repos du corps et de l'esprit, le relâchement des travaux, des affaires, des tracas de la vie. — Jusqu'ici il n'y a pas trop de mal: mais à un degré plus fort les mangeurs, les buveurs, les fumeurs d'opium sont entraînés, précipités dans une soûlerie plus ou moins dégoûtante, stupide, idiote, dévergondée, crapuleuse, folle, horrible, où les abrutis s'échappent scandaleusement dans la rue ou se cachant, s'enfouissent dans les tavernes jusqu'à ce que leur crise hideuse se soit passée et qu'ils aient vomi, exhalé leur poison.

Quant aux rêves orientaux, amoureux, voluptueux, lascifs que les auteurs prêtent à l'opium? rien de moins exact. Ils ne sont pas tous aussi ravissants, dorés, délicieux, paradisiaques qu'ils les chantent. Ils ont bien quelques douceurs trompeuses, quelques charmes séducteurs, pour qu'on les recherche si passionnément, à tant de frais et de périls. Mais il y en a autant et plus qui tiennent des cauchemars, de l'étouffement, de l'incube, de la chute dans les précipices, dans les eaux, de la poursuite des bêtes féroces, des crapauds, des reptiles monstrueux que de l'approche des houris, de la vision transportante des muses, des situations, des inspirations poétiques. Les rêves sont, suivant les caractères, les pensées prédominantes, les affaires journalières, les plaisirs préférés, les instincts, l'emploi de son temps, de ses facultés. Les coureurs de femmes en rêvent violemment et les réclament alors. Le brave docteur Libermann, qui, pour son instruction, a fréquenté ces bouges, rapporte qu'après quatre semaines de fumerie à doses moyennes, de vingt pipes, un gramme par jour, il n'a rien senti de ces tentations surexcitées, et qu'il a confessé, observé beaucoup de fumeurs jeunes, encore vigoureux, dans le même cas négatif. — Ce qui a accrédité cette croyance à l'érotisme, c'est que, dans ces boutiques, on trouve accumulé tout ce qui porte à la débauche la plus consommée: la fumée enivrante, le laudanum en renfort, les boissons excitantes, le thé, le café, la bière, l'eau-de-vie, le tabac, le jeu, les canapés, les postures indécentes, les chants, les paroles obscènes, et l'obscurité qui favorise tous les crimes; des femmes expectantes, des jeunes gens infâmes qui attendent aussi, des fillettes de douze, de quatorze ans que leurs mères, leurs pères, des vieillards à barbe blanche, d'apparence respectable, viennent proposer, vendre comme vierges, et même des petits adolescents, selon la dépravation et la fortune de chacun? Je bondis d'horreur en le répétant, *horresco referens*.

2ᵉ Du côté des voies digestives, aux premiers symptômes de sécheresse de la bouche, de soif, de nausées, des vomissements, succèdent le dégoût, l'inappétence, la dyspepsie profonde, des pincements, des crampes, des douleurs, des bouderies, des révoltes d'estomac. Les fumeurs mangent de moins en moins, et la dénutrition les entame et les fond. Dans les premiers temps ils avaient la figure pleine, colorée, animée, congestionnée ; les yeux injectés, brillants, les pupiles effacées ou considérablement rétrécies. Ce masque d'excitation active tombe : le teint jaunit, la face se flétrit, se resserre, se babouine ; les yeux se creusent, les pupiles se dilatent par affaiblissement ; le regard devient atone, idiot, *l'opiumé* perd sa fermeté, sa vivacité, son allure, son maintien, sa force, sa stabilité. Il marche courbé, triste, absorbé, titubant ; il n'est plus un homme dans la plénitude de ses attributs, au visage sublime, au port fier et hardi ; ou s'il y en a quelques-uns qui ont pu se mithridatiser, s'empoisonner ainsi impunément, comme ces ivrognes qui résistent quand même indéfiniment, ce sont des exceptions. Presque tous sont en dégénérescence, leur physionomie est sans expression, leur corps languissant, tout décroit dans leur constitution, leurs facultés physiques et morales et même leurs aptitudes génésiques auxquelles ils ont été tant portés. La plupart des adonnés au narcotique tombent dans l'impuissance vers quarante ans ! et si la Chine prolifique est encore très peuplée, c'est que chez elle les mariages sont très hâtifs, de 17 à 20, 23 ans, avant les ravages de

L'opiumisme, la manie, la cachexie de l'opium, et que, point d'admiration à marquer double, les femmes ne s'y livrent pas !!

INSOMNIE ET DOULEURS.

L'Insomnie nous surprend au berceau, et dans les nuits de la vieillesse, elle nous fait compter bien des heures.

A la consultation de mes usines, il me vient de temps en temps des femmes pâles, énervées qui me demandent du vin de quinquina pour elles, et aussi pour leurs maris, fatigués l'un et l'autre. Ils ont un enfant de 15 jours, d'un ou deux mois, qui ne dort pas les nuits et ne leur laisse plus le sommeil indispensable à la santé et au travail. Je leur accorde des toniques pour eux momentanément, pour les relever ; et pour le petit je leur prescris un peu d'opium, proportionnellement à son âge : du sirop Diacode pur ou de codéine mélangés d'eau de fleurs d'oranger, à faire prendre par cuillerées à café le soir jusqu'à l'établissement du sommeil normal. En même temps je leur recommande de le garder le plus possible éveillé le jour, tant qu'il ne sera pas rentré dans l'ordre. Le sirop Diacode aux nourrissons n'est pas un moyen nouveau ; dans le nord et en Angleterre les femmes d'ouvriers leur en donnent pour prolonger leur sommeil, les empêcher de crier, ne pas les tenir sans cesse sur leurs bras et avoir plus de temps à elles pour leur travail ou leur liberté. — Du remède à l'abus il n'y a qu'un pas: c'est bien de régulariser le sommeil des enfants, c'est mal de les engourdir, de les narcotiser pour s'en débarrasser.

Les vieillards dorment peu, c'est un fait de nature. L'âge, la diminution des forces, de l'activité, des entraînements, des affaires, des plaisirs ne leur rendent pas l'insomnie aussi pénible qu'aux jeunes. Ils demeurent plus facilement au lit, et y reposent du moins leur corps, leurs pensées sont plus douces, plus résignées. Les uns récapitulent les événements de leur existence, *nunc meminisse juvantes, nunc meminisse dolentes,* les autres se soumettent à la vie de leurs enfants, au sort qui leur est départi. Aussi, malgré bien des

inquiétudes et des souffrances morales, ne cherchent-ils pas trop le sommeil forcé, lourd, fatigant des soporifiques, ils préfèrent supporter
leurs veilles, à moins qu'elles ne soient traversées
par des douleurs violentes. Alors, quand leur insomnie est maladive, on la traite suivant la maladie à laquelle elle est liée. Je ne crains pas de
le répéter, l'opium est un grand remède et ne saurait être pris et continué longtemps.

Il en est de même de la douleur; elle nous saisit du début à la fin de la vie. La première manifestation du nouveau-né, à peine sorti du sein de
sa mère, est un cri de douleur, *dolet*, et le dernier soupir du mourant est un souffle pénible. —
Les physiologistes expliquent bien que l'enfant
naissant crie pour dilater ses poumons, pour l'établissement de sa respiration, et ils n'en ont
pas pitié. Tandis que les bonnes femmes en sont
émues et prodiguent leurs consolations et leurs
caresses au pauvre petit, répondant que cette dilatation des poumons ressemble plus à un déchirement qu'à une ouverture agréable. C'est désormais la lutte atmosphérique qui commence. —

L'homme-modèle, l'*Homo-Deus* avant d'expirer, poussa un grand cri, et *clamans voce magná emisit spiritum!* notre dernier soupir est en général anxieux.

Tout le long de la vie la douleur nous éprouve, sous toutes sortes de formes. Les religieux se répètent entre eux : frère, il faut mourir! les médecins qui, à présent veulent régenter le monde, devraient bien répéter autour d'eux : frères, il faut souffrir! plutôt que de leur prodiguer des drogues, des narcotiques malfaisants, impuissants et fréquemment intempestifs. Du moment que la douleur est inhérente à notre destinée, à notre constitution, il importe d'être à la hauteur d'une certaine résignation, d'un degré de martyrisation, de stoïcisme. Apprenez-leur donc bien à vos frères, qu'il nous est accordé d'atténuer la douleur, de la suspendre, de la dissiper dans quelques circonstances ; de la supprimer? Non, une bonne hygiène, une vie bien réglée, l'utilisation, la dépense suffisante de nos forces physiques et morales n'en exemptent pas absolument, mais contribuent beaucoup à apaiser notre âme, nos instincts et à nous faire dominer la souffrance.

CONCLUSION

Nous avons exposé avec enthousiasme et avec horreur les bienfaits et les méfaits de l'opium. Nous aurions maintenant à en préciser les applications. Mais il convient, il est employé dans tant et tant de maladies qu'il nous faudrait les récapituler presque toutes, ce qui nous entraînerait trop loin. Nous nous bornerons aux idées générales que nous avons émises, renvoyant aux formulaires pour les préparations, qui appartiennent aux pharmaciens, et les ordonnances aux médecins. Nous conclurons en insistant sur ce point que l'opos, le suc par excellence, contemporain de notre création, mérite la plus grande circonspection ; qu'il est essentiellement un remède, et nullement un produit usuel, vulgaire, de profanes, de cafés, de tavernes, de fumeries, de maisons de débauches ; — et en recommandant son emploi avec beaucoup de modération.

Depuis cinquante ans, au milieu des cinq mille âmes, que je suis particulièrement chargé de soigner, tous les jours, tous les jours je prescris l'o-

pium, soit simple soit combiné à d'autres adju-
vants. Avec prudence je n'en ai jamais éprouvé
d'accidents, et je lui dois des services signalés,
des soulagements innombrables: j'en appelle à
nos directeurs d'usines, à nos pharmaciens, à nos
bonnes religieuses de Saint-Vincent de Paul, qui
m'auront prêté, toute ma carrière, un concours
aussi intelligent, aussi dévoué que constant.

*Première observation. — Cancer doulou-
reux.* — Je soigne présentement, toute cette
année 1890, une brave femme dévorée par un
cancer horriblement douloureux. Elle a 49 ans
et en est à son âge critique. Elle est **grande**,
forte, étoffée et elle opposera de la résistance à
sa consomption. Elle demeure près de mon cabinet de consultation à une de mes usines et
nous pouvons, mes sœurs et moi, lui apporter des
soins assidus. Elle souffre cruellement de douleurs physiques, lancinantes, rongeantes qui lui
arrachent des cris perçants auxquels accourent
ses voisines pour l'assister et la consoler ; et
dans ses rémissions, lorsqu'elle est debout, elle
éclate en lamentations sur sa mort prochaine et
la peine de laisser son mari et ses enfants. Elle

répète qu'elle ne craint pas la mort, qu'elle voudrait qu'elle l'achevât tout de suite ; et dans ses rages de déchirements et de désespoir, elle me presse de lui ouvrir le ventre et de lui extraire tous les organes qui sont rongés par son chancre intérieur. Deux fois à cet effet elle s'est préparée à partir pour Paris, et je l'avais munie de lettres de recommandation auprès d'un jeune chirurgien, de mes amis, pour la faire admettre dans un hôpital et lui pratiquer la laparotomie, lui amputer l'utérus et ses annexes. Elle voulait, puis elle ne voulait plus et elle nous reste échouée jusqu'au dernier terme de son marasme et de sa cachexie progressive.

Elle a eu des hémorrhagies, des pertes ichoreuses, fétides ; son col est ramolli, tuméfié, déformé, ouvert, garni de végétation et de fongosités saignantes. — Ancien interne à l'hôpital Saint-Louis, du beau chirurgien Jobert de Lamballe, le grand brûleur d'utérus, que j'ai assisté pendant un an, je la brûle aussi au fer rouge. De leur côté la sage-femme et plusieurs de mes confrères la cautérisent à différents caustiques ; jusqu'à ce que le plus franc d'entre nous lui déclare sans détours, sans ménagements illusoires qu'elle a un cancer considérable de la matrice et de ses dépendances dont personne, ni les médecins d'ici, ni les chirurgiens de Paris ne pourront la délivrer. Dès lors sa recherche des remèdes de tous côtés se ralentit, sa violence tombe et elle se résigne à cheminer courbée dans la vallée de l'ombre et de la mort. Elle me demande pardon de ses révoltes, elle me remercie de mes efforts, de ma pitié pour elle, et elle se contentera des petits soulagements que je pourrai lui apporter. Elle accepte contre ses écoulements âcres, putrides, infects, des lavages, des injections, des tampons antiseptiques d'eau rouge, d'alcoolats vulnéraires, d'eau-de-vie camphrée, d'acide phénique, de permanganate de potasse, de chlorure de chaux et de Listérine, ce résumé nouveau des antiseptiques et des aromatiques.

Pour l'intérieur, nous parcourons la série des calmants en les variant de l'opium à la morphine. Nous avons essayé le chloral, les iodures, les bromures, l'antipyrine, avec des effets secondaires. L'opium à doses de 2, 3 et 5 centigrammes ne nous a pas suffi longtemps. Il en a été de même de la codéine et de la morphine en sirops. Nous avions déjà épuisé les laudanum, les potions et les pilules. Alors nous nous sommes rendus aux piqûres de morphine, qui nous devons en convenir, nous réussissent le mieux ; qui nous procurent des heures, des demi-heures, des quarts-d'heures de soulagement, d'oubli, de sommeil tantôt bienfaisant, tantôt troublé, agité, égaré, presque aussi pénible que la veille. — Nous sommes partis de 1 à 2 centigrammes et monté à 3, à 5 centigrammes. Ma sœur depuis six mois, lui fait une piqûre matin et soir, quelquefois une troisième dans le jour, et sa jeune fille et ses voisines d'autres en supplément dans ses exaspérations de douleurs. — Elle vient de me montrer ses membres décharnés, sa poitrine où l'on compte ses côtes, son bassin réduit aux os, à l'état de squelette, et elle espère qu'elle approche de sa fin. Mais la vie se prolonge quelquefois contre nos prévisions et nos désirs, et ce qui consume le plus cette pauvre femme c'est la douleur ! — Morte squelettisée, le 4 janvier 1891 ; — son cancer sorti des parties naturelles, en gros choufleur de chairs saignantes, suppurantes, infectantes, jusqu'à la période de marasme et de sécheresse générale ; — après avoir obtenu de la sœur, ou de ses braves voisines, plus de quinze cents piqûres, qui lui procuraient deux heures, un quart-d'heure, cinq minutes de rémission.

Vous le voyez, l'opium et ses alcaloïdes, et les calmants les plus actifs n'ont pu ici dompter, éteindre la douleur, qui est inhérente à certaines maladies, certains tempéraments ; toutefois, il nous a procuré des accalmies, des atténuations, ce qui nous est seulement accordé, pauvres médecins !

Dans ce fait je paraitrai peut-être en désaccord avec ma modération, mais dans les cas incurables, où le malade est condamné et où il souffre considérablement j'accepte aussi les fortes doses et longtemps continuées.

Deuxième observation. — Il y a trois ans, nous avons eu une autre femme de quarante-cinq ans dans des conditions semblables. Les débuts ont été pénibles et déchirants, de souffrances et de désespoir. Toutefois, d'un tempérament plus doux, d'un caractère plus soumis, elle s'est promptement résignée. Elle s'est concentrée chez elle, blottie dans son lit, dans son coin, gémissant tout bas, nous appelant peu, prenant peu de remèdes, se plaignant que les calmants lui brouillaient le cerveau, l'enivraient, l'affolaient ; et elle a subi son long martyre sans se débattre.

3ᵉ Observation. — Une mort cruelle chez les hommes de 60 à 70 ans est celle par la Vessie, la rétention d'urine et la Cystite plus ou moins compliquée. J'en ai observé qui ont pris et recherché beaucoup de remèdes, de calmants, de fréquentes piqûres de morphine, et qui ont fini confusément dans l'accablement, le narcotisme, le vague de la mort. — D'autres ont renoncé d'eux-mêmes aux stupéfiants et se sont abandonnés à leur triste sort, mourant aussi placidement qu'il est possible, au milieu des souffrances.

La douleur et l'insomnie ne proviennent pas toujours de lésions physiques, de blessures, de fractures, de désorganisation de tissus, d'ataxies fonctionnelles. Il y en a autant et plus qui ont

leur point de départ, et leurs conséquences, leurs
ravages dans des affections morales : le chagrin
de la perte d'un de ses enfants, de ses parents
intimes; dans l'amour contrarié, malheureux,
les ambitions résistantes, la gloire impossible
ou ternie, la fortune, la réputation perdues, les
froissements de vanité, les difficultés, les pei-
nes sans nombre de la vie, les *multis miseriis
quarum vita repletur.* — Dans ces conjonctures, vous ne pouvez pas toujours endormir et
calmer les gens, les empêcher de penser à leurs
morts, à leurs amours, à leur avenir, à leur
abaissement, à leurs remords, leurs buts inat-
teints, les titres, les distinctions qu'ils ne peuvent obtenir, la fortune qui ne les veut pas. —
Que dans leurs tourmentes compromettantes
vous leur accordiez quelques calmants maté-
riels, quelques préparations opiacées, c'est la
règle médicale, le remède obligatoire. Mais c'est
aussi la règle de n'y pas revenir trop souvent,
de ne pas insister sur leur usage, nous devien-
drions complices, fautifs de leur dégradation, de
leur dépérissement, de leurs égarements, de la
perte de leur raison, de leur intelligence que

chacun doit s'efforcer de garder jusque dans les plus cruelles atteintes.

4° Observation. —Névralgies Vigiles. — A une mère bien éprouvée, il ne restait plus qu'un fils, un jeune homme au front d'ange et tel qu'un cœur de femme en rapporte en naissant l'image dans son âme, fier, tendre, à l'œil de flamme, au sourire divin... Elle se voua à son avenir et fit pour lui tous les sacrifices, dont le plus grand fut d'en être séparée, à de courtes entrevues, et de rester seule pendant dix ans. Il répondait à ses efforts, à son affection, il était laborieux et sage, et l'espérance la soutenait. Enfin, le temps du retour arriva. Contente, fière et complimentée de son enfant elle avait pensé qu'il allait tout de suite cueillir les fruits de ses labeurs, se faire une bonne position, surtout se marier immédiatement et reconstituer sa famille. Mais les destinées ne vont pas au gré de nos désirs, le sort est plus ou moins long à se décider. Dieu éprouve ceux qu'il choisit pour les carrières durables, et pour les épurer, s'en assurer davantage, il les fait passer au feu de l'affliction, à la filière des vicissitudes. La pauvre mère, qui croyait avoir bien fait son chemin de traverses et de patience, se trouva très surprise quand elle vit qu'elle avait encore des étapes à parcourir, de pénibles stations à refaire : Et elle tomba dans la mélancolie, la tristesse, les douleurs d'estomac, de cœur, de tête, l'insomnie, les névralgies des entrailles troublées.

Elle me fit appeler quoique jeune et je lui prescrivis des antispasmodiques et de l'opium. Elle n'en avait jamais pris, elle y fut très sensible et s'en trouva si bien qu'elle me dit : ô mon petit docteur, vous m'avez fait trop de bien avec votre remède, il m'a procuré un sommeil délicieux, donnez-m'en donc encore et continuez-moi vos bonnes visites. Je variais mes préparations : tantôt une simple décoction de tête de pavot, avec infusion de feuilles d'oranger, tantôt une potion, un sirop calmants; et j'en suspendais l'usage de temps en temps. Elle insistait et je lui refusais quand même. Comment, Madame, vous êtes bien constituée, vous n'avez presque jamais été malade, vous avez surmonté de grands chagrins, et vous voilà toute découragée et névrosée? Alors elle me confessa son ennui. Je lui répétai que l'expectation était une nécessité pour tout le monde, qu'au sage il suffira d'attendre, sans se laisser abattre, et que tout pourra lui arriver à souhait. Votre fils, dont vous vous inquiétez à tort, a du fond, de la ténacité, il est très occupé et arrivera certainement; son ciel peut être voilé momentanément, mais son étoile brille la-haut?

Quelque temps après, Mme me dit : vous m'avez bien sermonnée, mon cher docteur, mais je suis encore tourmentée et souffrante. Je lui accordai une autre boite de petites pilules d'extrait thébaïque, mais je la détournai d'en prendre chaque nuit et je lui recommandai l'hygiène du corps et de l'esprit. Vous êtes forte, faites de l'exercice, vous êtes pieuse, allez à l'église et priez. Et elle allait à pied à une de ses campagnes ; elle faisait les cent pas chez elle, le voyage de ses chambres, de sa maison, de son jardin. Seule, elle clamait ses prières, elle égrenait son chapelet à haute voix; elle répétait indéfiniment les mêmes choses, elle comptait jusqu'à cent, jusqu'à mille, elle fredonnait les chansons de sa jeunesse, de ses enfants. En un mot, je lui faisais tuer le temps, dépenser l'activité inquiète de son corps et de son esprit.

Enfin après sept ans d'une nouvelle et longue attente, elle atteignit son but désiré : son cher fils fit un bon mariage, elle vécut après, encore 12 ans, pour en être témoin, et eut la satisfaction de voir sa famille reconstituée. Elle mourut à 80 ans, du cœur, son organe le plus sensible, au premier degré de l'enflure, sans souffrir, sans commotion, finissant comme au soir d'un beau jour.

> Après avoir vécu, après avoir été,
> Dans les pleurs, dans la joie et la prospérité.

Cette brave dame, très accessible à l'opium, était sur la pente de l'usage à l'abus des narcotiques. Je lui en ai prescrit des doses modérées dans les excès de ses douleurs et de ses insomnies ; je lui ai prêché la tolérance et l'expectation, et elle a pu conserver ses facultés jusqu'à la fin de sa vie.

> La mort a des rigueurs à nulle autre pareille,

L'opium en diminue quelquefois la cruauté,

mais il y a des personnes qui ne veulent pas, qui ne peuvent pas en prendre. Le dernier moment est variable à l'infini. Quelques-uns s'éteignent, d'autres se débattent et luttent jusqu'à l'épuisement. Il y en a que la douleur ne quitte pas tant qu'il subsiste un souffle. Que j'en ai vu mourir de bien des manières? Des enfants au regard implorant, laissant à jamais un rayon d'attendrissement dans le cœur des parents; des hommes héroïques; et des femmes surtout, des mères encore jeunes ne pouvant se décider à partir! J'en revois une série des plus distinguées, des plus attachées, se cramponnant après moi des heures, leurs mains dans mes mains, leurs yeux dans mes yeux, leurs oreilles suspendues à ces paroles — dont pour la dernière heure un Dieu nous a fait don, — m'interrogeant, me parlant jusqu'à l'obnubilation et l'impossibilité d'articuler. Ceux-ci perdant promptement connaissance, le sentiment, la conscience; on dit que Dieu les démente par pitié, pour leur épargner les horreurs de leur situation, *Quos vult perdere Deus dementat*. Ceux-là succombent tout d'un coup, presque subitement; dans le même ordre d'idées on répète que c'est un bonheur, *Mors repentina hoc est summa felicitas.* — J'ai le souvenir d'une jeune fille conservant sa lucidité et sa résignation jusqu'à son dernier soupir. Une seconde elle laissa échapper une parole égarée, mais à l'instant elle reprit : j'ai cru que j'allais délirer, moi qui avais demandé à Dieu la grâce de garder mon intelligence jusqu'à la fin. Elle eut un temps de retour, et elle fit longuement et distinctement ses adieux à son entourage. Puis elle resta adossée sur ses oreillers une demi-heure, sans respirer, on la croyait bien finie, quand, par une distinction marquée par ce long intervalle, elle se dressa soudain comme si elle avait oublié quelque chose, comme par *post scriptum* et embrassant sa mère de ses regards, de ses bras et de sa bouche, elle prononça bien haut : Ma Mère!... Témoignage sublime de son affection et de sa pensée la plus profonde.

La mort est donc le comble des douleurs physiques et morales; chacun les supporte à sa manière et selon sa maladie. La douleur est telle parfois que les plus stoïques ne peuvent s'empêcher de s'en plaindre et d'invoquer le soulagement des calmants et de l'opium, comme l'observation suivante va en faire foi.

5ᵉ observation. — Un de mes amis, neveu d'un médecin à Paris, haut placé, riche et recevant beaucoup, a vécu familièrement dans le grand monde médical, pendant ses années de collège et ses cours et en avait rapporté une bonne teinte de médecine. Établi chez lui ici, il passait les hivers à Montluçon, les étés au château de son père, dans une campagne ensoleillée, brûlante, où il a eu, à plusieurs reprises, des fièvres intermittentes. Il était chasseur, pêcheur et menait une vie facile et active. Ses fièvres intermittentes lui avaient laissé une prédisposition aux engorgements de la rate et du foie, et depuis trente ans il était un habitué de Vichy; il allait aussi dans les Pyrénées et aux eaux d'Aix.

À 50 ans, il fut pris d'une hépatite aiguë, dont il apprécia bientôt la gravité et sans retard il se fit transporter en ville pour être mieux soigné. Mais son atteinte était au-dessus des ressources de l'art. Son foie était obstrué, hypertrophié, congestionné, tout le ventre envahi, gonflé et douloureux ; les selles rares, les urines bilieuses, sédimenteuses, les vomissements incessants, les douleurs épigastriques atroces ; la fièvre continue, changeante, à redoublements, à lipothymies, à sueurs froides, le pouls ataxique, le facies décomposé ; — et les remèdes n'apportaient aucune détente.

Sa femme eut le courage de lui parler du prêtre ! il l'accueillit avec empressement. Il fit ses adieux avec fermeté à son vieux père nonagénaire, et à sa famille, et à bien des amis. Nous passions ensemble sa dernière soirée, il était très maître de lui et parlait librement, avec toute sa connaissance et une sérénité admirable, stoïque. A onze heures il me dit aimablement : Docteur, tu auras besoin de ton sommeil pour tes courses de demain, va te reposer, adieu et merci ; et il me donna une poignée de main et un regard significatif.

Mais à une heure de la nuit, il m'envoya chercher. Je regrette de t'avoir fait lever, mais, mon ami, je souffre trop, fais-moi une piqûre de morphine ?... Quelle dose m'as tu donnée ?

Deux centigrammes. — Il faut bien cela pour un homme de ma force. Il se retourna sur le côté gauche et ne dit plus rien. Une heure après nous essayâmes de le réveiller, c'était fini.

La morphine l'avait délivré des affres ultimes de la mort.

NE DITES PAS, JE NE PRENDRAI JAMAIS D'OPIUM.

Mlle G. B., 42, rue de Grenelle St-Germain, 80 ans, notre parente, notre amie, parisienne consommée, des plus distinguées, du meilleur monde, des sentiments les plus raffinés, a été intimement dirigée dans sa santé par trois membres de l'Institut, successivement, Breschet dans son enfance, Magendie dans sa jeunesse, Claude Bernard dans sa vieillesse. Ces trois savants, grands expérimentateurs dans leurs études, leur laboratoire, leurs communications académiques, appelaient auprès d'elle en consultation les praticiens les plus célèbres, leurs collègues, mais ils l'ont toujours protégée contre les remèdes nouveaux, incertains et violents ; et ils lui ont inspiré un éloignement qu'elle a porté à la défiance toute sa vie.

Du reste, bien constituée, bien portante habituellement, jolie, alerte, active du corps et de l'esprit, elle n'en a guère eu besoin jusqu'à sa dernière atteinte. Pour l'esprit elle était au courant de tout ce qui paraît de bien dans Paris. Sa mère recevant les jeudis, dans son salon de la place du Vieux-Colombier, des savants, des littérateurs et des personnes marquantes, elle était de la plupart des réceptions de l'Académie Française et des plus beaux discours. — Pour les exercices, sa mère et sa sœur avaient beaucoup de rapports à Paris, et échangeaient beaucoup de visites. Les vacances ces dames venaient à leur joli petit château et rayonnaient dans la Creuse, le Berry, l'Auvergne et l'Allier où elles avaient partout des parents et des amis, sa sœur avait un appartement à Montluçon, ce qui entretenait nos rapports.

Vers 60 ans, sa sobriété et sa vie mouvementée, sa bonne hygiène, ne purent faire qu'elle échappât à la goutte, cet insigne fléau des personnes de race, de grande famille, qui n'épargne ni les buveuses d'eau, ni les observatrices les plus strictes du maigre et d'une alimentation légumineuse et frugale. Ce fut une occasion de plus pour revenir près de nous à Néris, et d'aller plus loin à Evian, près de la Suisse qu'elle avait parcourue. Elle eut le tort de trop douter de ces eaux, de leur trop demander et moi de ne pas les lui ordonner absolument. Je n'avais pas assez d'expérience personnelle de Néris que j'abandonnais sans empiètement à mes amis les inspecteurs de ces eaux, plus efficaces dans la goutte que leur réputation ne les affiche. Les tophus déformèrent ses mains si jolies, ses pieds si mignons, si légers, rouillèrent ses articulations, ses tendons et raidirent sa taille. Elle s'exclama mélancoliquement et prématurément, adieu la 1re et la 2e jeunesse, voici venir la sénilité, ses disgrâces et ses infirmités. Elle afferma ses propriétés à long bail et se confina dans son Paris, de plus en plus dans ses appartements et sa goutte n'étant plus tracassée, ses tophus dissouts, elle se raidit et s'ankylosa de partout.

Notre intime Claude Bernard venait de mourir prématurément, elle fut prise d'une arthrite générale, et elle appela en consultation un autre de nos amis; bon, savant chirurgien, membre aussi de l'Institut. Il fut embarrassé devant sa répugnance obstinée à prendre des remèdes qui auraient pu lui abîmer son bon estomac. Ni iodures, ni bromures, ni salicylate, ni colchique, ni préparations arsenicales. Alors, devant cette exclusion, il lui conseilla un moyen en vogue. l'Immobilisation des articulations, comptant sur leur résolution et leur retour au mouvement, à la fin de la crise de goutte et de l'hiver? Mais il n'en fut pas ainsi et elle resta raide et ankylosée de partout, pieds, genoux, mains, doigts, poignets et bras. Sa fidèle Jeannette la faisait boire et manger comme un petit enfant; et elle avait fait venir son domestique de campagne, son ancien baigneur de Néris, Jacques, pour la retourner dans son lit et la porter sur sa couchette.

Nous arrivâmes à Paris pour Pâques et je lui amenai en consultation M. Guéneau de Mussy, professeur à la Faculté et membre de l'Académie de médecine. Nous tînmes conseil avec son médecin ordinaire et nous fûmes également arrêtés par la gravité du cas et l'impossibilité de faire prendre des remèdes à l'intérieur. Nous finîmes, d'exclusion en exclusion, par nous décider pour du sirop d'écorces d'oranges légèrement ioduré et des bains médicamentaux à l'Iodure de potassium, de l'arséniate de soude et de la teinture d'arnica, sans lui avouer la formule. — Elle accepta les bains, à la condition que je lui ferai prendre le premier? Nous la transportâmes précieusement, comme un corps fragile et très endolori, et pour la sortir telle qu'un poisson, sur un fond de bain, d'un drap trop neuf, nous fîmes tomber beaucoup d'eau dans la chambre à tacher le plafond de l'étage au dessous. — Le lendemain, elle avait déjà envoyé payer les remèdes chez le pharmacien et fait apporter l'ordonnance ?

Quand elle vit qu'il y avait de l'arsenic, elle me dit : Je me défiais de ces grands médecins qui visent dans leurs ordonnances à des noms pompeux, à des substances très actives ; je vous avais attendu, vous, pour me protéger et vous avez concouru à me tromper ; Bréchet, Magendie et votre ami Bernard ne m'auraient pas ainsi abandonnée et trahie...

Le surlendemain je lui répondis : puisque vous me faites l'honneur, en dehors des célébrités, d'exiger mon opinion intime, je vous avouerai que, passé l'état suraigu, je ne suis pas dans les arthrites pour l'immobilisation absolue; je regrette qu'on vous ait empaquetée dans la ouate si hermétiquement et si longtemps. J'admire beaucoup l'épigraphe de mon père qui a passé sa thèse sur la goutte, *in motu remedium*, et l'adage du bon Lafontaine : Goutte bien tracassée est à moitié pansée. Laissez de côté tous ces remèdes qui vous répugnent. Rendez-vous à votre excellent estomac, ravivez-le, mangez, tenez-vous le ventre libre, reprenez du ton, et tâchez de recupérer, d'exécuter quelques mouvements. Votre bras droit, dont vous vous êtes un peu aidée malgré la défense et l'emmaillottement vous reste à peu près, servez-vous en le plus possible ?

— Eh ! elle s'en est servie pendant quatre ans, pour porter son verre et ses aliments à sa bouche, et pour écrire à moi, à nous, à ses parents, à ses amis. Vous conservez vos facultés nobles, la fraîcheur de votre mémoire, de votre esprit, la constance de votre cœur: Donc vous vivez, et vous devez vous maintenir à la rigueur de vos épreuves, à la hauteur de votre caractère. — Eh ! elle se désolait, elle demandait la mort, et elle se consolait alternativement, *nunc in lacrimas, nunc in risum*, elle chantonnait tout de même. Elle faisait chanter ses bonnes, elles lui lisaient les nouvelles, la plus ancienne lui parlait de sa mère, de sa sœur, de son petit château, de ses promenades, de ses courses au pied léger; elle la réjouissait, la calmait momentanément de ses plus agréables souvenirs. — Elle me répétait que j'avais eu des enfants exceptionnels et elle recevait avec bonheur les visites de mon fils, elle le mettait à table à côté de son lit et elle le poussait à lui raconter ce qu'il observait, ce qu'il faisait dans le monde, ses bals, ses soirées, les toilettes, les plus jolies personnes, ses visites, ses dîners, ses voyages, ses courses à la mer, ses excursions en bonne compagnie autour de Paris..... Et elle jubilait à ses narrations, et lui, entretenait notre amitié, *sine me, sed per me.* C'étaient des éclaircies dans le nuage sombre qui l'enveloppait, des accalmies dans son état nerveux.

Mais comme elle l'avait trop appréhendé et trop réellement senti, ses cruelles infirmités allaient en augmentant et elle en arriva à la cachexie goutteuse la plus consommée, la plus généralisée. Elle ne pouvait plus tenir sa plume et écrire elle-même, ses pauvres doigts déviés, tophacés, bosselés ne pouvaient plus la servir, ses genoux étaient crochus, sa colonne vertébrale incurvée ; elle n'avait plus de siège pour s'asseoir, elle était astreinte au lit, et son sacrum et son coxis étaient escharrifiés, à nu, ulcérés...

Dans ses douleurs, elle avait accepté de ma part le sirop de codéine, dont elle m'avait fait écrire bien des compliments, plus que des pilules opiacées et du laudanum ; elle était montée au sirop de morphine. — Elle avait longtemps repoussé les piqûres de morphine, mais elle s'y rendit les deux derniers mois de sa vie ; elle ne risquait plus rien, elle voulait finir. Elle en prenaît 1, 2, 3 centigrammes deux fois par jour. Un jeune médecin très aimable, très doux, d'un beau nom dans la médecine, le D' Alibert, venait la panser matin et soir et lui instiller sa morphine. Elle mangeait encore un peu, buvait de l'eau et du vin et subsistait quand-même toute narcotisée, parlottant, rêvant, soupirant, abandonnant sa maison, s'en allant, *seu fumus in auras.*

Quatre jours avant sa mort, j'arrivai pour lui rendre mes devoirs, l'embrasser pour moi et pour les miens. Jeannette la secoua, lui fit comprendre que j'étais là ; à mon nom, à ma voix, à ma main, elle répéta Dechaux, cadeau, morphine, veux mourir, suis prête, souffre trop...

Je rapporte cette longue observation pour montrer chez les personnes les mieux constituées, à la vie la plus pure, la mieux réglée, l'envahissement de la douleur et ses ravages, — les soulagements de l'opium ou de la morphine, — et par orgueil d'avoir été l'ami d'une telle femme.

TABLE DES MATIÈRES

PREMIER POINT CARDINAL

Pôle nord

La Saignée

DEUXIÈME POINT CARDINAL

Pôle sud

L'Émétique

TROISIÈME POINT CARDINAL

Orient

L'Expectation

QUATRIÈME POINT CARDINAL

Occident

L'Opium

Orléans. — Imp. G. MORAND, rue Bannier, 17.